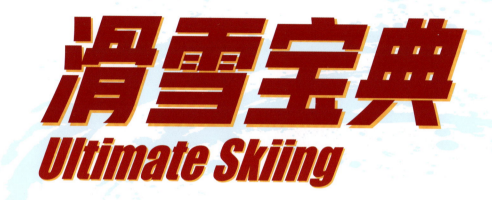

滑雪宝典
Ultimate Skiing

（美）罗恩·勒马斯特（Ron LeMaster） 著
黄亮 郭彦君 陶宇 译

化学工业出版社
·北京·

《滑雪宝典》是一部全面的滑雪技术手册，系统讲述了如何理解滑雪、如何提高滑雪技术。全书分三篇，第一篇讲解了滑雪的基础知识，包括滑雪力学，雪板、雪和运动控制，转弯的解析，让你理解如何依靠雪的作用力来滑雪；第二篇讲解了滑雪的各种技术，包括对齐和站姿、前后的平衡和移动、上下移动、雪板转向、雪板用刃、侧向平衡以及雪鞋的选择和调校等，教你如何控制自己的身体、做出符合雪况的合理动作；第三篇详解了在冰面、蘑菇、粉雪、烂雪和雪泥以及陡坡等实际雪况中滑雪时的装备以及技战术选择。全书使用了很多世界顶级滑雪运动员的全彩色合成照片和三维图解，直观地展现了雪道与动作的情况，对你掌握动作要领非常有帮助。

本书可作为有一定经验的滑雪者技术进阶的学习用书，也可供广大滑雪爱好者入门时参考阅读。

Ultimate Skiing / by Ron LeMaster
ISBN 978-0-7360-7959-4
Copyright© 2010 by Blue Sky, Inc..
All rights reserved. Except for use in a review, the reproduction or utilization of this work in any form or by any electronic, mechanical, or other means, now known or here after invented, including xerography, photocopying, and recording , and in any information storage and retrieval system, is forbidden without the written permission of the publisher.
Authorized translation from the English language edition published by Blue Sky, Inc..
本书中文简体字版由 Blue Sky, Inc. 授权化学工业出版社独家出版发行。
未经许可，不得以任何方式复制或抄袭本书的任何部分，违者必究。

北京市版权局著作权合同登记号：01-2017-6764

图书在版编目（CIP）数据

滑雪宝典/（美）罗恩·勒马斯特（Ron LeMaster）著；黄亮，郭彦君，陶宇译．—北京：化学工业出版社，2018.3（2024.4重印）
书名原文：Ultimate Skiing
ISBN 978-7-122-31549-6

Ⅰ.①滑… Ⅱ.①罗…②黄…③郭…④陶… Ⅲ.①雪上运动-技术手册 Ⅳ.①G863.1-62

中国版本图书馆CIP数据核字（2018）第034338号

责任编辑：傅聪智　王金生　仇志刚　　　　装帧设计：王晓宇
责任校对：王素芹

出版发行：化学工业出版社（北京市东城区青年湖南街13号　邮政编码100011）
印　　装：北京宝隆世纪印刷有限公司
787mm×1092mm　1/16　印张13¾　字数297千字　2024年4月北京第1版第5次印刷

购书咨询：010-64518888　　　　　　　　售后服务：010-64518899
网　　址：http://www.cip.com.cn
凡购买本书，如有缺损质量问题，本社销售中心负责调换。

定　　价：98.00元

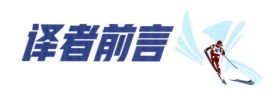

译者前言

随着近年来穿梭于世界各地的滑雪胜地，对滑雪的痴迷与日俱增，很自然地就越来越关注滑雪的技术细节，希望建立正确的技术概念，也便于吸收各种技术信息。

提高滑雪技术能力的最明显的益处就是可以滑的区域变得更广阔了，运动效率提高了，享受快乐的时长也变多了。从普通初中级机压雪道，到陡峭的高级道，到复杂环境的道外区域，再到超出雪场边界的真正的大山中；从几天到几周的雪场滑行，到连续几十天，再到连续数周的野雪——沉醉于滑雪的人总是期望冬天早早到来，冬天永远不要结束。

在中英文各种网站上的学习过程中，发现了Ron LeMaster先生的这本《Ultimate Skiing》，无论是其中的文字内容，还是精彩的配图，都会在诸多技术讨论的场合被大家所引用，并且成为滑雪社区中探讨问题的最基本的论据。

在亲自拿到这本书后，仅仅第一章有关滑雪力学的部分，作者简洁、清晰而系统化的描述已经令我欲罢不能。作者在科罗拉多大学有关物理教育的部门任职多年，不愧是专门研究如何为不懂科学原理的"外行"讲解科学原理的专家。而深入阅读几个章节后，则不断地拍案惊叹：

"对，就是这个感觉！"

"噢！竟然还与这个细节有关！"

"这样看，一切就都顺理成章了啊！"

我知道很多读者会被本书封面照片所激励，然而，这张运动员以超级漂亮的动作滑下旗门赛道的照片同样令我产生过犹豫："这本书里边讲述的滑雪技术是不是离我太远了点？"

幸好，我们三位译者也同样是滑雪爱好者。以我们亲身经历来讲，在美国和加拿大西部各个名声赫赫的雪场、日本粉雪圣地、欧洲阿尔卑斯山脉的滑雪过程中，这本书里边讲述的各种技术细节在我们的实践中都得到了验证，尤其重要的是加快了我们在技术上自我提高的效率。

在参加了几十位世界各地的滑雪教练的课程后，包括美国滑雪教练协会的、新西兰滑雪教练协会的，以及加拿大登山滑雪教学、法国道外野雪与高山向导的教学、奥地利与挪威竞技滑雪训练之后，这本书更加印证了全球各地最高端的滑雪教练在技术理论细节上的统一认识。换句话说，并非只有技术控才适合钻研本书。这本书的内容完全可以作为最基本的滑雪技术信息来看待。从这一点上看，本书不仅适合追寻滑雪技术提高与技术理解的中级到高级的滑雪爱好者，适合各个级别的滑雪教练、滑雪指导员和竞赛运动员，也适合刚刚初学滑雪的朋友从中逐渐地获得收益。

从全局上系统地了解滑雪技术的本质和多种技巧，不仅能够帮助我们更加了解这项运动，了解我们在滑雪中的状态，也令滑雪爱好者在讨论技术问题的时候，有了一个基本的参照面，方便大家高效率地沟通与交流。对于滑雪爱好者阅读最新的技术文章、分析滑雪能力、参加有教练指导的课程，以及自我技术提高，都极具益处。

成年人的逻辑思维能力已经达到非常高的水准，虽然滑雪是一项对身体感觉能力依赖很强的运动，但是对理论知识的了解，会大大加速我们有意识地思考身体获得的感觉，更加敏锐地捕捉到每一次滑行之间细微的差别。提高我们的眼力，从高水平的滑行中获得启发，从有失误的滑行中获得教训。这会极大促进我们滑雪实践的质量，那么水平提高则是水到渠成的一件事情。

在本书的翻译过程中，我们得到了数位资深滑雪爱好者、运动爱好者、专业医疗专家朋友以及生活在欧美的英语语言专家们的协助，令本书在中文的语言文字上尽量准确、标准和简洁。特别要感谢的是，陈晓冬老师在医学和人体解剖学方面的指点，李强老师和魏翔宇老师在物理力学上的解答，纵程毅老师在运动健身与运动康复上的信息，何峰老师在滑雪技术和动作描述上的验证工作。

在本书策划的过程中，我们得到了原书作者Ron LeMaster先生的完全信任，得到了化学工业出版社的坚决支持、责任编辑和领导的真诚建议与全力推动。

此外，还要感谢我们经历过的来自美国、奥地利、法国、希腊、捷克、芬兰、挪威、新西兰和加拿大的多位职业滑雪指导员、教练和高山向导，他们是：Michael Rogan、Richard Jameson、Kevin O'Handley、Thomas Wachter、Chris Lawrence、Natacha Fabre、François Hivert、Thomas Mandaropoulos、Doriann Paquis、Maxence Husser、Philippe Guyon、Rémy Camelin、Giannis Anastas、Gorazd Ranzinger、Christoph Praxmarer、Jessica Honkonen、Johanna M. P. Tikkanen、Harry McFadden、Ole Blakstad和Martin Christensen。

最后要感谢的是两位极限运动伙伴——王怡老师和赵军刚老师，他们的大力推荐，是启动本书翻译工作的关键钥匙！

在翻译中，除了确保准确表达原意之外，我们使用了尽量简洁清晰的文字风格，沿用了涉及各个行业的现有的术语名称。对于还没有规范化的术语，参考了大量现有中文文字的说法，也修正了个别俗称。

最后，真心希望读者们在阅读中有所收获，有机会畅快地拥抱大自然，用身体肌肉、用皮肤、用眼睛、用心灵感受雪的软、硬、厚、薄、轻、重、疏、紧、滑、涩，感受空气的暖、冷、压力、方向，感受地形的起、伏、缓、坠，感受大山中的一切，安全而有效率地滑雪，与家人、与朋友共享滑雪的快乐！

译者

2018年8月

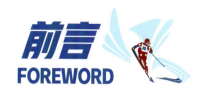

前言 FOREWORD

《Skier's Edge》是我于1998年撰写出版的一本书。那时，滑雪界刚刚开始认识到 Shaped Skis（大头板）带来的巨大潜力。此后，滑雪运动在某些方面发生了革命性的变化。现在，我们使用的雪板的腰线（纵投影）是一种修长的沙漏的形状，对于多数这样的雪板来讲，其转弯半径比它的前辈产品缩小了60%以上，雪板长度则缩短了将近15%。因此，所有的新款雪板的性能都得到了提升。初学者更容易学习掌握滑雪，而有经验的爱好者则可以从容面对难度更高的地形和雪况。就像Waren Miller所说的，大头板是自弹力裤之后，运动行业最好的发明。

新的装备推动滑雪教学组织开始重新研究那些已经熟知的如何滑雪以及如何教学的所有细节。我们之前自认为我们理解的大多数信息，现在仍然是这样认为的。但是，比如我自己，的确对其中部分内容改变了看法，或者是意识到自己的认识不见得非常准确了。许多人都问我是否要编写《The Skier's Edge》的第二版，以便解释这些变化。那么现在这本书，从某种意义上说，就是它的更新版本。书中的核心主题并没有改变，但是针对大头板带来的改变，我修改和增加了很多素材，并解释了这些变化产生的原因。本书增加了6个新的章节，其中4个是针对高水平滑雪类型的战术和技术：冰面、蘑菇、粉雪和陡坡。在过去这些年中，不仅滑雪技术产生了巨大变革，摄影技术也同样取得了长足的发展，因此，本书中大多数照片都是新拍摄的。

在大头板发展的过程中，演变出许多具有持久价值的新技术，其中没有任何技术是由我或者其他技术分析者发明创造出来的。按理说，顶级的滑雪者理应会修正他们的滑雪技术，以便获得新装备带来的优势。但是，据我观察，除了少数几个例外，这些滑雪大师们仍然使用他们之前熟悉的运动模式。仔细想来，这也不应该令我们感到太过惊奇，毕竟，无论是物理力学规律，还是人体结构都没有任何改变，而仅仅是雪板产生了一些变化。实际上，滑雪技术真正改变的是一些动作的相对幅度、发生的频率、互相衔接的时机。这些改变，包括新的雪板是如何带来这样的改变，都会在本书中进行讨论。

我相信滑雪技术中的大多数改变并非是什么人有意为之。就如同达尔文进化论，这些改变起源并发展于遍布全球的滑雪天才们对滑雪环境的适应，有效的技术就会延续下来。而在滑雪环境中真正产生了巨大变化的是我们的装备。

在《The Skier's Edge》的前言中，我提到过维克·布瑞登（Vic Braden），这位著名的网球教练曾经对我说过，每一位他所熟知的伟大教练都精通有关该项运动的物理和人体运动的原理。然而如果你是一位狂热的滑雪者，那么在很多情况下你都是在进行自学，往往通过观看更出色的滑雪者的滑行、与朋友们讨论交流、阅读像本书这样的滑雪书籍，来获得各种各样的技巧。布瑞登与我都认为，假如你有机会成为一名优秀的自我教学的教练，那么你就能成为一名真正优秀的滑雪者。但现实情况显然不是这样，你可能不具备一位优秀教练所应具有的知识，因此也影响了你自学成为一位滑雪高手。

本书将帮助你成为这样的自我教学教练——对滑雪运动有足够好的理解，能分析、评估并修正自己的动作——从而提高你的滑雪水平。本书解析了雪板、雪与滑雪者之间在滑行中的相互关系，包括基本的力学原理、如何做出符合物理规律的合理动作以及如何在真实的雪山滑行中使用这些动作等。

想成为一名优秀教练，或者一名优秀的滑雪者，并不需要你预先进行有关物理或运动学的正式培训。滑雪的力学原理其实非常简单，我尽量尝试通过大家的日常经验来解释滑雪的感觉。由此，伴随着本书的阅读过程，你可以思考更多的技术信息，并唤起你的反应：噢！这正是我在转弯时的感觉！这里触及到了一个教学与实际滑行的核心问题，作为教练或者指导员，我们经常混淆我们讲授的内容与我们讲授的方法；而作为滑雪者，我们经常混淆我们自己的感觉与我们实际进行的动作。我的目标则是解除这种困扰，分清客观事实与个人感觉。这样你就可以设定要达到的目标，并找到完成目标所应该使用的方法。

当然，在通过自我教学达到更高水平的过程中，你不仅仅需要从文字上理解滑雪，还需要便于你理解的视觉上的图像信息，以便在雪道上进行模仿。因此，我在书中安排了许多世界上最优秀的滑雪者的真实照片与合成照片，用于展示某项技术，传达相对应的概念，解释当你进行某个特定动作时所应有的感觉。其中许多照片都是世界杯比赛中运动员的镜头，从技术上讲，这些运动员可以说是世界上最顶尖的滑雪者。他们并不拘泥于某种滑雪的范儿，而是专注在如何高效地应对比赛中的地形。如果你在为世界杯比赛准备的赛道上滑行过，那么你也一定会钦佩他们超强的技术能力。赛道表面像光滑坚硬的门板，很多路段非常陡峭，而滑降的速度却是超快。此外，那些在家门口雪场的双黑专家道上游刃有余的高手，同样也能够顺滑这样的赛道。可以说，这些能够赢得世界杯的滑雪者肯定是使用了正确而合理的技术。书中有很多滑雪技术专家的照片，他们的技术是值得效仿的典范。同时，我也引入了一些表示滑雪者常见问题的照片。许多照片不只涉及本书中的一个主题或者一个章节，因此，我也会指出在本书中其他部分的照片也同样是讨论当前主题的非常好的图示。

当你理解了滑雪动作、雪板的工作原理，理解了良好的技术所对应的感觉后，你就需要上雪练习了。我的意思并不是简单地冲到外面去开始转弯，而是专门地练习特定的动作，以便你的身体，而不仅仅是大脑，逐渐领会如何进行这些动作。最后我也提供了一些练习与演练的方法与技巧，方便自我训练。

本书分为三篇。第一篇包含三章，解释了滑雪运动的基本力学以及雪板的工作原理。这些内容并不复杂，通过对雪板的使用，你就应该了解了滑雪的力学。在滑雪运动中，身体形态和力量使用都很重要。身体与力量的合理使用往往对应着高质量的滑行。一旦你理解了身体的感觉与滑雪力学之间的对应关系，那么对这项运动的领会就会提升到更高层次。

第二篇是从第4章到第10章，详细讲解了动作与滑雪受力的关系，我们为什么要做某个动作，以及如何完成这个动作。所谓的技术就是：组合利用我们身体的各个部位的运动来聚集合理的力量，并在合适的位置与合适的时间发挥这些力量的作用。第二篇也包含了有关雪鞋的一章。因为我们控制雪板的每个动作都是通过雪鞋传递下去的，所以，如果希望滑出最棒的效果，那么肯定要正确地调校雪鞋，因为雪鞋是最个人化、最重要的装备，如果雪鞋不合适，怎么可能滑得非常漂亮？

第三篇从第11章到第14章，在真实世界的不同地形和雪况中进行检验：冰面、蘑菇、粉雪和陡坡，这些是滑雪高手与专家们每天必不可少的大餐。在这些环境中，你选择的策略（通常决定了后者）与你采用的技术是同等重要的。因此，我们将同时探讨这两方面的问题。

前面提到过我为什么会撰写这本书，其中一个原因就是新一代的雪板带来了许多变化。另外一个原因则是：过去10年来，我有幸与许多知识渊博、天赋异秉而又慷慨无私的朋友们一起工作，他们给了我极佳的学习研究机会。与我分享他们的知识和智慧，在重要问题上提供建设性意见。而我自己，则希望与大家分享我学到的这些信息。

最后，我更希望这本书能够帮助你成为滑雪高手，充分享受滑雪的乐趣。

罗恩·勒马斯特
（Ron LeMaster）

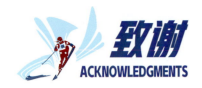

致谢
ACKNOWLEDGMENTS

本书的撰写得到了许多朋友的帮助、鼓励和支持。

感谢众多出色的滑雪技术专家们。多年来,他们出版的书籍总是能令我收获满满,特别是乔治·朱伯特(Georges Joubert)、詹姆斯·米尔(James Major)和奥勒·拉森(Olle Larsson),他们分析滑雪的思路、合成照片的方法对我影响非常大,给了我很大的启发。

感谢所有为我付出了大量个人时间的滑雪者,以及在本书照片中出现的滑雪天才们。他们演示滑雪技术的出色能力使本书的撰写工作变得轻松了许多。

在技术方面,梅根·哈维(Megan Harvey)和罗恩·基普(Ron Kipp)给了我很多详细的反馈,而库尔特·法赫尔巴赫(Kurt Fahrenbach)则澄清了一些关键问题。感谢唐·戴格尔(Don Daigle)提出的意见与建议。

感谢科罗拉多大学的罗恩·基普(Ron Kipp)、罗杰·克拉姆(Rodger Kramm)和博尔德运动医学中心的帕特里克·奈勒(Patrick Naylor),他们给了我很多宝贵的建议,解答了许多在本书中涉及的生物力学问题。

感谢朱瑞斯·瓦格斯(Juris Vagners)、克里斯·布朗(Chris Brown)在机械力学方面的细致审核与建议。特别感谢约翰·豪(John Howe),我们在电话中讨论了几个小时有关雪板功能的细节。

感谢诺亚·芬克尔斯坦(Noah Finkelstein)和诺亚·波多列夫斯基(Noah Podolefsky)用了大量时间来梳理滑雪机械力学的演示方式。还要感谢其他在科罗拉多大学物理教育研究社区中的多位同事,与他们的交流让我了解到很多有关人们如何学习的信息。

感谢科罗拉多州Vail的Ski Boot Fitting的格雷格·霍夫曼(Greg Hoffman),感谢博尔德的Apex Sports Group的丹尼·汉森(Denny Hanson),他们帮我改善了雪鞋材料的有关论述。在雪鞋调校上,我与霍夫曼有着多年的交流与讨论,这令我受益匪浅。

特别感谢科罗拉多大学滑雪队的理查德·罗科斯(Richard Rokos)在拍摄照片的时候对我的及时帮助和支持。

感谢我的老朋友保罗·法尔吉斯(Paul Fargis),没有他的帮助和建议,很难说我是否会考虑本书的撰写工作。能最终完成这项工作,更是要感谢两位Human Kinetics出版社的编辑,曼迪·伊斯汀·艾伦(Mandy Eastin-Allen)和劳雷尔·普洛茨克(Laurel Plotzke)给予我的持续不断的帮助和鼓励。另外,我最想感谢的则是里克·卡尔(Rick Kahl),他是一位出色的编辑,也是一位很好的朋友。只要我想探讨一个滑雪或者写作的问题,拿起电话,拨过去,他总会给予很好的答复。

多年来,在Vail滑雪学校的迪·拜恩(Dee Byrne)的协助下,我接触到了Vail的众多滑雪专家。拜恩的同事卡罗尔·莱文（Carol Levine）和布莱恩·布莱克斯托克（Brian Blackstock）协调我拜访了一些滑雪学校的专家，他们倾听了我的演示介绍，并提出严肃的问题，为我讲解他们对相关细节的认知，这些都提高了我对滑雪的理解，以及表达这些理解的能力。

特别感谢卡罗尔·莱文（Carol Levine）和科特·彻斯（Curt Chase）在本书撰写过程中给予的协助。每当我希望与人沟通一下，或者想找一个与我一样在乎滑雪的人聊聊某些细节的时候，无论是在乘电梯时，或是小酌时，抑或是打电话过去，这两位朋友都会随时奉陪。

最后，感谢美国滑雪国家队的专职人员和运动员，特别是杰西·亨特（Jesse Hunt）、芬恩·贡德森（Finn Gundersen）、安迪·沃尔什（Andy Walshe）和菲尔·麦克尼克（Phil McNichol）。他们教了我很多技巧，允许我观看和分析世界最棒的滑雪者，从而使本书有了撰写成功的基础。

罗恩·勒马斯特
（Ron LeMaster）

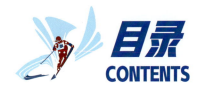

目录 CONTENTS

第一篇　基础知识：依靠雪的作用力来滑雪 ······ **001**

第1章　滑雪力学 ······ 003
  1.1　作用力、压力和动量 ······ 003
  1.2　滑雪者的重心 ······ 006
  1.3　来自雪的作用力 ······ 008
  1.4　离心力 ······ 010
  1.5　滑雪者受到的合力：重力与离心力的合力 ······ 011
  1.6　扭曲动作 ······ 013
  1.7　平衡与倾倒 ······ 015
  1.8　滑雪者的参照系 ······ 016

第2章　雪板、雪和运动控制 ······ 018
  2.1　雪板的三个控制角度 ······ 018
   2.1.1　雪板的平台角度 ······ 018
   2.1.2　雪板的转向角度 ······ 022
   2.1.3　雪板的立刃角度 ······ 024
  2.2　雪板设计的演变 ······ 028
  2.3　侧滑、漂移和刻滑 ······ 029
  2.4　总结：对雪板自转向效果的控制 ······ 033

第3章　解密转弯101 ······ 035
  3.1　转弯的不同阶段 ······ 035
   3.1.1　启动 ······ 035
   3.1.2　控制 ······ 037
   3.1.3　完成 ······ 038
   3.1.4　过渡 ······ 038
  3.2　虚拟蘑菇 ······ 040
  3.3　转弯的类型 ······ 042
   3.3.1　侧滑转弯 ······ 042
   3.3.2　刻滑转弯 ······ 043

3.3.3　点刹转弯 ······ 045
3.4　初始转向角度 ······ 045
　　3.4.1　转弯中的部分刻滑 ······ 046
　　3.4.2　初始转向角度的大小 ······ 047

第二篇　技术：控制自己与雪的相互作用 ······ 051

第4章　对齐和站姿 ······ 054
4.1　一般的对齐与站姿的原则 ······ 055
4.2　在矢状平面上的对齐 ······ 056
　　4.2.1　重心 ······ 056
　　4.2.2　小腿的角度 ······ 058
　　4.2.3　板头差 ······ 061
　　4.2.4　髋关节的高度 ······ 062
　　4.2.5　下背部的姿态 ······ 063
　　4.2.6　稳定的头部 ······ 064
4.3　在冠状平面上的对齐 ······ 065
　　4.3.1　站姿的宽度 ······ 065
　　4.3.2　小腿的相对对齐 ······ 067
　　4.3.3　躯干、髋关节、膝盖和踝关节对齐 ······ 069
　　4.3.4　骨盆和躯干倾斜 ······ 070
4.4　在横切平面上的对齐 ······ 073

第5章　前与后 ······ 077
5.1　前与后的移动 ······ 078
5.2　找到雪板的中性点 ······ 082
5.3　前后平衡 ······ 083
5.4　在转弯的各个阶段协调前与后的移动 ······ 085

第6章　上与下 ······ 087
6.1　什么是上与下？垂直方向的上与下吗？ ······ 087
6.2　为什么要上下移动？ ······ 088
6.3　虚拟蘑菇的解析 ······ 089
6.4　区别对待上和下，前与后 ······ 091
6.5　学会直上和直下移动 ······ 094
6.6　被动的和主动的屈曲 ······ 097
6.7　轻身 ······ 099

	6.7.1	地形轻身	101
	6.7.2	反弹	104
	6.7.3	选择适当的技术	105

第7章 雪板的转向　106

7.1	腿部旋转	106
7.2	预转	109
7.3	点杖带来的扭矩	112
7.4	上半身的旋转	116
7.5	髋部旋转	118
7.6	拧转	119
7.7	技术的组合运用	121

第8章 雪板用刃　122

8.1	如何令雪板抓雪		122
8.2	反弓		124
	8.2.1	膝部反弓	124
	8.2.2	髋部反弓	126
	8.2.3	脚踝反弓	127
	8.2.4	组合使用膝部反弓和髋部反弓	128
	8.2.5	通过消除反弓来松刃	130
8.3	雪板设计和固定器提升器为用刃带来的效果		131
	8.3.1	当代滑雪用刃技术	133

第9章 侧向平衡　135

9.1	平衡离心力		135
9.2	内脚和外脚的平衡		137
	9.2.1	使用外板的重要性	137
	9.2.2	使用内板的好处	140
	9.2.3	头部和手臂位置的重要性	142
9.3	弯型的连接：过渡阶段的挑战		144
	9.3.1	雪板设计对于过渡阶段的影响	144
	9.3.2	连续转弯技术的常规进阶过程	144
	9.3.3	坠入新弯	147
	9.3.4	过渡阶段的预判	148
9.4	过渡的技术		150

第10章 雪鞋　157

10.1	雪鞋就是雪板的一部分	157
10.2	买对雪鞋	159

| 10.3   硬度 ·· 160
| 10.4   鞋垫 ·· 161
| 10.5   前倾 ·· 163
| 10.6   侧偏 ·· 168
| 10.6.1   确定合适的侧偏数值 ·· 170
| 10.7   其他调整工作 ·· 173
| 10.7.1   后跟垫高 ·· 173
| 10.7.2   径向加压 ·· 174
| 10.7.3   脚趾向外 ·· 175
| 10.7.4   定制鞋舌 ·· 175
| 10.8   掌控雪鞋的调校 ·· 175

第三篇   在实际滑雪中的战术与技术 ·· 179

第11章   冰面 ·· 180
    11.1   装备 ·· 181
    11.2   战术 ·· 181
    11.3   技术 ·· 181

第12章   蘑菇 ·· 185
    12.1   装备 ·· 185
    12.2   战术 ·· 185
    12.3   技术 ·· 190
        12.3.1   上和下的移动 ·· 190
        12.3.2   控制立刃 ·· 190
        12.3.3   点刹和点杖 ·· 191

第13章   粉雪、烂雪和雪泥 ·· 193
    13.1   装备 ·· 193
    13.2   战术 ·· 194
    13.3   技术 ·· 195

第14章   陡坡 ·· 200
    14.1   装备 ·· 200
    14.2   战术 ·· 201
    14.3   技术 ·· 202

结论 ·· 205
作者简介 ·· 206

第一篇

基础知识：
依靠雪的作用力来滑雪

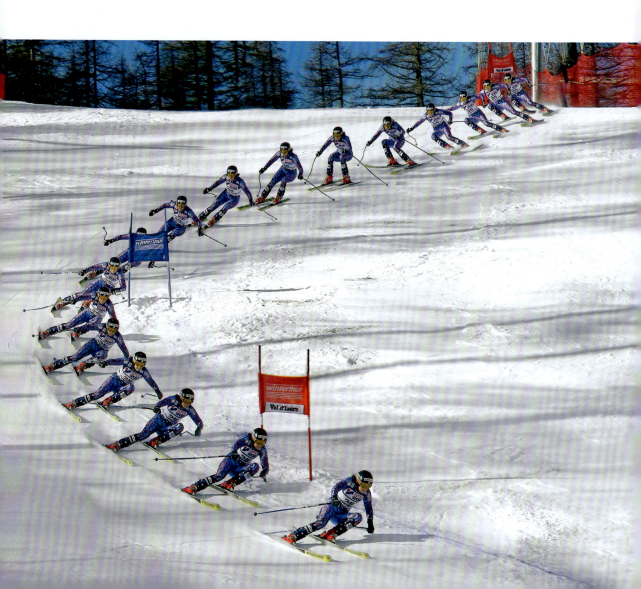

几年前我读到了一篇关于某位著名赛车手的文章,这位赛车手说,他在方向盘后面做的每件事情都源于四个轮胎与路面接触点的情况以及对此的判断。我也因此彻底地改变了思考滑雪的方法。

自此,我就认为滑雪技术的每个细节都可以归结为它是如何影响我们与雪之间的相互作用力的。假设我们需要转弯,或者减速,那就需要雪对我们施加相应的作用力,也就是以需要的方式操控雪板以便应对施加于我们身体的作用力,并摆好身体姿势来平衡这个作用力。我们的雪板与雪相接触的状况和轮胎与路面相接触的状况是一样的,所以,其中的道理是相同的。

来自地球的引力和来自雪的作用力是实现滑行的主要作用力,雪板的设计就是基于这些作用力的,我们滑行中身体的姿势也是来应对这些作用力的。当你理解了它们之后,关于滑行的每个细节就都变得更容易理解了。这就是为什么本书的第一部分是要讲述滑雪中最基本的作用力,以及现代雪板如何利用这些作用力产生变形和刻滑的设计原理。当我们协调这些作用力、平衡于这些作用力的时候,就可以滑出各种各样的转弯,令滑雪变得乐趣丛生。

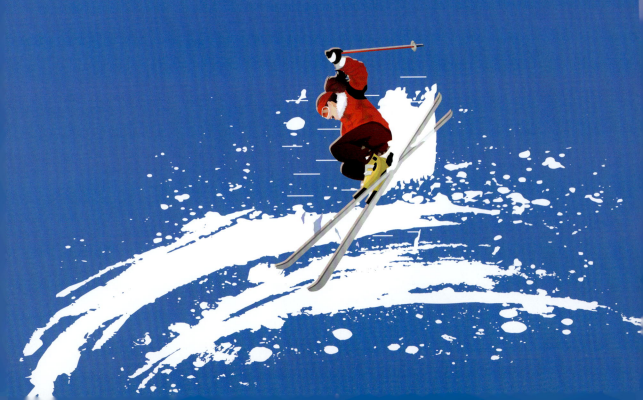

第 1 章

滑雪力学

滑雪是一项感觉运动，我们痴迷于自己在滑行中得到的感觉。在看到其他滑雪者滑出一段漂亮的转弯时，我们同样醉心于这种精彩绝伦的表演。具体来说，我们到底感觉到了什么呢？是力！是艾萨克·牛顿提出的三条运动定律中所描述的力。这个力令行星运动，令台球在平面上运动撞击。同样的力，也令雪板产生转弯，令滑行的感觉变得美好无比。

❶ 除非物体受到了一个外力的作用，否则静止物体不会运动。同样，运动中的物体会保持它现有的移动速度与方向，除非该物体受到了一个外力的作用。比如，在滑行中，重力令你产生移动，并向山下移动。如果地形趋于平缓，那么雪板与雪面之间的摩擦力，以及空气对你身体产生的阻力将会减缓你的速度。

❷ 物体的加速度与所受的合力成正比，与质量成反比，物体的加速度与合力同方向。比如，相对体重比你更大的人，一阵风对你的影响会比对这个体重大于你的人要更大一些。如果风正好是吹向山上的方向，那么它会减缓你下滑的速度。

❸ 力总是成对出现的。当一个物体施加作用力在另外一个物体上的时候，第二个物体一定会对第一个物体施加大小相等、方向相反的反作用力。在比较平坦的地方，当你穿着雪板，用雪杖向后顶一下地面，你是通过雪杖给雪面了一个力。这时，雪面也产生一个反作用力，这个力令你向前移动。

滑雪中的力并不是纯粹抽象的概念，它们是产生滑行的具体的力，也是在滑行中可以感知到的力。在本章中我们将讨论这些基本物理力学，对这些知识的正确理解会在多个方面有助于你的滑行。滑雪运动的技术（将在第二篇中进行阐述）正是源于这些物理力学。因此，对技术的全面理解就需要一些力学方面的知识。此外，物理力学的标准术语便于我们通过最清晰、最客观的方式讨论滑雪技术。

1.1 作用力、压力和动量

诺贝尔奖获得者、传奇物理教授理查德·费曼先生（Richard Feynman）在其著名的《物理学讲义》中说过："牛顿运动定律……请注意这里说到的力。如果一个物体改变了运动速度或者运动方向，那么肯定是有某种因素在起作用，请把它找出来！"（第一卷，第九章，第三页）而滑雪正是改变速度和方向（也就是改变动量）的艺术。因此，如果希望理解滑雪的力学，就让我们遵从费曼的建议，找到并分析影响了滑雪者的动量。

首先，为了更容易理解一些，我们将滑雪过程中的作用力分成两个类别：内部作用力和外部作用力。内部作用力指那些由滑雪者自身肌肉产生的力。滑雪者通过这些力调整身体的各个部位，控制雪板和雪杖，向雪施加作用力以便获得相应的反作用力。比如将腿向内侧扭曲来立刃，就是通过内部作用力来控制雪板的一个例子。在一次转弯的结束位置将上身向山下倒，也是一种通过内部作用力来完成的对齐动作。再如，通过内部作用力向下方对雪板加压，获得来自雪面的反作用力，以便快速地伸展腿部，实现松刃。与内部作用力不同，外部作用力是指来自滑雪者身体之外的力，重力、雪板与雪面之间的摩擦力、风的阻力等都是可以改变滑雪者运动的外部作用力。重力是作用于你的身体与地球之间的、为你带来动量的主要外部作用力。继而，使用雪板，你将动量传递到雪面上以获得可以令你转弯或者减速的作用力。

有时，将雪板与雪面之间的作用力（不是上面提到的摩擦力）称为压力更容易令人理解，因此，在本书中将会经常看到压力这个词。简单地说，压力就是散布在一个区域内的力。当你穿着雪板站在深粉雪中的时候，对雪产生的压力与你不穿雪板直接穿鞋站在雪中的压力完全相同。但是由于分布在每单位面积上的作用力更少，因此你不会像直接站着那样深地陷入到雪中。相对的，如果另外一个人的体重是你的两倍，但是穿着相同尺寸的雪板，那么因为施加在雪上的作用力是之前的两倍，他会比你更深地陷入到雪中。针对滑雪者，对压力的控制与对作用力的控制是同一件事情。

动量是另外一个物理基本属性，对其很难进行形象化的描述。牛顿称其为"运动的量"，是一个物体质量与其速度的乘积。通过观察动量的效果则更容易理解它的含义。动量是一个运动物体的属性，它令物体可以抵抗住速度的减少或者方向的改变。在你驾驶汽车并维持一定的速度的时候，汽车也具有这个属性。直到你踩下刹车，或者借助风阻与地面摩擦力才能令汽车减速。另外，如果你不转动方向盘进行转弯，那么汽车就一直会沿直线行进。当你穿着雪板滑行的时候，你就具有动量。这个动量可以令你保持同样的速度和方向，直到一个外力作用在你身上。这最后一句话非常之重要。你，作为一个滑雪者，只有外力作用在你身上的时候才会改变你的速度和方向。这也就是牛顿第一运动定律的内容。（至于当你受到外力的作用的时候，你的动量的具体变化，可以参考牛顿第二运动定律的公式：$F = ma$，其中，F 是外力的合力，是所有施加于物体的力的矢量和，m 是质量，a 是加速度。）

作用力与动量具有两个关键属性：大小和方向。比如，重力是指向地球中心的。T-bar 拖牵作用在你身上的力是沿着缆绳的方向。在本书中，我们使用箭头来表达作用力和动量。箭头的长度则代表了作用力或者动量的相对的大小，同时，箭头的方向代表了作用力和动量的方向。作用在某个物体上的重力会用一个指向地球中心的箭头来表示。如果一个物体的重量是另外一个物体的两倍，那么其重力也是两倍，于是箭头就是两倍长度。一个滑雪者的动量会用一个指向其滑行方向的箭头来表示，箭头的长度代表了滑雪者的速度和体重的合值。如果两个滑雪者的体重相同，但是滑行速度不同，那么箭头的长度就会不同。同理，如果两个滑雪者的速度相同，但是体重不同，其动量的大小也会不同。至于箭头到底应该多长，并不是重要问题。在同样一张示意图中，不同长度的箭头就代表着不同作用力和动量的相对大小。

赫尔曼·迈耶（Hermann Maier）

1990年冬季，奥地利的赫尔曼·迈耶（Hermann Maier）凭借其高超的技术、出众的身体素质与激进的路线选择一举将男子巡回赛的竞技水平提高到了一个全新的境界。

赫尔曼·迈耶获得了超过54次决赛胜利[在世界杯比赛中仅次于英格马·斯滕马克（Ingemar Stenmark）]，14次年度与单站世界杯冠军头衔，以及数个奥运会和世锦赛奖牌。但耐人寻味的是，赫尔曼·迈耶之所以出名却是因为他经历的两次严重的事故。第一次事故发生在1998年长野冬奥会的一次训练滑行中，迈耶转弯失误，腾空飞出赛道。摄影师卡尔·雅布罗格拍下了迈耶直飞上天空的瞬间，当时他几乎倒立着，背景只有纯净的一片蓝天。迈耶脸上奇异的表情仿佛预示着他已经感觉到了摔落到地面上的痛苦。一个星期后，著名杂志Sports Illustrated将这张照片作为了封面照片，令迈耶瞬间就成了世界体育名人。而迈耶是如何从这次失败中爬起来的呢？仅仅在几天之后，他赢得了奥运会大回转与超级大回转的冠军！

另一次事故不是发生在雪场，但却令迈耶的人生更加富有传奇色彩。2001年8月，在迈耶骑摩托的时候被汽车撞了。他的右腿伤情极为严重，相比进行大量的重建手术，医生甚至觉得截肢反倒是最好的方案。这一次，Sports Illustrated干脆以跨页的大幅面刊登了迈耶的X光照片。很多人都认为迈耶不可能再滑雪了，更别提参加最高水平的竞赛了。

面对几乎粉碎的右腿，迈耶进行了一年半的可谓残酷无情的康复。他不仅重返了世界杯比赛，还在奥地利Kitzbühel雪场的著名高难度赛道上拿下了超级大回转第二轮比赛的胜利。次年，迈耶再次震惊了滑雪世界，他赢得了第四次世界杯年度总冠军和第五次超级大回转冠军。在比赛过程中，迈耶表示他的右腿相当麻木，以至于他对雪鞋前面的部位根本没有感知。尽管赫尔曼·迈耶终将结束他的竞赛生涯，但他仍然取得了一个接一个的胜利，尤其是在超级大回转比赛中。当迈耶退役后，留在我们印象中的不仅仅是一个优秀滑雪者，也是从逆境中崛起的传奇人物。

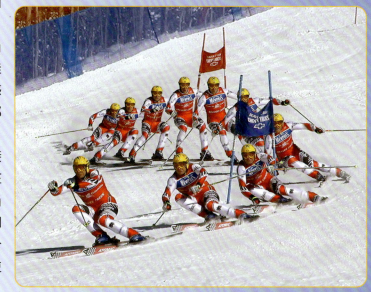

减速对应的是你的动量数值的减少。只有你受到了与运动方向部分相反的作用力时，才会减速。当你转弯时，是动量的方向发生了改变，动量的大小并没有变化。只有你受到了侧向的作用力才会发生转弯。图 1.1 表示了你受到不同方向的外部作用力的情况，或者外部作用力作为合力时的情况。

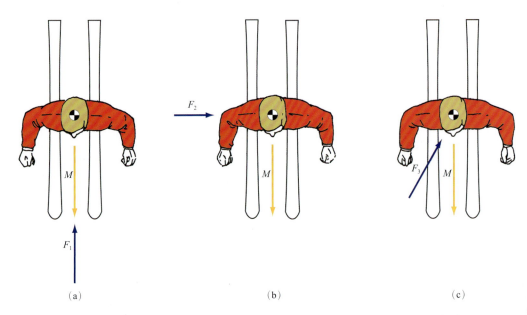

图 1.1　（a）由于作用力 F_1 与滑雪者动量 M 的方向正好相反，因此动量 M 减少。（b）F_2 的方向与动量 M 的方向相垂直，所以滑雪者动量的方向发生改变，但动量大小不变。（c）F_3 既令滑雪者减速，也改变了滑雪者的方向。因为 F_3 从前方与侧面同时向滑雪者施加作用力。

1.2　滑雪者的重心

如前所述，只有在受到外部作用力的时候，你才会改变方向和速度。因此，滑雪最基本的技术就是如何控制作用力，尤其是重力和来自雪面的作用力，后者我们将会稍后探讨。为了理解控制这些作用力的方法，我们首先需要理解它们是如何影响滑雪者运动的。在这里我们引入了滑雪者重心的概念。

若想精确地得出一个滑雪者受到的各种作用力的合力，可以通过分别计量施加在滑雪者身体各个部位上的外力来实现，但这是一个很复杂的工作。简化这个过程，并得到相同结果的方法是：将滑雪者的重心视为所有外力所施加的一个位置。此外，在本章以及本书各个章节中，通过重心这个概念，我们就更容易理解滑雪者的平衡问题。重心是理解滑雪力学至关重要的概念（在所有实用技巧中，理解重心的概念也是同等重要的）。

人体重心是体重保持均匀平衡的一个点。如果你将一个物体旋转着抛向空中，该物体就会围绕着它的重心而旋转。例如，篮球，它是一个刚性的、密度均匀的物体，其重心就位于它的几何形状的中心。相比之下，回旋镖则是一个形状不规则、密度均匀的物体，它的重心有可能在它本身形状的外面（图 1.2）。

如果一个物体带有可以活动的部件，比如人体，那么判断其重心的位置就变得困难一些了，因为不同部件的移动、相对其他部件位置上的改变都会改变物体重心的位置。人体重心的位置也不是固定不变的。当一个人直立，双臂向两侧平伸的时候，人体重心的位置大约在肚脐与脊椎骨之间、距离脊椎骨几厘米的地方。但是，如果姿势变为蜷缩、伸展、扭曲、转向的时候，人体重心就经常会位于身体的外侧。图1.3表示了一个滑雪者在常见的滑行姿态中，其重心的大概位置。

由于人体的各个部件也都具备其各自的重心，因而在某些情况下必须进行单独的考量。比如，当一个滑雪者滑上一个雪包（在蘑菇地形中）的时候，她放松了后背下半部和大腿的肌肉。于是，大腿、小腿、雪鞋和雪板的重心会沿着雪包的形状而上升。相比之下，她的髋部以上的身体部件的重心则受到重力的作用而有所下降（图1.4）。

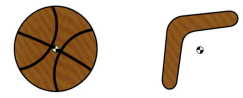

图1.2　一个物体的重心既可以位于该物体的内部，也可以位于该物体的外部。

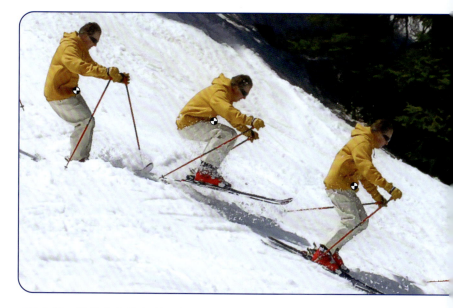

图1.3　滑雪者在常见的滑行姿态中，其重心的大概位置。滑雪者：杰里·伯格（Jerry Berg）。

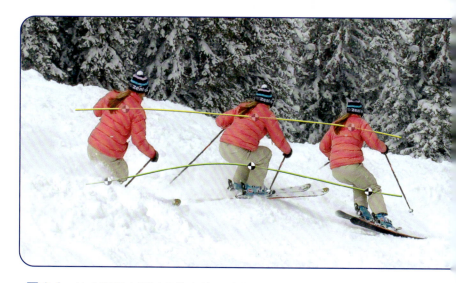

图1.4　这个滑雪者通过吸收和伸展动作滑越蘑菇地形的时候，她上身的重心与腿部、雪鞋和雪板的重心具有不同的移动轨迹。滑雪者：凯特琳·伯伊德（Cait Boyd）。

1.3 来自雪的作用力

当获得来自重力的动量后,通过雪板要完成的几乎所有动作,都取决于雪施加给我们的反作用力的状况。在我们希望加速的时候,要利用雪摩擦力很小的特性。在我们试图减速的时候,雪持续提供抵抗我们的动量的阻力。在转弯的时候,雪将我们推向我们希望行进的方向。

雪施加给我们的作用力分为两种。第一种是雪板与雪面之间的摩擦力。当你把雪板顺直、板头指向下山的方向,直线向下滑行的时候,摩擦力是两种主要的可以令你减速的作用力之一(另外一种是风阻)。摩擦力只能令你减速,却不能令你转向。摩擦力作用在与雪板板底平行的方向上,其大小相对恒定,除了对雪板进行修刃和打蜡之外,几乎很难改变。

另外一种来自雪的作用力是真正令滑雪变得有趣的东西,它就是雪被挤压和冲破时的反作用力。它从雪面垂直地施加在雪板的板底上,令你可以转向或者减速(图1.5和图1.6)。这种来自雪的作用力将你从一个转弯推向下一个转弯,是令你完全沉迷于滑雪运动的力。

当我们用双手将一团雪压成一个雪球的时候,可以感受到需要的力量和能量。随着挤压,雪球密度越来越大,也就需要更大的力量将雪球挤压得更加密实。你在压雪球的时候,也收到了来自雪的反作用力。当我们用雪板推雪面的时候,我们对雪面施加了一个作用力。同时,雪面反馈给我们的雪板一个反作用力。当你只是静止地站在雪面上的时候,雪面反作用

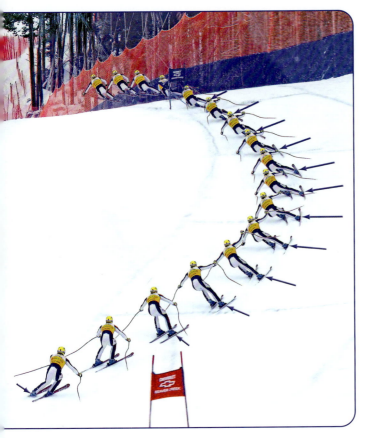

图1.5 雪的作用力推向雪板的板底,令滑雪者转向。滑雪者:赫尔曼·迈耶(Hermann Maier),奥地利。

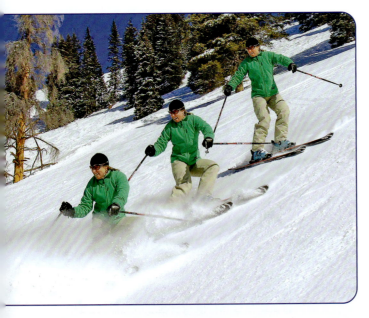

图1.6 雪被挤压和冲破的阻力令滑雪者减速。滑雪者:凯特·伯伊德(Cait Boyd)。

力的大小就是你的体重大小。而在滑行的时候，你会将雪板以某个角度倾斜，此时雪面提供的反作用力则会影响到你的动量（你的质量和速度），会令你转向或者减速。因此，正是这个反作用力可以控制你的速度和滑行方向。本书主要讲解的就是当有这个力存在的前提下，我们如何调整它的大小和方向，以便我们能够以自己想要的速度和方向滑行到指定的位置。

不同的雪况会提供不同的反作用力。在硬雪面上滑行就如同将湿的、稀泥状的雪压成雪球，你并不需要使劲地挤压就会获得明显的反作用力，因为已经很难将雪球压得更密实了。在粉雪上滑行就如同将一团干而轻的雪压成雪球，你不得不反复地进行挤压，令雪球变得足够密实，之后才会感觉到一些反作用力（图1.7）。冰面和非常硬的光板雪面已经很难再被压缩了，这就需要用雪板的板刃切开雪面，利用这个切面支撑滑雪者，形成一个支撑平台。

由于雪板板底是非常光滑的，雪面的反作用力几乎总是垂直于板底。基于这个客观事实，我们可以找到如何处理身体与脚的相对关系，以便取得整体平衡的方法，并通过与雪的接触获得我们希望得到的效果。请思考一下这句话的含义：将你的重心放在脚的上方。这表示，如果从重心画一条线，令其垂直于你的雪板，那么这条线应该会穿过你的脚部，如图1.8所示。这条线也与雪给你的反作用力的方向一致，但它并不是重力的方向。因此，当你在转弯、滑越雪包、通过台阶地形的时候，来自雪的作用力的方向总是沿着与雪板板底垂直向上的方向。这个力也是你必须要对抗的作用力。

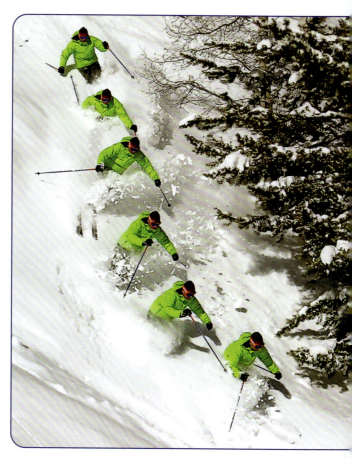

图1.7　粉雪必须要经过挤压才能获得足够的反作用力以便滑雪者转弯或减速。滑雪者：查理·斯托克（Charley Stocker）。

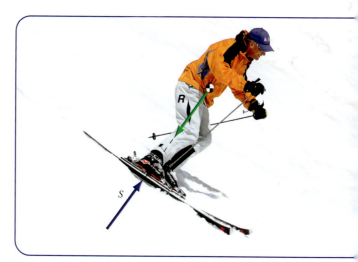

图1.8　在本书中，我们用R来表示滑雪者沿着其重心施加在雪面上的力，并用S表示雪反馈给滑雪者的反作用力。最根本、最重要的是滑雪者重心的方向是穿过他的脚部的。滑雪者：鲍勃·巴恩斯（Bob Barnes）。

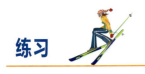

练习

为了加强对来自雪的作用力的感受，并体会如何进行平衡，可以在滑雪的时候背上一个大背包来放大这种效果，如图1.9所示。背包增大了整体的质量，也就增加了你的动量以及施加到雪面上的作用力，最终得到更大的雪面反作用力。背包重量可以是你体重的10%～15%，背上它滑行几个小时，将会迅速增强对滑行中你所受到的作用力的感知，改善你的平衡和滑行技术。

技艺高超的滑雪者会把来自雪面的作用力当作他们的陀螺仪，感受它的存在，利用它取得平衡，再利用它对滑行的质量做出判断。当你学会感受这种力，并且能够平衡在这种力上之后，你就获得了滑雪中一项最基本的经验：滑雪的感觉是衡量滑行质量最重要的标准。

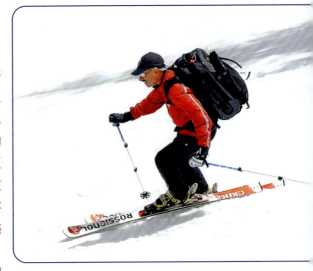

图1.9　一个打包好并贴身的背包会提高滑雪者的整体质量，但不会过多影响他的重心位置，比如过于偏前、偏后，或者偏向身体的某一侧。背包会增强滑雪者在滑行中雪板的反馈效果，放大滑雪者肌肉的感觉，这是一种很简单而高效的训练工具。滑雪者：罗恩·勒马斯特（Ron LeMaster）。
感谢鲍勃·巴恩斯（Bob Barnes）提供照片。

1.4　离心力

为了理解在转弯过程中的平衡和具体的感觉，我们在这里要引入一个离心力的概念。离心力是一个力学要素，在滑雪者滑行的参照系中有着重要的作用（在本章稍后会进行解释）。

我们每一个人对离心力都有着个人化的、主观上的理解。当我们踩着雪板转弯的时候，在骑自行车或者开汽车进行转弯的时候都会感觉到它的存在，好像有一股力量会在转弯的时候将我们抛出弯外。而实际上，我们感知到的是雪面、路面或者是汽车座椅在顶着我们，抵消着我们的动量，将我们的运动轨迹限制在一条弧线上。如果在你的后背上安装一个加速度传感器（一种标准的受力测量装置），就可以测量到你感受到的向心力。

严格意义上讲，离心力并不是一种力，它其实是一种力的效果：在你转弯时所感觉到的力。它是推着你沿一条弧线运动的其他外部作用力的一种结果，其主要来自之前讲到的来自雪面令滑雪者转弯的作用力。（来自雪面的这个外部作用力使得滑雪者转弯，它被视为一个向心力，它的方向指向的是转弯弯型的中心。滑雪者感知到的离心力正是来自雪面产生的这种向心力。）

对于其他人来说——他们静止地站立、观看着你的雪板，离心力并不存在。但是对于你自己，它却是再真实不过的感觉了。因此，借助你的参照系，我们可以对你的滑行进行有意义的、准确的分析。此外，由于滑雪的就是你自己（获得了对离心力的感知），并正在琢磨滑雪的技术，所以，离心力不仅是一种描述滑雪运动的有效概念，同时也是在这种场景下非常适用的一种概念。

离心力的作用方向是从转弯的中心笔直地指向弯外的，它的大小可以通过一个公式计算，其函数包括转弯半径、你的速度和你的体重（图1.10）。如果将转弯半径缩小到原来的一半，那么离心力将会翻倍（离心力大小与半径成反比关系）。如果速度加倍，那么离心力将会是原来的四倍（因为在公式中速度的平方与向心力成正比关系）。这与侧向平衡和转弯半径有非常密切的关系，在本章稍后以及第2章中，当我们讨论刻滑的时候将会进行更多阐述。

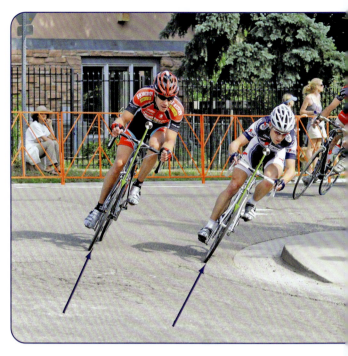

图1.10　这两位自行车运动员的骑行速度相同，但是皮肤稍白的这位（画面右边的运动员）的转弯半径更小一些。因此，该运动员会感受到更大的离心力，他必须向弯内侧倾斜得更多一些。相对于滑雪，道理是一样的：如果你想在一定速度下转一个更小的弯，那么你必须向弯内倾斜得更多一些。

1.5　滑雪者受到的合力：重力与离心力的合力

从一个滑雪者的角度看，在转弯的时候会有三个主要的作用力：重力、离心力，以及来自雪面的作用力。最后一个是前两个力合并效果的反作用力。

当两个或者更多作用力——在本例中是重力和离心力——施加在身体上的时候，其累加的效果就像是身体受到了一个单独的作用力。换句话说，我们可以用一个等同于它们合值的单一作用力来替换这些不同的作用力。我们将这个单一作用力称为合力，它代表了施加在你身上的各种作用力的组合效果。在本书中我们会反复使用这个合力进行阐述。

为了在转弯的时候得到平衡，身体的倾斜角度必须与作用在重心上的重力与离心力的合力的角度相匹配，如图1.11所示。合力将会穿过你的支撑面，来自雪面的反作用力则与该合力的大小完全相等，方向正好相反。

计算两个力的合力的方法很简单。针对每个作用力，我们分别以人体重心为起始点各画出一个箭头，将其作为一个矩形的两个边，确定这个矩形的形状大小。接着，该矩形的对角线就是这两个作用力的合力。如果有第三个作用力，那么可以用同样的方法计

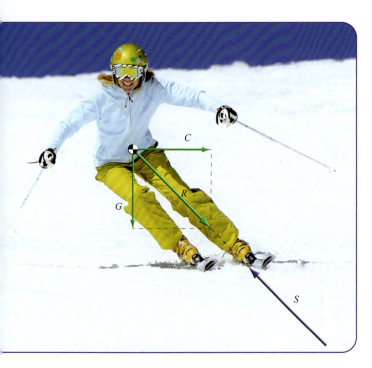

图1.11 作用在滑雪者重心上的离心力C与重力G的合力为R。S是来自雪面的对应于R的反作用力。滑雪者：安妮·布莱克（Annie Black）。

算出第一个合力与第三个作用力的合力。以此类推，则可以计算出任意数量的作用力的合力。

基于滑雪者的倾斜角度，我们可以判断出在转弯时他的受力大小。在表1.1中，我们通过G（基于滑雪者体重的参数）列出了不同角度下的受力。一个中级水平的业余滑雪爱好者在转弯时的倾斜角度通常可以达到20度，某些个别时候可以达到30度。一个技术型的专家滑雪者通常能够达到30度到45度之间的角度。在2000年的时候，一个世界级滑雪竞赛运动员可以在大回转的转弯中达到60度。而近些年来，这个角度则提高到了70度。在转弯中的倾斜角度超过45度之后，就需要有非常好的身体素质与技术来应对保持平衡时所需要对抗的巨大作用力。

表1.1 不同倾斜角度下的受力情况

倾斜角度	受力大小
0度	1G
20度	1.1G
30度	1.2G
45度	1.4G
60度	2G
70度	2.9G

我们也可以将作用力分解为不同的部分。如果风从西北方向吹来，你可以说一部分风力来自北方，另外一部分则来自西方，它们就是风力的不同部分。如果风从更偏北一些的方向吹来，那么我们可以说来自北方的风更强一些，同时来自西方的风略弱一些。

我们经常需要找到某个作用力的不同部分，以便更精准地了解该作用力是如何影响滑雪者的。最常见的就是雪板与雪面之间的作用力，它的不同部分将会揭示雪板抓雪或者打滑，以及滑雪者转弯或者减速的原理。

将一个作用力分解为不同部分正好与我们计算不同作用力的合力的过程是相反的。我们以该作用力为对角线绘制出一个矩形，该矩形的两个边即是该作用力的两个部分。图1.12表示了来自雪面的反作用力的分解。

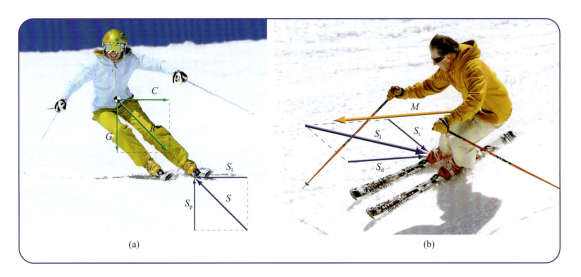

图1.12 （a）来自雪面的反作用力S被分解为抵抗重力的S_p，它用来防止滑雪者陷入雪中，另外一个是将滑雪者推向侧面的S_l，它与雪面保持平行，正好与离心力方向相反。（b）S_l又可以被分解为令滑雪减速的S_d，以及令滑雪者转向的S_t。它们与滑雪者动量M的角度（而不是与他的雪板的角度）决定了滑雪者在滑行中所产生的效果。滑雪者：（a）安妮·布莱克（Annie Black）；（b）杰里·伯格（Jerry Berg）。

如果以最初的作用力为对角线，我们可以绘制无数个不同的矩形，将其分解为无数对不同的力。每一对力的分解过程都基于我们想要对作用力进行什么样的分析。比如在图1.12（b）中，我们关注的是来自雪面的反作用力中有多少是令滑雪者转向的，又有多少是令其减速的。

1.6 扭曲动作

至此我们讨论的作用力与动量都是作用在直线上的，它们是线性的。有另外一种类型的力和动量与扭曲动作有关。一种扭曲的力被称为扭转力，一个旋转的身体所具有的动量被称为角动量。当你将葡萄酒开瓶器拧进瓶塞的时候，就是对开瓶器施加了扭转力。当你使用啤酒瓶的开瓶器撬开瓶盖的时候，开瓶器就像一个杠杆横臂，你施加在开瓶器横臂上的作用力针对瓶盖形成了一个扭转力。开瓶器把手越长，用于施加扭转力的杠杆力臂就越长，那么扭转力也就越大。在第7章和第8章你将会发现，扭转力在旋转雪板和保持立刃的动作上起着至关重要的作用。

对于线性的动量，只有当你收到一个外部作用力后，该动量才会发生改变。对于角动量同样如此，如果没有外部扭转力，你就不会具有角动量。因此，在你全身都腾空并旋转之前，一定先是有一个扭转力作用在你身上。图1.13中的双板滑雪者在其起跳之前旋转上身以获得这个扭转力。图1.14中的单板滑雪者在起跳之前不具有角动量，所以在空中的时候也没有自转。

旋转的身体是具有角动量的。在一个位置上不停旋转的陀螺虽然没有线性的动量，但是角动量却很大。而当你扔出一个飞盘后，飞盘是同时具有线性动量和角动量的。

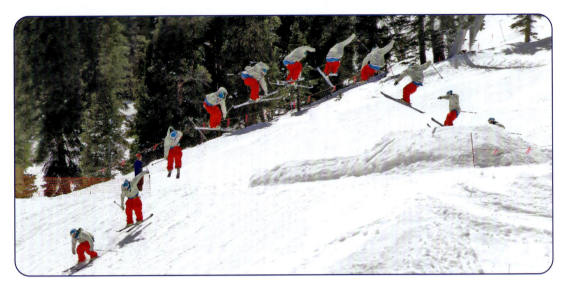

图 1.13 这个双板滑雪者在起跳之前旋转上身，给了自己一个角动量，这样在腾空后他的身体可以继续自转。

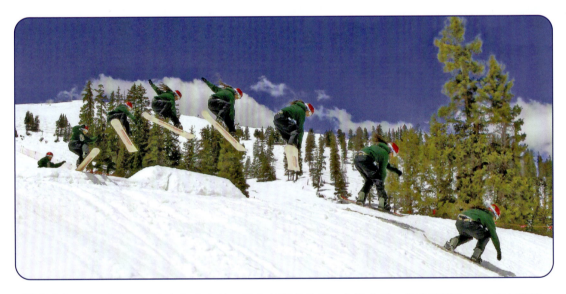

图 1.14 这个单板滑雪者在起跳之前不具有任何角动量。在腾空后，他的手臂向一个方向旋转，同时雪板向反方向旋转，接着在落地前再恢复到原先的位置。这个与反向旋转的物理机制相类似，将在第 7 章进行阐述。请注意，这个单板滑雪者无法完成如图 1.13 所示的双板滑雪者所做出来的 360 度旋转一周的动作，其原因就是在他起跳之前不具备角动量。

　　角动量与物体旋转的快慢和旋转重量有关，后者又称为转动惯量。物体的转动惯量与其质量相对于旋转轴的分布情况有关。比如一只雪板在其长度方向的纵向轴上的转动惯量远远小于其在垂直于板底的轴向上的转动惯量（纵向轴就是我们对雪板进行立刃时雪板旋转的轴，垂直于板底的轴就是我们在转弯的时候横摆雪板的轴）。此外，相对于长度较长、比较窄的雪板，和长度较短、但又比较宽的同等重量的雪板，在垂直于板底的轴向上的转动惯量就会比较小。

物体的转动惯量越大，就需要越大的扭转力才能使其获得一定的角动量。因此，短的雪板比长的雪板更容易进行横摆。相反，由于雪鞋和固定器非常靠近旋转轴，所以它们的重量在横摆雪板的动作中起的作用是很小的。

1.7　平衡与倾倒

如果作用于身体重心上的所有作用力的合力穿过支撑身体的支撑点，那么身体就处在静态的平衡中，也不会倾倒（图1.15）。此外，如果没有会导致不平衡的扭转力作用在身体上，不会令身体发生旋转（或者改变正在旋转的身体的旋转速率），那么身体就会处在动态平衡中。

如果施加在身体上的作用力指向到支撑点的外面，身体将会失去平衡并倾倒，如图1.16所示。这对滑雪者来说貌似不是件好事，但是在第9章中你会看到，有些专家级的滑雪者会故意地进行倾倒，然后施展精确的动作从不平衡的状态中恢复过来。这是一种使其区别于普通滑雪者的高超技术。如果你采取比较宽的站姿，那么你就像一个底面积很大的盒子，这种站姿提供了一个非常稳定的支撑面，消除一些短暂的、非规律性的震动，便于你在移动的同时可以保持稳定。即使你停止了移动，也不需要改变站姿来避免倾倒。但从另外一方面讲，专家级别的滑雪者通常会采用比较窄的站姿，大概与其髋部同宽。这更类似于你平伸手臂托着一支扫帚把，扫帚把是竖向的，你会不断地靠移动手臂位置来避免扫帚把倾倒。如此类似，绝大多数专家滑雪者会将体重平衡在外侧的雪板上，他们很少会处在一种完美的静态平衡中。他们更乐于不断地做出一些细微的调整动作，以应对来自于雪面的作用力的变化。

此外，在第9章中我们还会看到高级平行式中的转弯连接技术，也需要滑雪者的身体从一个弯倒向下一个弯。

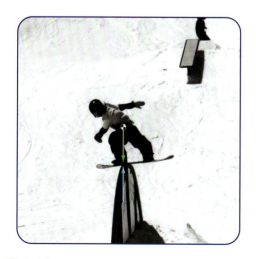

图1.15　这个单板滑雪者的重力正好沿着其重心方向穿越过他踩着的铁杆（他的支撑点）。

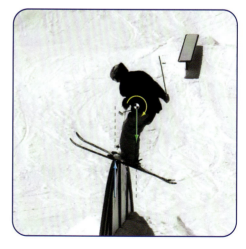

图1.16　这个双板滑雪者正处在倾倒的状态中，原因是其重力的方向指向在他的支撑点的外侧。同时，不同的作用力也没有互相对齐，这使他受到了一种扭转力。

人类不喜欢处在倾倒的状况下是一种正常心理。但是如果能从一个弯进入到下一个弯的时候精确地控制倾倒动作，会给我们一种悬浮和飞行的感觉，这正是我们热衷于滑雪的原因之一。中级滑雪者较宽的、稳定的站姿类似儿童三轮车的稳定性。而有经验的滑雪高手从一个弯顺畅地转入下一个弯，他们可以体会到这项运动带来的最深层次的快感。

1.8 滑雪者的参照系

你可能认为如果希望对滑雪受力进行客观的描述和分析，就必须具备统一的坐标系——一个人滑下雪坡，与另外一个人同时在侧面观察前一个人滑行的坐标系应该是相同的。但实际上并非如此。比如离心力，对于静止的观察者来说，并不存在这样一个在运动过程中作用于滑雪者身上的力，对滑雪者的完整精确运动分析不包括这样一种力。但是对于完成了转弯的滑雪者，离心力则是完全真实、可感知，以及可测量的。这里的不同意见主要是因为这两个人具有不同的参照系：一个是沿着一条弧线在运动，而另一个则不是。在本书中，我们将始终以一个运动中的滑雪者的视角为基准，因为它会反馈出我们对滑雪运动的个人理解。我们是通过一个接一个的转弯、并滑下雪坡来感受滑雪，并不是从一个旁观者的角度来感受。

人体运动在生物力学上的描述通常基于一个标准的参照系，我们的也是如此。对于该定义，我们将使用由常规生物力学和生理学定义的身体的平面，如图1.17所示，并把它们固定在一个专门用于描述滑雪的坐标轴上。

这个参考平面上的坐标轴是穿过滑雪者重心的一条直线，它与施加在滑雪者身上的重力与离心力的合力是对齐的。你会发现，当滑雪者处在平衡状态的时候，这条直线就是来自雪面反作用力的直线。在本书中，我们将其称为平衡轴。如前所述，该轴是穿越过滑雪者的重心的，就是肚脐附近的位置，而且，伴随着滑雪者滑入和滑出滚落线，在完成一次转弯的过程中，它会持续地从一侧倾斜到另外一侧（图1.18）。当滑雪者从一个非常平整的表面直线滑下的时候，也正是这个轴与重力完全对齐的唯一时刻。

我们使用的平面包括冠状平面、横切平面和矢状平面，请参考图示1.17。矢状平面沿着平衡轴将滑雪者分成了左侧和右侧两个部分，冠状平面则沿着平衡轴将滑雪者分成了正面和背面两个部分。最后，横切平面是沿着与平衡轴垂直的方向将滑雪者分成了上半身和下半身。

在滑雪的时候，你能够轻松地感觉到平衡轴的存在。在以弧线转过一个弯的时候，在陡坡上压住板刃的时候，或者滑上一个雪包的时候，施加在身体和雪板上的力正好就是沿着这个轴的。即使在不滑雪的时候，我们也能够感觉到它。比如，在站立的时候，重心从一只脚上转到另外一只脚上、从脚后跟转到脚趾时，你感觉到在脚底上受力最大的那个点就是平衡轴穿过的位置。这个平衡轴位于矢状平面中靠前方或者靠后方的某个位置上。如果你的双脚受到的压力相等，那么平衡轴就正好位于冠状平面中两脚之间的位置上。

随着在后面的章节中不断出现这些术语和概念，你可以随时返回到这里重新阅读这部分内容，梳理对它们的理解。理解得越清晰越准确，也就可以对本书的内容和滑雪运动本身获得更好的理解。

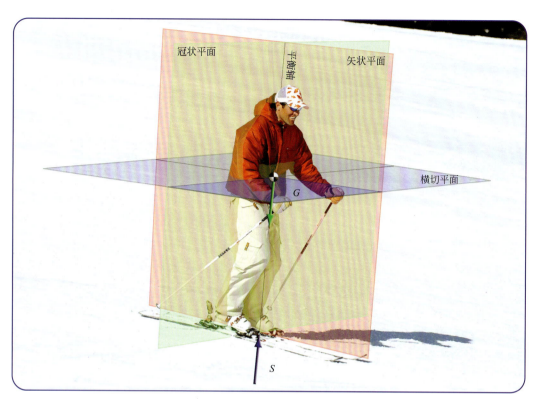

图1.17　标准参照系。滑雪者：大卫·奥利弗（David N. Oliver）。

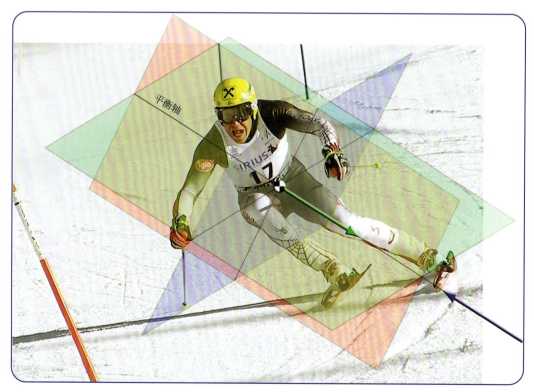

图1.18　当滑雪者在转弯的时候，平衡轴与整个参照系都倾斜向弯内的方向。滑雪者：赫尔曼·迈耶（Hermann Maier），奥地利。

第 2 章

雪板、雪和运动控制

我们的雪板是从雪中获得作用力并且利用这些作用力的工具。借助穿着的雪鞋，通过对雪板合理的操控，我们从雪面获得大小与方向都非常恰当的作用力，以便控制滑行的速度和方向。理解这些力的相互关系，以及它们帮助我们实现转弯的原理，也就为我们下一步理解侧滑、刻滑，包括利用雪板进行转弯的所有细节都打下了一个良好的基础。这对于领会滑行中的技术是至关重要的。在本章中，我们将讨论雪板与雪面之间的相互作用，以及这种相互作用是如何控制我们滑行的。

2.1 雪板的三个控制角度

你向山下方向的滑行是依靠雪板与雪面之间的相互作用力来控制的。这些力的控制是通过三个角度来实现的。

雪板的平台角度——该角度是你施加到雪板上的力与雪板切入雪面形成的平台之间的夹角。

雪板的转向角度——这是你移动的方向与雪板指向的方向之间的夹角，它决定了雪板与雪之间的作用力对你减速有多大程度的影响，以及对你的转弯有多大程度的影响。

雪板的立刃角度——这是雪板板底与雪面之间的夹角，它决定了在转弯过程中雪板弯曲的程度，这会影响到转弯半径的大小。

这三个角度是我们对雪板的主要控制，它们决定了我们滑下山的路径。绝大多数的滑雪技术都归结为对这些角度的控制，以及在雪板上的平衡能力。

2.1.1 雪板的平台角度

为什么雪板会打滑呢？怎么才能踩得住雪板呢？这几乎是所有滑雪者第一天开始滑雪的时候都会提出来的问题。当我们说，希望踩得住雪板的时候，实际的需求是要为雪板提供足够的力量，防止雪板产生侧滑。直觉上，雪板立刃得更高一些——因为斜切入雪面的雪板的板刃就像一把锋利的刀——就会踩得更稳一些。好，这仅仅对了一半。从物理力学角度来判断雪板是否踩得住，或者是否会打滑，可不是一眼就能看出来的。这里边其实涉及的是两个因素：雪板必须切开雪面建立一个支撑你体重的平台；你施加给这个平台的作用力与平台之间的角度，也就是平台角度，必须等于或小于90度。如果这

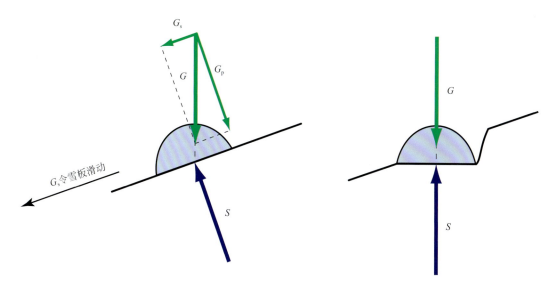

图2.1　是什么因素决定了雪板是否打滑呢？图中的两个雪板都是横着放在雪道斜坡上，仅仅受到了重力 G 和来自雪面的反作用力 S。由于雪板板底非常光滑，所以 S 是垂直施加在板底上的。对于左边的雪板，S 与 G 的分力 G_p 是一对作用力。因此，G 的另外一个分力 G_s 实际上是一个没有其他力与之平衡的力，它会令雪板滑动。图中右边的雪板的所有受力都是平衡的，所以它不会滑动。

个角度大于90度，那么平台会倾向于身体外侧，雪板就会打滑。

很多滑雪者都有同样的误解，认为雪板板底与雪面之间的角度是保证雪板不打滑的关键因素。这是不正确的。雪板板底与滑雪者施加给雪板的作用力之间的角度才会决定雪板是否会打滑。

我们都有这样的经验，就是站在雪道陡坡上的时候，很难重新穿上雪板，但是在平地上则很容易。这是因为雪板板底很光滑（板底与雪面之间的摩擦力非常小），我们站在雪板上，来自雪面的作用力方向是沿着与板底垂直的方向（图2.1）。但我们在斜坡上的时候，这个力与重力方向不是对齐的（重力是另外一个作用在雪板上的力）。此时，重力的一个分力将会推动雪板横着滑向山下的方向。

那么在陡坡上，怎么才能比较容易地穿上雪板呢？你可以将雪板在雪面上来回推几下，在雪上切出一个足够宽的小台阶，这样雪板就能放得比较平了，此时再将雪鞋对好固定器，发力踩下去，就可以轻松地穿上雪板了。有了这个水平的小台阶，雪面推向雪板板底的力就与重力是对齐的，方向正好相反。这其中的道理就是雪面提供的反作用力与你的重力施加在雪板上的作用力正好是一对作用力与反作用力。

在横切滑过雪坡的过程中，如果希望踩得住雪板，情况是一样的，你必须将雪板板底切入雪面，建立一个小台阶，足以支撑你施加给雪板的作用力。否则，就会产生侧滑。

在转弯滑行的过程中，细节有一点点不同。此时，施加给雪板的作用力是重力与离心力的合力。这个合力作用于雪板的方向不是指向地心的，而是倾斜了一个角度。为了防止打滑，你和雪板需要被支撑在一个小台阶上，同时这个平台需要垂直于该合力。无论是横切，还是转弯，雪板与雪面的角度都与雪板是否打滑无关。是平台角度——就是雪板板底与你施加到雪板上的作用力之间的角度——决定了雪板是否打滑（图2.2）。

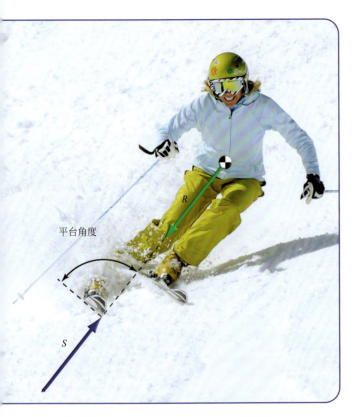

图2.3中绘制了两个雪板的不同情况。R 是滑雪者施加给雪板的力，S 是雪面的反作用力。在图2.3中左边雪板的板底与 R 是垂直的关系，其平台角度就是90度。雪板切开雪面建立了小台阶，雪面的反作用力与滑雪者施加给雪板的力正好大小相同、方向相反。这样，雪板就踩稳了。在图2.3中右边的雪板板底与 R 的方向不垂直，平台角度大于90度。雪板切出的台阶平台偏向 R 左侧的山下方向，于是，雪板就会向山下方向侧滑。

如果平台角度偏向于山下的方向，那么也会减小雪板切入雪面的深度。可以想象一下用刀子在面包上抹黄油的情况。如果刀面比较平，黄油会被平抹在面包表面上。如果立起刀刃，相当于垂直的平台角度，那么刀子就会陷入面包中。同样，如果想在转弯时也能踩得住雪板，那么必须令平台角度等于或小于90度。如果想要侧滑，那么就稍微放平一点雪板，增大平台角度即可。在第8

图2.2 雪板在雪面上切出一个小平台，滑雪者则是被支撑在这个平台之上。滑雪者施加给雪板的作用力与这个平台之间的角度，称为平台角度，它决定了雪板是否会打滑。滑雪者：安妮·布莱克（Annie Black）。

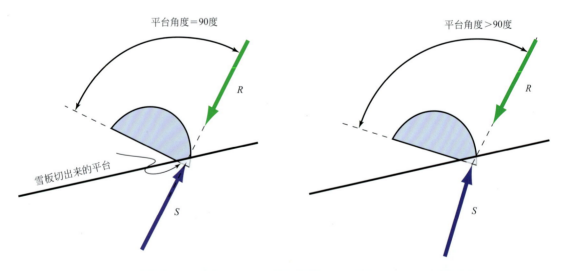

图2.3 如果想在转弯时踩得住雪板，那么与横切雪道时的方法是一样的：必须在雪中切出一个小平台，并与你施加给雪板的作用力是垂直的。左边的雪板不打滑，因为这里的平台角度是90度。右边的雪板会发生远离作用力 R 的侧滑，因为平台角度是大于90度的。

章中将会涉及控制平台角度的技术。与这个细节相关的雪鞋调整的内容则会放在第10章中讲解。

当然，雪板获得来自雪面的反作用力的前提是雪板必须将力施加给雪面。因此，雪板需要接触雪面并切入雪面。如果是软雪，那么相对容易一些。如果是很硬的雪或冰，那么就很难了。可以想象一下拿着刀切蔬菜的情况。如果是切西红柿，那么不费什么力气。实际上，如果用力不是那么轻柔，很容易就会把西红柿一切两半。而对于新鲜的胡萝卜，你就必须立起刀刃斜切进去才可以。

如果雪很硬，那么你的问题就是如何在保持平台角度的同时，令雪板板刃尽可能深地切入雪面。第一个关键细节就是将所有力量都集中在尽可能小的一块面积上，让施加在雪上的压力最大化。因此，一块刚刚修过刃的雪板就会比板刃已经钝了的好用得多，前者将力量分布在很小的面积上，后者则不是。

对于垂直切入硬雪面，另外一个关键细节就是：将所有的力量都施加在单独一块雪板上。世界杯竞赛运动员非常善于在超硬的雪面上滑行，他们会告诉你，在很难滑的地方，一定要站在外侧雪板上。

我们施加在雪板上的力可以分解为两个分力，一个分力会向侧面推动雪板，另一个分力则向下令板刃切入雪面。图2.4表示这两个分力的情况，我们将其称为侧推力与切入力。对于很硬的雪面，如果有足够大的切入力令板刃切入雪面，那么雪面在不需要被冲碎的情况下即可为你提供足够的支撑力。简而言之，当你将全部体重放在外板上的时候，相对于侧推力来说，可以将切入力最大化。

如果你觉得这样说还有点难以理解，那么设想一下：如果在转弯的时候有一半的体重放在外板上，另外一半体重放在内板上，那么外板的侧推力将会大于内板，同时，外板的切入力将会小于内板。换句话说，两侧的雪板不会平均分配侧推力和切入力。此时，具备更大侧推力的外板的弱点很明显，它更容易产生侧滑。随着你将更多的体重放在外板上，情况就逐渐改善，也更容易踩得住雪板了。

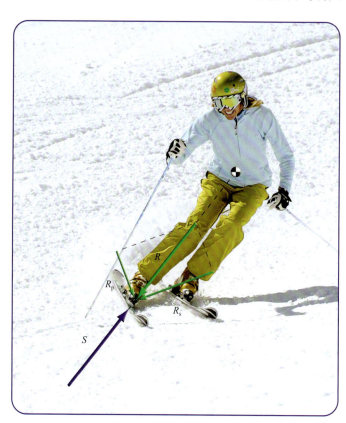

图2.4　滑雪者施加给雪面的力R可以分解为两个分力：一个是R_p，它令雪板板刃切入雪面，另一个是R_s，它会产生侧向的推力。滑雪者：安妮·布莱克（Annie Black）。

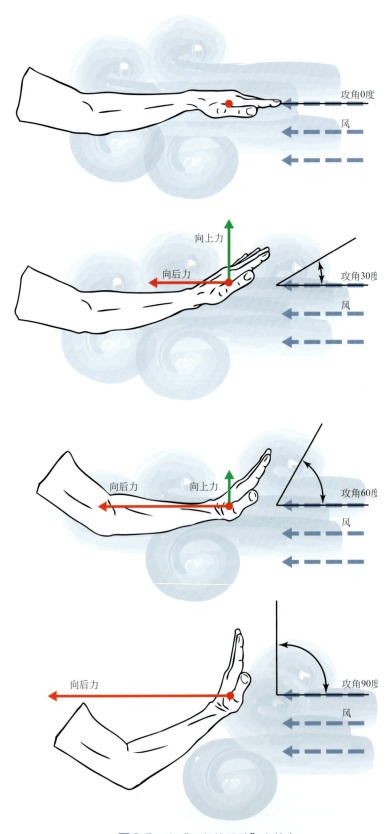

图2.5 在"飞行的手臂"上的力。

2.1.2 雪板的转向角度

雪面向上推动雪板板底的作用力可以令你转弯,或者令你减速,或者在转弯的同时减速。其比例分配是由雪板与你行进方向之间的夹角决定的,该夹角称为转向角度。

想象一下将手臂伸出行驶中汽车的窗外的情况,手臂指向汽车行进的方向,并上下略微摆动一下。当手臂完全水平的时候,手掌平行于路面,此时手臂是保持不动的。接着,手掌稍微扬起或偏下方一点点,此时手臂就会转向上方或者转向下方。将掌心面向前方(手指指向天空)的时候,手臂则不再会上下移动,此时在其移动方向上,手掌受到的阻力是最大的(请参考图2.5)。

在向前移动的过程中,手掌对空气施加了一个作用力,而空气则持续被压缩,产生了一个反作用力。无论手掌是什么方向,这个反作用力总是指向汽车行进的反方向,试图令手臂的移动减速。当手臂完全水平的时候,向后力是最小的,当掌心向前、手指与风向之间是垂直的时候,向后力是最大的。在这两个位置上,没有任何其他力量会令手向上或者向下移动。

而在这两个极端情况之间，空气的反作用力就会出现一个垂直的分力。当手掌与风之间出现一个角度的时候（航空航天工程师称其为攻角），这个分力会令手臂向上或者向下移动。如图2.6所模拟的效果，随着攻角从0度逐渐增加到50度左右，空气反作用力向上的分力也是逐渐增大的。如果攻角逐渐减小，向上力也会逐渐减弱。

向上力会在攻角达到90度的时候彻底消失。相比之下，从0度到90度，空气反作用力的分力——向后力，它的大小是逐渐增大的。

雪面的反作用力几乎是以相同的方式施加在雪板（和滑雪者）上的。相对手臂的攻角，在滑雪中我们称其为转向角。

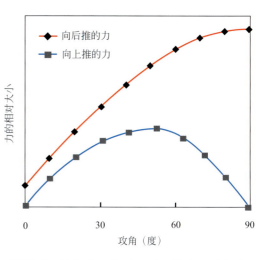

图2.6　施加在飞行的手臂上的力量随着攻角的变化而变化。

在身体能够转弯之前，你的雪板必须开始转弯，至少是要有那么一点点的趋势（在本章稍后，我们会讲到刻滑转弯，那时再讨论到底这一点点的转弯趋势是什么意思），这就需要雪板具备一定的转向角度。雪板是通过以下三种方式来获得这个角度的（在本章稍后会一一详解）：将雪板板底向其自然弯曲（雪板平放在地面上，板底中部微微向上弓起，这种曲线形状称为camber，译者注）的反向进行压弯，通过雪板侧面有弧度的腰线，或者将整个雪板进行枢转。一个雪板笔直地滑行的时候，就像平伸出窗外的手臂，其手指是完全平行于路面的。此时，没有什么力量会改变雪板的行进方向。如果将雪板枢转90度，与滑雪者的动量方向呈90度角，那么雪板受到的来自雪面的反作用力就只能令滑雪者减速。当雪板与行进方向的夹角介乎0度到90度之间的时候，雪面提供给滑雪者的作用力就像风吹在有一定倾角的手臂上一样。这个作用力的一部分会令滑雪者减速，另外一部分则会改变滑雪者的行进方向。

雪板在不同的转向角度时，用于减速和用于转向的这两个分力的比例不同。如果转向角度比较小，那么就会有一个大转弯。转向角度很大，就会出现一个急转弯。但这只是角度处在一定数值之内的效果。如果超出这个限度，更大的转向角度会带来减速，还会降低转弯的效率。很多滑雪者在滑行的时候，他们雪板的转向角度都是45度或更大。这种雪板近乎横放的方式，对于改变滑行方向的作用比较小，更多的是帮助滑雪者减速。虽然满足了速度控制的需求，但同时也失去了滑行的快感：那种弧线优美的弯型、干净利落而高效的转弯的感觉，这实际上需要比较小的转向角度才能实现。但请不要误解我的意思：高水平的滑雪者在很多情况下也会做出横摆雪板的动作，比如在很陡峭的雪坡上转弯的时候，或者在很狭窄的通道中降低滑行速度。他们对于减速与改变路线的意图是区别对待的，这也是他们区别于其他滑雪者的一个重要因素。

在谈到转向角度的时候，我们通常说的是在横切平面上的转向角度。从横切平面的上方，我们向下看的时候，雪板板头就在我们的前面。在矢状平面上，雪板也可以有一个转向角度。在刻滑转弯中，这个角度起到了至关重要的作用，我们将在本章稍后进行讨论。在本书中，除非单独指明是矢状平面上的转向角度，所有其他的转向角度都指的是横切平面上的转向角度。

当雪板与动量的方向出现一个夹角的时候，你的行进方向就会发生改变。如果仔细观察雪板的板底，你会发现擦痕最多的地方就是雪板中部的位置。板头和板尾的情况则相对要好得多。假设使用一对刚刚打过蜡的雪板滑行，半天之后，相对板头和板尾，你会发现脚下部分被磨掉了更多的蜡。这直接证明了脚下这个部分是你滑行中受力最大的位置。这些力量是令你进行转弯的力。雪板中间的这个部分在改变你行进方向时的确起到了作用，这种改变源于转向角度。而板头和板尾略软一些，无法提供足够多的支撑力令你转弯。

我们施加在雪板上的力包括我们的体重和离心力，与之相比，雪板就显得不那么硬了。其实，只需要4.5～5.5公斤的力（1公斤力 = 1千克力 = 9.8牛顿），即可令一只雪板的板底完全平贴在雪面上。从这个角度看，当我们增加更多的体重和向心力后，施加的压力在雪板中部逐渐建立起来，但在雪板的其他部分却并不多。这表示在你转向的时候，雪板的板头和板尾并没有承受太多的力量。虽然不多，但是通过这些力量做了什么呢？在接下来的部分中你将会看到，是它们令雪板自己转向的。

2.1.3 雪板的立刃角度

雪板是一种精巧的产品，很多设计细节都对应着完美的应用效果。如图2.7所示，雪板板头是扬起的，板刃切入雪面后，板底与雪面就形成一个夹角——立刃角度。这个设计特征可以令雪板在向前移动的同时实现转向。我将其称为雪板的自转向效果。无论是刻滑，还是侧滑，所有的滑雪者都会利用这个效果来控制滑行中的转向。与该效果关系最密切的雪板参数是雪板的腰线和纵向硬度，它们也会受到雪板的扭曲硬度的影响。当一个滑雪者完成了一个弧线光滑的转弯，而又没有明显地枢转他的雪板时，就是雪板的自转向起到了作用。

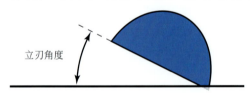

图2.7 雪板的立刃角度

2.1.3.1 腰线

从上向下观察雪板，雪板两侧的边缘是一个长长的沙漏的形状，称为腰线。几乎所有雪板的腰线都是弧形的。将雪板立刃在雪面上，角度不要太大，沿着雪板长度的方向，各个局部都会获得不同的转向角度，这是腰线带来的最重要效果之一。转向角度在板头部分是最大的，然后向板尾方向逐渐降低（图2.8）。由于板头的转向角度永远大于雪板的其他部分，因此在雪板向前移动的时候，雪板就会转向，即使在雪板侧滑的时候也是这样，这就是雪板的自转向。

更有趣的是，即便雪板不弯曲，腰线也可以实现这个效果［图2.8（b）］。假设雪板已经立刃，由于雪板前部的转向角度更大，所以雪面施加给雪板前部的力量将会大于施加于雪板后部的力量。雪板前后两个部分就像在风中两只飞行的手臂。它们都受到了来自雪面的反作用力，但是受力的方向有所不同。其结果就是雪板在行进的同时发生了转向。

一旦雪板自己开始转向，或者滑雪者令雪板转向（将在第7章中详述），雪板的中部将会在横切平面上出现一个转向角度，与飞行的手臂类似，这将令滑雪者滑行的路径发生弯曲［图2.9（a）］。

2.1.3.2 纵向硬度和压弯雪板的曲度

在从雪板板头到板尾的纵向方向上，雪板是有一定弹性的，称为纵向硬度。它的重要性体现在以下几个方面：第一，方便雪板平滑地通过雪包和不规则的雪面，避免滑雪者产生顿挫的震动。第二，通过沿雪板长度方向分布滑雪者施加的力量，雪板的纵向硬度可以令雪板滑动得更快。最后，但同样重要的是，当滑雪者倾斜雪板，立刃，并施加力量的时候，雪板会像拉满的一张弓一样弯曲（也就是雪板被压弯后呈现一个弧度）。相对板头和板尾，雪板中部是被推向弧线的外侧的（图2.10）。这会增大在矢状平面上板头和板尾的转向角度的差别［图2.9(b)］。雪板反向弯曲得越大，板头的转向角度也就越大，板尾的转向角度则越小，而雪板自转向的效果就会越显著。

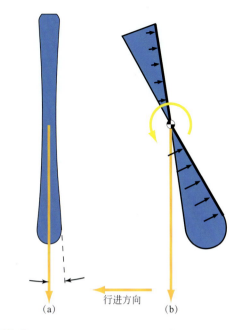

图2.8　由于腰线的原因，雪板在横切平面上的转向角度是沿着雪板长度而变化的。其效果是：即使雪板只有一点点立刃角度，雪板也会在向前移动的时候开始转向。（a）弧形的腰线令雪板板头具有最大的转向角度。（b）雪板偏转一定角度后，腰线仍然会令雪板自行转向，而且也可以看到扭矩带来的转向作用。

(b)改编自：Hirano Y, Tada N. Mechanics of a turning snow ski. International Journal of Mechanical Science,1994,36(5): 425. 经Elsevier授权使用。

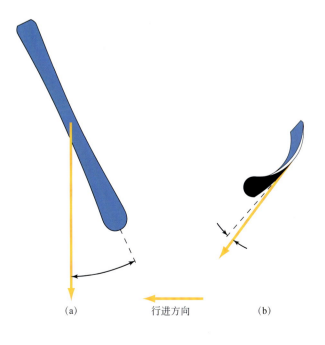

图2.9　在横切平面和矢状平面上，雪板都可以具有转向角度。(a)相对于行进方向，左右转动雪板，将会制造出在横切平面上的转向角度。针对滑雪者的作用力将会产生转弯或者减速两个效果。(b)当雪板被压弯进入反向曲度的状态后，将会制造出在矢状平面上的转向角度。其中反映出来的作用力对减速的效果非常小。当雪板在刻滑的时候（在本章稍后讨论），横切平面的转向角度转换到了矢状平面的转向角度。另外需要注意的是，当雪板向前移动的时候，压弯的雪板也会令雪板在矢状平面上发生转向。而且，雪板弯曲得越明显，雪板转向得也就越快。

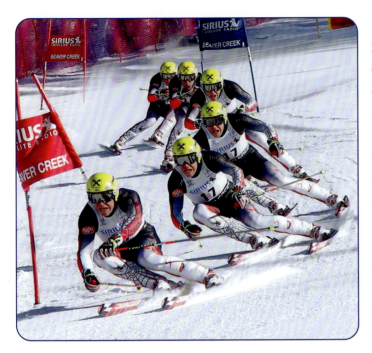

在硬雪面或密实积雪上,如果雪板立刃角度很小,雪板将会滑出一道与腰线弧度的半径相同的弧线。随着雪板立刃角度的增大,雪板会弯曲得更多,以便雪板从头到尾的板刃都能接触到雪面,此时,转弯的半径就变得更小了。立刃角度越高,腰线弧度越明显,转弯半径就越小 [图 2.11 (a)]。在软雪上也会得到类似的效果,但是因为雪板的中部会陷入雪层,雪板腰线的效果就会减弱一些,转弯则更多地受到雪和雪板软硬程度的影响 [图 2.11 (b)]。

如果平台角度大于90度,那么雪板就不可能非常稳定地切入雪面并保持住,但雪板自转向的效果仍然存在,仍然会令滑雪者实现转弯。这种现象与漂移结合(参见"2.3 侧滑、漂移和刻滑"一节的内容)是

图 2.10 赫尔曼·迈耶(Hermann Maier)左边的雪板被压弯进入反向曲度的状态。较高的立刃角度、雪板的腰线形状以及施加在雪板上的力量,三种因素共同作用形成了这个状态。这将在雪板的长度方向上形成不同的转向角度,令雪板和滑雪者在行进的过程中进行转向。在理想状态下,雪板反向被压弯后,其弧线的半径与转弯弯型的半径相同。请注意倒数第三个动作,迈耶的外侧雪板的前部比尾部弯曲得更多,这是因为迈耶向雪板前部施加了更多的压力。如果他在整个转弯中都维持这样的平衡,将会出现漂移。

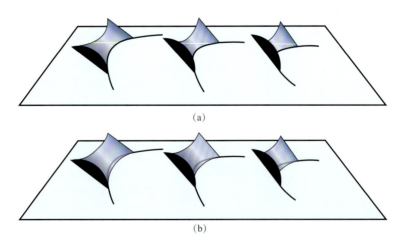

图 2.11 (a)由于腰线的存在,所以当雪板被压弯,立刃角度增大,会出现更小的转弯半径。(b)这个雪板腰线的弧度没有图(a)中的雪板那么深,但是它是在软雪中,雪板中部陷入雪中,所以雪板切出的弯型具有与图(a)中雪板一样的弧线。

很多滑雪者进行转向的方法。

如果雪板的平台角度是90度或更小，那么就可以踩得住雪板并实现刻滑的效果。稍后我们会详述漂移和刻滑这两种重要动作。

枢转雪板会改变雪板在长度方向上所有局部位置的转向角度，同时，对于雪板不同部位的转向角度有大小相同的改变。相比之下，立刃和压弯雪板则不同，它们对于提高雪板前部的转向角度更有效。如果将压力向雪板前部推动，那么雪板前部的弯曲就会增大，也就增强了自转向的效果。如果将压力推向雪板尾部，那么就会减少雪板前部的压力，从而渐弱了雪板的变形和自转向的效果。

2.1.3.3　扭曲硬度

扭曲硬度是雪板的另外一个物理特征，它对雪板滑出的弯型的半径有着重要的作用。

如果你双手抓住一根软的塑料水管，并拧转这个水管，那么水管会产生扭曲变形。每个雪板也都具有这样的扭曲特征。与腰线结合起来，扭曲变形的程度会影响雪板立刃的时候雪板前后两端对雪面的作用力。扭曲硬度很大的雪板的板头和板尾抓雪的能力更强，其自转向的特征也就更明显（假设雪板的其他参数都相同）。但在实际操作中，它也会有个限度，如果雪板的腰线曲率很大，雪板又很硬（扭曲硬度很高），那么雪板就会很僵硬，缺乏弹性。对于很多滑雪者来说，这样的雪板很难进行枢转或者侧滑，从一个弯进入另一个弯的时候很不舒服。

没有不发生扭曲的雪板，它们在承受压力和立刃的时候，多少都会产生扭曲的变形。由于具有这种弹性，雪板的中部是抓雪能力最强的，向着雪板前后两端延伸过去，抓雪能力就逐渐降低。在图2.12的左图中，在雪鞋下方的雪板的平台角度是90度，所以在这里可以踩得很稳。但雪板是会发生扭曲变形的，于是板头和板尾的平台角度就会大于90度，抓雪能力不够强，在雪板的转向中起到的作用就减弱了一些。在图2.12的右图中，雪板增加了倾斜的程度，令板头的平台角度为90度。这样板头板尾的抓雪效果更强，提高了雪板被压弯的程度，令转弯更迅捷。

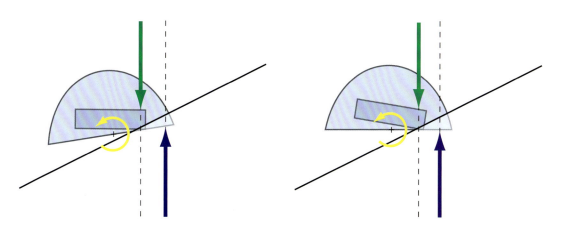

图2.12　由于雪板具有扭曲硬度，在其长度方向上，平台角度就会有所不同。立刃越明显，雪板的板头和板尾附近的抓雪能力越强，这会提高雪板自转向的效果。

2.2 雪板设计的演变

在其他参数都一样的前提下，雪板腰线的弧度越明显，其自转向的效果也就越大。对于雪板的扭曲硬度也是一样，因为这同样改善了板头和板尾的抓雪能力。如果雪板的纵向硬度不是过硬的，那么它就比较容易变弯，并滑出饱满的圆弧。但在以前，是无法制造出这样的雪板的。

在使用木材制作雪板的年代，纵向硬度和扭曲硬度是无法单独控制的，要么两样都很硬，要么都同样软。同时，如果雪板在纵向上比较软，容易被压弯，那么它也就很容易折断。高山滑雪传奇人物斯坦·埃里克森（Stein Eriksen）就很喜欢使用软的雪板，但他也因为经常踩折雪板而出名。

20世纪50年代，铝的应用带来了雪板制造的革新，这种材料为雪板提供了纵向硬度和扭曲硬度的一些独立性。至今，铝仍然用于竞技雪板的制造。由于铝的平滑度和较高的扭转硬度，雪板具有更加主动、毫无偏差的抓雪性能。玻璃纤维结构于20世纪60年代首次应用于扭转包壁的设计时，进一步提高了制造商精确控制雪板的纵向硬度和扭曲硬度的能力。

但是为什么直到20世纪90年代，长度较短、带有明显腰线弧度的雪板才开始大行其道呢？设计师发现了新材料？开发了新的制造流程？还是有什么特殊的加工工艺？这些好像都不是答案。早先，有人曾尝试过制作长度更短、腰线更明显的雪板（大头板），但这些努力简单地变成了文化惯性的受害者。无论是消费者，还是制造商的营销部门，都不喜欢这些产品。大多数设计师都坚定地认为，高水平的成年男子使用的雪板至少要2米长。但这个长度对于大头板来说，从可滑性角度看则是太长了。

最终，一些促使雪板设计师走向正确方向的动力还是出现了。比如，具备明显的腰线弧度的单板可以刻滑出漂亮的弯形，这令一些滑雪高手倾慕不已（图2.13）。另外一个动力就是一些极具前瞻性的产品的面世，如Head的Yahoo雪板、伊万·佩特科夫（Ivan Petkov）的雪板、Kneissl和Elan的原型SCX雪板等。它们在商业上并不十分成功，但是却给滑雪者打开了一扇门：雪板可以变得更棒一些，即使它们悬在吊椅上的时候看起来不那么苗条。新产品的信徒之一就是K2，K2制造了高端的大众滑雪雪板K2 Four。

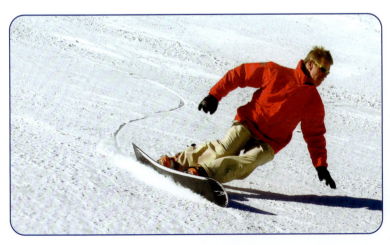

图2.13 一位优秀的单板滑雪者用一副刻滑（carving）板滑出了接近完美的弧线。在20世纪90年代，当双板滑雪者看到这种表现的时候，他们会说："哦！我也想滑成这样！"这正是大头板开发制造的催化剂。单板滑雪者：洛厄尔·哈特（Lowell Hart）。

伯德·米勒给予了该雪板极大的信任，他使用 K2 Four 在 1996 年全美青少年奥林比克与全国冠军赛中取得了骄人的战绩。伯德的优异表现迅速传遍了全美，仅仅几年之后，所有的人都使用上了新型的大头板，滑雪成绩更优异，也获得了更多的乐趣。

2.3 侧滑、漂移和刻滑

很多滑雪者是通过侧滑的方式进行转弯的：在向前移动的同时将雪板侧摆。如果在雪板向前移动的同时令板尾滑动得比板头更快，那么就是漂移的动作（图 2.14）。其主要实现方式为：在中等立刃的雪板上将压力向前移动，或者在近乎平放的雪板上将压力推向板尾。

对漂移的控制是滑行中控制弯型的重要手段。初学者会使用漂移的方式进行转弯。随着他们越来越熟练，就会逐渐学会通过较少的漂移和较小的转向角度来转弯。考虑到雪板本身的板刃抓雪效果好，这就会带来更流畅的转弯，相比之下，雪板向侧面滑动的时候却不能很好地吸收不规则的雪带来的震动。如果控制得不好，漂移也会给这个动作本身带来问题，在转弯结束的时候出现半犁式（图 2.15）。

最终，技术更好的滑雪者学会了刻滑转弯。刻滑是一种流畅而高效的实现转弯的方法，它不会出现漂移的问题。由于没有侧滑的情况，所以其速度的损失也是最小的。滑雪者通过他们滑行的弯型来控制速度，而不是借助侧滑减速，或者借助刻滑加速。脚下雪板的转向角度越大，那么侧滑和漂移的效果就越强，实际上是通过刮削和推倒粗糙的雪面（扫雪、搓雪）来控制速度。转向角度越小，滑雪者就越接近刻滑，其速度的控制来源于滑雪者选择的转弯路径。如果沿着滚落线两侧滑出一个接一个弯型，那么滑雪者对速度的控制与一个自行车骑手沿着盘山公路骑行下山是一样的。

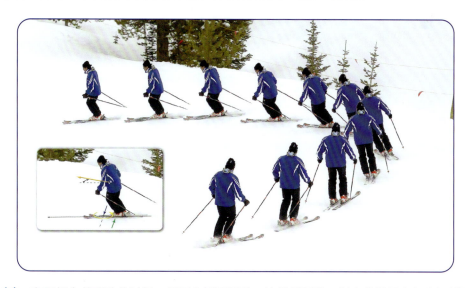

图 2.14　在雪板向前移动的时候，板尾向侧面滑动，这就是漂移。所有的滑雪者都会通过漂移来完成许多转弯。当滑雪者将压力施加在雪板前部的时候，来自雪面的推向侧面的反作用力比滑雪者施加给雪板的力更靠近板头，这就产生了一个令雪板旋转的扭矩。如果雪板放得比较平，将压力施加向板尾方向，也会取得类似的效果。滑雪者：安迪·古尔德（Andy Gould）。

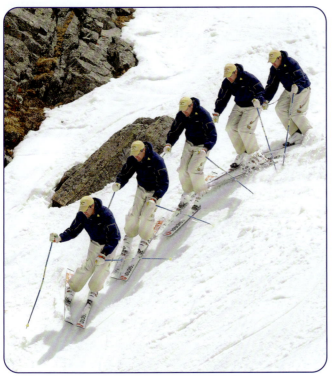

图2.15 在一个转弯的后三分一部分，很容易出现过度的漂移，尤其是当滑雪者的重心过于向前的时候。当滑雪者山下板的侧滑越来越多，雪板的速度也开始降低，同时，滑雪者的动量会将其继续向前推动，雪板板尾的侧滑更加严重，这是很多滑雪者都会出现的半犁式下山动作的原因。在多数情况下，其解决方案就是：在转弯接近结束的位置，将山下板多向前送一些，以便将压力施加在雪板的中部。滑雪者：大卫·奥利弗（David N. Oliver）。

当雪板在一次转弯中进行侧滑的时候，在你脚下的雪板具有一个恒定的、相当大的转向角度。这导致来自雪面的反作用力的一个分力将你推向弯型的圆心，它与你的移动方向是垂直的，这是令你转弯的力量。另一个分力则是将你向后推（移动方向的反方向），这是令你减速的力量。

如果你可以消除第二个分力，仅仅保留令你转弯的力量呢？好，这正是刻滑的基础概念。当刻滑的时候，雪板在你重心正下方的位置的转向角度是无限小的。此时令雪板产生转向的是雪板压弯形成的弧线，而不是沿着长度方向旋转雪板。当雪板持续向前移动的时候，由于板刃卡在雪面的一条弯曲的凹槽中，雪板会沿着它自己被压弯的弧线自动进行刻滑。如果凹槽足够深、足够坚实，那么就可以避免雪板发生侧滑。图2.16表示了在雪板移动的时候，漂移和刻滑转弯的不同。

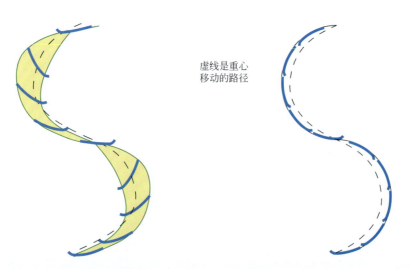

虚线是重心移动的路径

图2.16 左图表示的是雪板在漂移转弯中的移动，它与右图表示的雪板沿着一条纯刻滑弧线转弯中的移动有着明显的区别。

能够卡住雪板，并为滑雪者提供支撑的凹槽很像有舵雪橇比赛用的管状滑道，或者滑板爱好者在滑板公园滑的圆弧状的碗池墙壁（图2.17）。通过一个大理石圆球在一个大碗内壁上滚动一圈的简单运动，我们可以看出所有这三种动作的物理力学原理（图2.18）。圆球具有的动量会令其沿直线运动，而大碗内壁则提供了将圆球推向碗的中心点的作用力（图2.19）。每当圆球向前移动一点点，其移动方向就会与碗壁平面出现一个夹角，这个作用力是每时每刻都指向碗壁的圆心的。在滑雪中，这个角度就是每个瞬间雪板在矢状平面上的转向角度，也正是这个角度令碗壁将圆球推离原本为直线的运动方向。

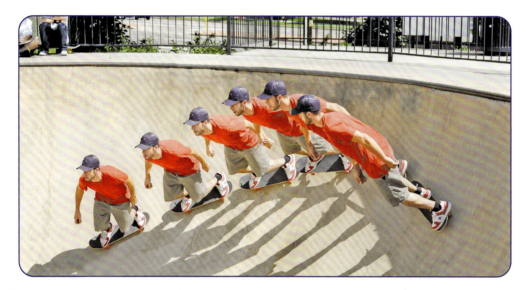

图2.17　一个滑板爱好者在滑板公园中进行的滑行，从物理层面上看，正是雪板刻滑转弯的效果。

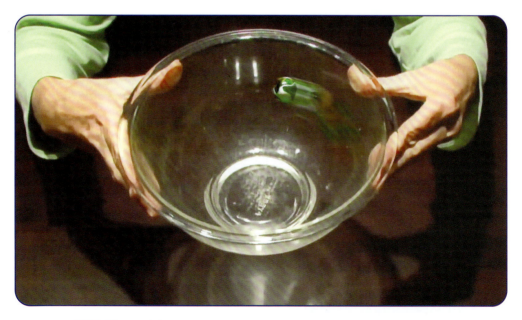

图2.18　一个大理石圆球在大碗中滚动的实验展现了刻滑转弯的原理。

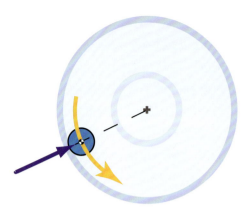

图 2.19　碗壁对圆球施加了一个指向碗的中心点的作用力。

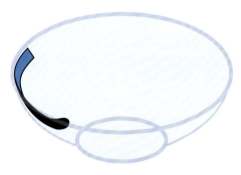

图 2.20　当雪板在雪的凹槽中刻滑的时候，其所受的合力类似于大理石圆球在碗壁上滚动，或者滑板在碗池墙壁上的滑动。

大理石圆球对应于正处在刻滑转弯中的雪板和滑雪者，碗壁则对应于雪中卡住了雪板的弯曲线条的凹槽。雪板的前部实际上是创造了碗壁的效果（图 2.20）。随着在滑雪者脚下的雪板中部继续进入这个曲线的凹槽，雪板前部则以一个非常小的转向角度滑出雪面。

在雪板呈现一种完美的刻滑状态时，来自雪面的所有作用力都是指向弯型的中心的，并垂直于滑雪者的移动方向，这时不会有与滑雪者运动方向相反的分力（雪面与雪板板底的微小摩擦力可以忽略不计）。因此，滑雪者的动量仅仅在方向上发生了改变，其大小是不变的。

基于雪板腰线、纵向和扭曲硬度，任何雪板都可以在一定的半径范围内进行刻滑。那么，针对现代的雪板，最小的半径大概是多少呢？对于扭转硬度比较高的硬雪板，假设立刃角度为 45 度，那么其刻滑半径大约是雪板腰线转弯半径的 70%。立刃角度在 60 度的时候，刻滑半径为 50%。更精确地说，假设雪板腰线半径为 R_{sc}，立刃角度为 α，雪板被压弯后，板刃全部陷入雪中，那么其刻滑弯型的半径 $R = R_{sc}\cos\alpha$。这里还有一个前提，就是雪板腰线是弧形的（大多数雪板是这样的），而且雪板的扭曲硬度不是太低。在表 2.1 中罗列了一些典型的回转雪板的腰线半径与实际滑行半径的对比数据。

表 2.1　典型的大头板与传统老式雪板的刻滑半径

腰线半径	立刃角度	刻滑转弯半径
17 米（全山域雪板）	45 度	12 米
	60 度	8.5 米
12 米（高端竞技雪板）	45 度	8.5 米
	60 度	6 米
45 米（传统小回转雪板）	45 度	31.5 米

注：这些数值是相对的，因为在计算时忽略了扭曲硬度。

所有相互关联、相互影响的参数都罗列如下，并请参考图 2.21。

① 刻滑半径取决于压弯雪板的程度。

② 压弯雪板的程度取决于雪板的腰线和立刃角度。

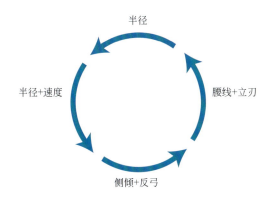

图2.21 雪板刻滑的转弯半径、雪板的腰线和滑雪者速度之间的相互关联。

③ 立刃角度主要取决于滑雪者的侧倾（在某种程度上，也可以通过反弓来调整立刃角度，将会在第8章中讲述）。

④ 滑雪者的侧倾取决于滑行速度和转弯半径，如第1章中所述。

这里有一个有趣且重要的细节：在任何给定的速度下，雪板刻滑完全可以在很小的半径范围内完成。此外，速度越快，转弯半径就越小。因此，在刻滑转弯时匹配这些不同参数就显得非常重要。

此外，我们也知道，在实际滑行中永远保持一个恒定的转弯半径几乎是不可能的，尤其是在陡坡上的时候。因为当你滑出滚落线后，立刃角度自然就增大了。同样，由于立刃角度和腰线弧度的原因，事实上是不可能在横穿雪道的时候滑出一条直线的。

2.4 总结：对雪板自转向效果的控制

性能卓越而全面的雪板包含许多优点。如果你仅仅是站在雪板中部，将很难挖掘出它们的优势。而通过调整雪板平台角度、转向角度、立刃角度，以及将压力沿着雪板长度方向向前或向后推送，你就可以滑出紧凑或舒展的弯型。控制雪板的基本方法如下：

① 如果雪板是立刃并切入雪面的，通过增大侧倾或者反弓（将在第8章中讲述）提高立刃角度，那么滑出来的弯型的半径就比较小，因为可以令雪板在反向曲度上被压得更弯一些。减少侧倾或者反弓，则会令转弯变得舒缓。

② 增大反弓可以减小雪板平台角度，令转弯更急促，相较而言，增大雪板平台角度则增大了转弯半径。最明显的效应则是当雪板平台角度减小至90度左右的时候。

③ 如果雪板立刃角度比较低，或者并没有深深切入雪面，那么可以使用枢转雪板的动作（将在第7章中讲述）。

④ 雪板正常立刃，将压力推送到雪板前部，同时，平台角度大于90度时，将会产生漂移。提高雪板的整体转向角度会带来急转弯（转向角度不超过50度时）。压力向后撤一些，会减弱漂移的效果。

⑤ 如果雪板立刃很小，将压力推向板尾也会提高整体转向角度，带来漂移效果。这样，雪板会实现转弯，但是会有副作用。高水平的滑雪者只是偶尔会使用这个技术，而大量的中级滑雪者转弯时却普遍利用这种方法，有些特别希望将两脚紧紧并在一起的滑

雪者更是喜欢这个动作。

⑥ 主动地将板刃切入雪面并将压力推向雪板前部，将会带来更加急剧的转弯。压力的前移令板头弯曲得更多一些，从而划出更紧凑的弧线，但这也会令板头抓雪过多，令其主导了整个雪板的表现。注意，此时的板尾不会像雪板前部那样划出相同的弧线。

⑦ 如果雪板已经主动立刃，将压力推向板尾后，雪板会变得更平直。雪板后部增压后，也会令雪板前部的抓雪和弯曲效果降低，这样可以允许更硬的雪板中部在滑行轨迹上起到更大的作用。

通过雪板的三个控制角度、前部与后部的压力分配，借助雪板形状和硬度的特征，你就掌握了控制弯型和速度的绝佳工具。现代的大头板不仅令这些操控变得更容易，也使得滑雪者有条件进行大量的刻滑转弯，这是早年传统雪板很难做到的。

第3章

解密转弯 101

所有的转弯都不会是完全相同的,而同时,所有的转弯的整体结构一般都是一致的。但是,不同转弯的局部看上去很可能有着巨大的差别。在本章中我们将分析各种转弯的类型,它们的异同,以及某些我们稍后需要用到的技术。

3.1 转弯的不同阶段

在每个转弯的不同局部都会发生不同的事情,为了给我们一个进行剖析的框架,我们需要使用清晰的词汇来描述转弯的每个阶段,即启动、控制、完成和过渡。每一次转向或者每一次转弯都是从一次横切(非常短)开始的,结束于下一次横切,它具有三个阶段:启动、控制和完成。当转弯是连续的一个接一个的时候,就不会有中间的横切,上一个弯完成后平滑地进入下一弯的启动阶段,它们合并形成了过渡阶段,如图3.1所示。

3.1.1 启动

在启动过程中要建立一个逐渐开始转弯所需的初始转向角度(在本章后面讨论,第45页)。

当你做出这个动作时,雪面的反作用力通过雪板令你在转弯的下一个阶段——控制阶段——

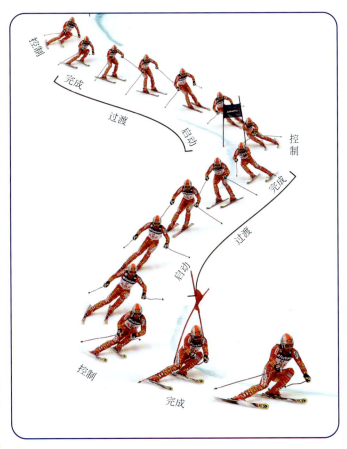

图3.1 转弯的各个阶段。过渡包含了上一个弯的完成与下一个弯的启动。滑雪者:弗朗索瓦·布尔克(Francois Bourque),加拿大。

进入一条呈弧线的路径。在启动阶段，你也会将身体的各个部分，包括雪板在内，相互对齐，这样可以在接下来的控制阶段中令你平衡在不断增大的转弯的作用力上。在启动阶段，你行进的方向并没有太多改变。当雪板真正与雪面产生相互作用的时候，启动阶段就结束了。

启动阶段是为整个转弯定调的阶段。你可能会继续在雪面上漂移，会卡在雪中，或者是轻松地入弯；你也可能是害怕、着急，或者是鼓起勇气。不同滑雪者在启动转弯的时候表现出来的精准、连贯、自信，会明确反映出他们的技术水准。

在启动阶段会发生三件事情。

① 你的平衡轴将会向下一个弯的弯内进行倾斜，并准备用外侧的雪板来应对即将到来的离心力。换句话说，相对于外侧脚，你的重心将会更加靠近新的转弯的圆心。

② 雪板接触雪的一侧的板刃发生切换（换刃）。严格来说，只有一个板刃需要切换。相对于在进入新弯之前支撑了滑雪者的板刃，另外一边的板刃将会开始工作，以便启动转弯。

③ 相对于你的动量，至少一只雪板必须开启一个转向角度。在刻滑的时候，这个角度可以小到仅仅依靠雪板的反向曲度来提供就足够了，如图3.2所示，或者枢转雪板超过40度，如图3.3所示。

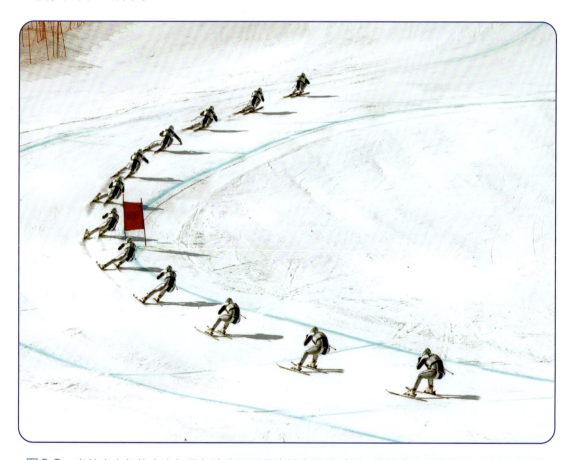

图3.2 当转弯半径的大小与滑行速度匹配得比较合适的时候，滑雪者可以仅仅通过翻转雪板的板刃来启动下一个转弯，并保持刻滑的效果。滑雪者：阿克塞·兰德·斯文达尔（Aksel Lund Svindal），挪威。

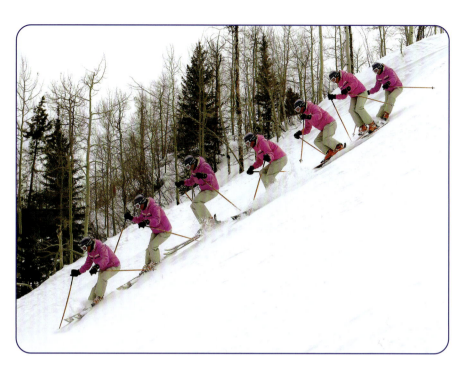

图3.3 如果希望启动一个比雪板自身的转弯半径更小的弯型,那么滑雪者可能需要枢转雪板超过40度。滑雪者:卡罗尔·莱文(Carol Levine)。

3.1.2 控制

在控制阶段,雪的作用力会令你进行转弯(图3.4)。在雪板和雪面之间巨大的侧向推力会改变你的动量的方向,同时由于雪板自转向的效果,在向前移动的同时,雪板自己也会转向。为了利用雪板的自转向的特性,你需要控制雪板前部和后部的压力分布、雪板的平台角度和立刃角度,以便获得你需要的弯型。在比较小的转弯中,尤其是在陡坡上,控制阶段所持续的时间可能会非常短。

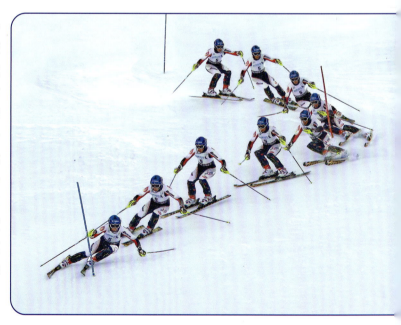

图3.4 在控制阶段,来自雪面的作用力改变了滑雪者的行进方向。如图所示,许多现代回转的转弯控制阶段所持续的时间很短暂,动作显得很激烈。滑雪者:本杰明·雷希(Benjamin Raich),奥地利。

3.1.3 完成

在完成阶段你希望的是停止现有的转弯，要么开始横切，要么开始向另外一个方向转弯。此时，两个主要的任务就是减少身体的侧倾和雪板的自转向效果。这两个任务是同时建立、互相协调的。减弱侧倾会减小雪板的立刃角度，而后者则会减弱雪板的自转向效果。减弱雪板的自转向效果会减小雪板的转向角度，后者又会在转弯的时候减弱来自雪面的侧向推力，从而不需要太多的身体侧倾来维持平衡。

在某些转弯中，简单地减小雪板的立刃角度将会令雪板变得平直一些，使滑雪者进入横切雪道的状态。在更多的动态的转弯中，为了让雪板停止转向，会将压力向板尾的方向推送，如图3.5所示。

另外一个在转弯的完成阶段中常用的技术是令雪板减速，或者是令雪板在更靠近于滑雪者身下的位置进行转动，尤其是上下两个弯需要快速衔接的时候。如果动作合理，那么可以消除滑雪者的侧倾，直接完成转弯。接着，滑雪者可以从雪板上方越过并冲向下一个弯的弯内方向，从而开始下一个弯的启动阶段。

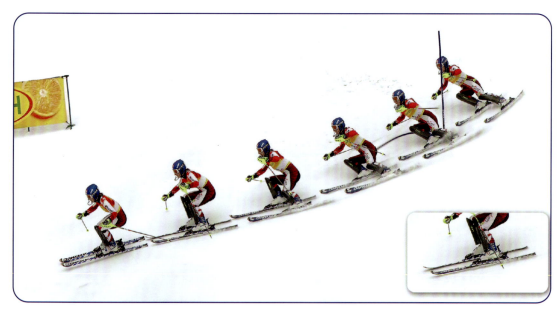

图3.5　奥地利的卡特琳·泽特尔（Kathrin Zettel）在完成这个转弯的时候将外侧板的压力从前脚掌移到脚后跟的位置，同时减小了雪板的立刃角度。这令雪板变得平直，以便她脱离当前这个转弯。

3.1.4 过渡

除非达到了一定的技术水平，否则滑雪者总会通过横切来衔接启动和完成这两个阶段。如果滑雪者在平行式转弯中消除了这个明显的横切过程，并将上一个弯的完成阶段与接下来一个弯的启动阶段平顺地衔接在一次过渡中，那么这个滑雪者就进入高手的行列了（图3.6）。因此，在本书中我们不会说某个转弯从一个横切到下一个横切，而是说从滚落线到滚落线，这样的定义更加有实际作用。你可以看到书中很多照片都通过合成一系列滑雪动作来表达这个过程。对于高水平滑雪者，过渡是不间断的一连串的运动。

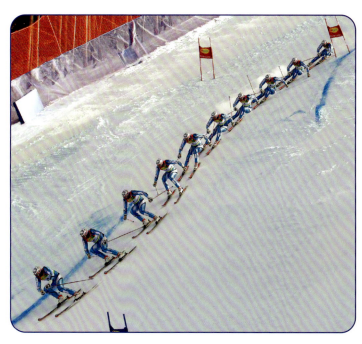

图3.6 挪威的阿克塞·兰德·斯文达尔（Aksel Lund Svindal）通过流畅而紧密的过渡将上一个转弯的完成阶段与下一个转弯的启动阶段融合在一起。

当身体从转弯中的侧向推力中被释放出来的时候，过渡就开始了。身体的动量令上半身继续沿直线移动，与你的双脚的行进方向略有不同。在这个瞬间，高水平滑雪者会感到放松，并有一种加速的错觉。在极端情况下，雪板会脱离雪面，你会感觉到脚是飞到下一个弯的外侧的，同时，身体却冲向山下的方向。当板刃再次切入雪中，获得预期的支撑力后，即开始划出下一个弯的弧线。

在过渡阶段，你的重心的移动路径与双脚的移动路径会互相交叉，这个瞬间是一个重要的时刻（图3.7）。此时，雪板本身是近乎平直的，板底平铺在雪面上，这令雪板非常容易进行枢转。如果你能精确地感知到这一时刻，那么就会非常容易转动雪板，而不需要轻身的动作刻意抬起雪板。同样的原因，这一时刻也是你通过点杖动作获得最佳转向效果的时刻（参考第7章7.3的从点杖中获得扭矩）。

图3.7 在重心移动的路径与脚部重合的瞬间，雪板变得平直。在此瞬间开始转动雪板，为下一个弯建立初始转向角度。滑雪者：罗尔·佩凯尼奥（Laure Pequegnot），法国。

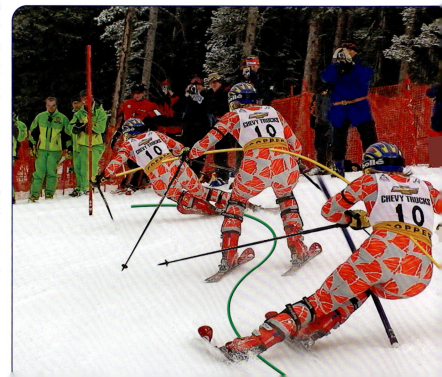

3.2 虚拟蘑菇

由于你是在雪坡上滑行，所以在每个转弯中，你和雪面之间的作用力都是不断变化的。即使是在极度平坦的雪坡上滑行，其转弯的效果也类似于滑行在雪包地形（蘑菇）上的效果。雪板板刃踩得越扎实，同时转弯半径越小，那么这种效果就越明显。比如，在平顺的雪坡上尝试刻滑急促的小弯的时候，在弯型的上半段，你会感觉到身体变轻，在弯型的下半段则会感觉到非常沉重。其原因正是因为雪板在转弯过程中所处的雪坡的坡度是不断变化的，这与你从一个雪包上滑入到下一个雪包的情景也是一致的。

在图3.8的左图中可以看到理想化转弯的两个弯型的轨迹，而在右图中则显示了雪板在弯型的对应位置上的每个瞬间所处的坡度。在开始位置，雪板横穿过滚落线，此刻的雪坡相对比较平坦；随着雪板转向，滑雪者逐渐接近滚落线，雪坡开始变得越来越陡峭；接着滑雪者滑出滚落线，雪板所处的雪坡的坡度则反过来再变得越来越平坦。图3.8右图中所示的雪板所滑过的坡度的变化曲线，与滑雪者滑过雪包的形状完全一致。

图3.9使用另外一种方法展示了同样的现象。注意，重力总是指向相同的方向。在转弯的开始部分，指向到另外一个方向的离心力非常小，令你感觉到身体变轻了。在转弯的结束部分，两股力量几乎指向同一个方向，令你感觉到身体沉重。在转弯的中间部分，这些力量是持续变化的。可以发现，这个过程非常类似你逐渐滑入两个雪包之间的沟槽，接着在转弯结束部分滑入下一个沟槽。

在一个接一个转弯中，除了上面的这个效果之外，你的身体还会在倾斜到双脚的一侧之后，再倾斜到双脚的另外一侧。这个动作会像在雪包（蘑菇）上滑行一般将你向上推动，如图3.10所示。其总体的效果，我称之为虚拟蘑菇，它在所有高水平滑行中都起着至关重要的作用。图3.11显示了世界杯小回转竞赛运动员在一个平滑的雪坡上转过两个急弯的形态，她通过收缩双腿来吸收这种虚拟蘑菇。

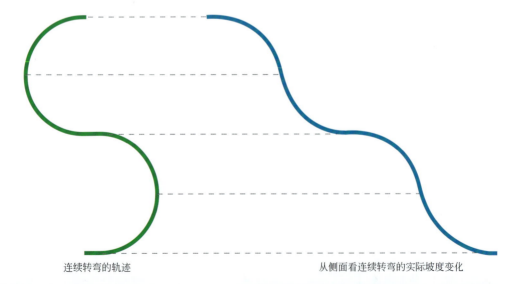

连续转弯的轨迹　　　　　　　　从侧面看连续转弯的实际坡度变化

图3.8　当滑雪者从一个非常平顺的雪坡上连续转弯滑下的时候，实际坡度数值是不断改变的，与滑雪者滑越雪包的时候是一致的。

第3章 解密转弯101 041

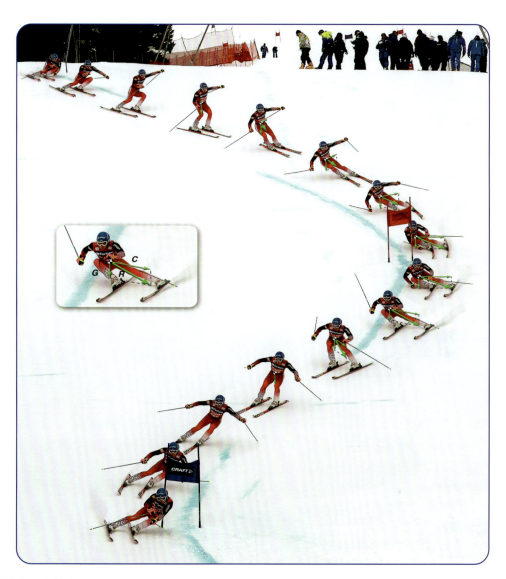

图3.9 在转弯过程中，重力和离心力是相互作用的，使得滑雪者在启动阶段感觉身体更轻，在完成阶段感觉身体更重，就像在蘑菇中滑行一般。滑雪者：本杰明·雷希（Benjamin Raich），奥地利。

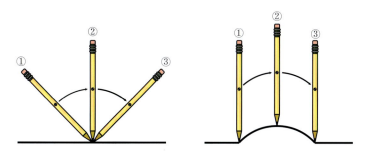

图3.10 滑雪者从一个转弯滑到下一个转弯中倾斜度会不断变化，就像图中所示的铅笔，铅笔的重心经历了从低到高，再从高到低的变化。这与它越过一个蘑菇地形的状态是一样的。图3.11和图6.20（第104页）都清晰地显示了这种效果。

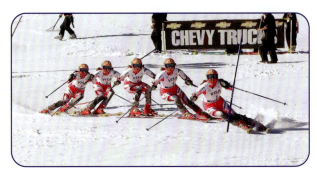

图3.11 克罗地亚的加尼卡·科斯泰里奇（Janica Kostelic）在转弯中屈曲了膝盖和腰部，但她的上身还是因为滑过虚拟蘑菇的原因略微有点上升。在很平整的雪坡上，动态转弯具有与滑行于蘑菇中相同的效果。在第44页中有Janica Kostelic滑行的其他照片。

假设她在雪包之间滑行，那么在转弯的中间阶段会尽力地伸展，在转换阶段则会尽量屈曲。在从上一个弯结束的位置启动下一个弯的时候，虚拟蘑菇的效果会比进行一段横切来得更容易。在感觉疲劳的时候，或者希望放松地随便滑滑的时候，有经验的滑雪者会使用这个方法来降低滑行的强度。对于世界顶级的竞赛选手，这个效果具有令人难以置信的巨大潜力。在第6章和第9章中会讲解利用和控制这种虚拟蘑菇的方法。

3.3 转弯的类型

下面，我想有意地将事情简化一下。我们说这里有三种转弯类型：侧滑转弯、点刹转弯和刻滑转弯。这是理想化的归纳总结，在现实中，它们很少以极度纯粹的形式发生。尽管如此，大多数转弯都是由这三种基本类型中的一种或另一种的特征所主导。在实践中，很少的转弯是完美的刻滑形式。多数转弯在完成阶段会有一些点刹的动作，或者是，尽管滑雪者试图尽可能完美地进行刻滑，但在控制阶段还是会有一些侧滑的现象。因此，当我们在思考刻滑、侧滑和点刹转弯的时候，请记着，在每一次转弯中它们多少都会有一点重叠在一起的效果。

3.3.1 侧滑转弯

在雪板向前行进时，雪板横摆，就会形成一个侧滑转弯。这就像在泥土路上开赛车时做出的转弯动作。如第2章所述，侧滑具有漂移的特征，它令雪板在行进的时候自己开始转向。

在横切平面上，雪板中部切入雪面，它与滑雪者的动量形成一个转向角度。雪面提供的反作用力令雪板转弯，或者令滑雪者减速（图3.12）。其中，垂直于滑雪者动量的那个分力是令滑雪者转弯的分力。

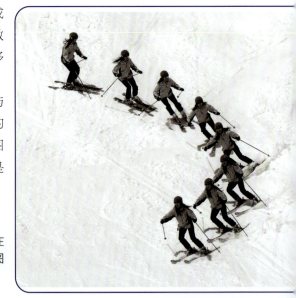

图3.12 侧滑转弯（会呈现为大幅度地搓雪）。在控制阶段，雪板呈现一个比较大的转向角度。请与图3.13中雪板的转向角度作比较。

在转弯中，侧滑得越多（搓雪越多），转弯效率越低，滑雪者的速度和动量也减少得越快。由于雪板横摆，并以一定角度撞击到雪面上，板头等部分无法吸收不规则雪面所带来的震动，会形成不太流畅的转弯。

除了动作比较容易做出来之外，侧滑转弯也是控制速度的方式之一，这也是为什么许多滑雪者都依赖这个动作进行转弯的原因，尽管他们踩着本来是设计用于刻滑的现代雪板。但这也并不表示侧滑就是绝对不好的动作。所有的滑雪者，包括世界最顶尖的，都会经常做这个动作。尽管在现代大头板颇为流行之后，侧滑或多或少有一些负面评价，但是有目的的、巧妙的侧滑是与刻滑一样重要的技术。

3.3.2 刻滑转弯

在一个完美的刻滑转弯中，雪板切入雪面之中，绝不会发生侧向横摆的移动（图3.13）。这种转弯也常见于自行车、滑板和滑冰的动作中。在第2章中我们讲过，当雪板呈现完美刻滑的时候，它仅仅在矢状平面上具有一个很小的转向角度，同时，在雪面反馈给滑雪者的作用力中并没有导致减速的分力。在转弯的每个点上，全部力量都是垂直于滑雪者的行进方向的。刻滑转弯效率高、滑行稳定，这两个特性是很吸引人的。一旦你抓住了这种感觉，很可能会非常上瘾。但是在现实世界中可以观察到，我们做的所有转弯都多少会有减速的成分。因此，我们所说的刻滑与侧滑的转弯，它们之间的区别并不是绝对的。

在20世纪90年代后期之前，大头板还没有广泛流行，真正的刻滑并不常见。近年来，雪板性能得到了极大的改善，这使得刻滑变成越来越多的滑雪者可以完成的任务，这为滑雪运动增添了显著的活力。但是，众多滑雪者的大多数转弯仍然有着明显的侧滑。

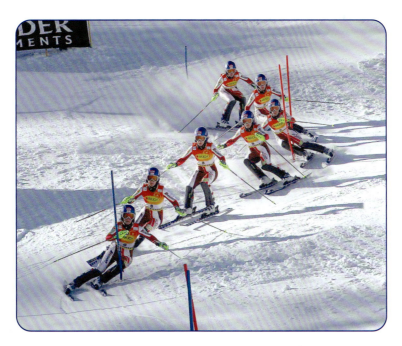

图3.13　顶级的竞赛选手通过其刻滑能力凸显他们的水平，他们大多数的转弯都几乎看不出侧滑的痕迹。滑雪者：卡特琳·泽特尔（Kathrin Zettel），奥地利。

加尼卡·科斯泰里奇（Janica Kostelic）

　　加尼卡·科斯泰里奇是一位已退役的滑雪运动员。无论是女子还是男子，无论是在哪个历史时期，她都称得上是最棒的滑雪者之一。她荣获过三次年度世界杯总冠军、三次回转赛冠军、六块奥运会奖牌（其中四块是金牌，历史上女子最多）以及五块世界锦标赛金牌。科斯泰里奇是赢得了全部五项世界杯赛事冠军的三名女子选手之一，也保持着单一赛季世界杯最高积分的记录。尽管她曾多次因伤休养，但仍然取得了这样的骄人战绩。在职业生涯中，她真正的竞争对手只有瑞典的优秀滑雪运动员安尼娅·帕尔森（Anja Paerson）。

　　科斯泰里奇具有非常优秀的技术，这令她可以在不冒过多风险的情况下赢得比赛的胜利。这种技术使她不仅成为其他富有雄心的竞赛对手的榜样，也是所有滑雪者的楷模。科斯泰里奇完美地适应了大头板的新世界，这也许是她从小就没有通过滑雪协会传统的训练计划来发展的缘故。实际上，她和她的哥哥艾维卡（Ivica）都是被她的父亲在克罗地亚培养起来的，她的哥哥同样也是一位杰出的世界杯运动员。

　　科斯泰里奇最强的技术优势是：她能够通过完美的屈曲动作在过渡阶段中继续保持与雪的接触，从而可以在入弯的时候尽早建立对板刃的压力。她也非常清楚何时以及如何利用她的内侧雪板来获得最大的优势。她的技术能力，加上她对路线的精确判断，使她能够始终保持干净利落的滑行，而无需被迫恢复失衡的姿态，或者是被迫临时调整路线。在2000年到2001年赛季中，她赢得了连续七站世界杯回转赛的胜利就是对此最有力的证明。

　　在职业生涯的晚期，加尼卡·科斯泰里奇饱受慢性腰痛的困扰，但她仍然一次接一次地赢得比赛。她精湛的技艺令人印象深刻，且有一点让我极为赞赏：她总是在赛后露出笑容！

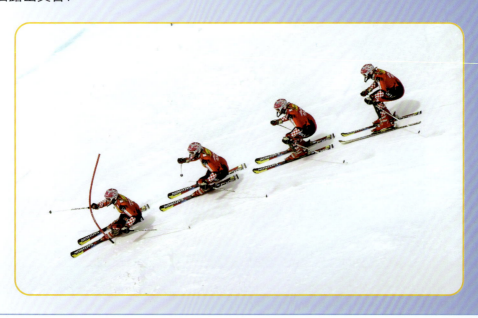

3.3.3 点刹转弯

在点刹转弯中，滑雪者要在转弯完成阶段做一种急剧立刃的动作，雪板的转向角度也要比较大。这样，雪板会明显减速，而滑雪者身体所携带的动量则越过双脚上方进入下一个弯，接着，身体再次带着雪板移动（图3.14）。如果你见过一个金属彩虹圈（Slinky toy）自行一个接一个地翻跳下台阶的过程，那么就能把握点刹转弯的意思了。

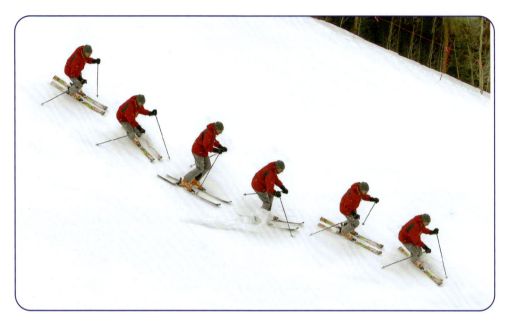

图3.14　点刹转弯的本质是一系列连续短促的立刃刹车动作。它也许会是在刻滑中的刹车，但是是非常短暂的。滑雪者：Ron LeMaster。
感谢鲍勃·巴恩斯（Bob Barnes）提供照片！

在陡峭的雪坡上，速度的控制是首要的，此时，高水平滑雪者会使用一系列动作，形式很类似于小回转。点刹转弯的节奏就像是你的左右脚交替不停地蹦下一个接一个的台阶，类似玩具金属彩虹圈下台阶的节奏。

在立刃点刹的时刻，雪板几乎停止了移动。接着，髋关节和膝关节周围的伸肌——主要是大腿和臀部的肌肉——收缩，令滑雪者重心的移动也减缓下来。尽管看上去雪板侧滑得不多，但立刃刹车而产生的雪面反作用力中的绝大部分会用来减速。滑雪者失去的动量则会转移给地球本身。

3.4　初始转向角度

在第2章的表2.1中，你可以看到典型的现代雪板在不同的立刃角度下的刻滑转弯半径。一位技术非常熟练的滑雪者可以达到45度的立刃角度。而真正技艺精湛的专家级别滑雪者则可以在特定情况下维持住60度左右的立刃角度。相比之下，更高的立刃角度完全是属于竞赛运动员的领域。一位技术很过硬的滑雪者踩着一副全山域雪板，刻滑的转弯半径能达到12米。如果使用专用的竞技板，转弯半径则可以小到8.5米。

这些都是半径相当大的弯了，比许多滑雪者日常滑行的弯都大。在图3.15（a）中，通过大理石球在碗壁上转动的模型表示了这样类型的转弯。在这种情况下，我们有两个碗（上下排列），其大小正好对应于雪板刻滑的半径。如果两个碗摆放的位置非常合适，那么大理石球将不会遇到一个大于碗壁曲线形成的无穷小角度的转向角度。这就出现了一个与雪板刻滑半径完美对应的连续两个转弯的模型。

3.4.1 转弯中的部分刻滑

如我之前所讲，即使滑雪者踩着腰线弧度非常明显的雪板，他们很多时候还是希望滑出一个比刻滑转弯半径更小的弯。通过下面描述的部分刻滑技术，我们可以在只有很少或者没有侧滑的状态下完成这样的转弯。

图3.15（b）表示了大理石球需要更快地改变方向的情况，此时不能完全依靠碗壁固有的曲线。每次大理石球离开第一个碗的时候，如果它以一个角度接触到下一个碗的碗壁，那么就会受到一个来自碗的反作用力，这个力会减少大理石球的动量。当大理石球开始沿着第二个碗的碗壁开始滚动的瞬间，它又立即处于刻滑的状态了，从转弯的这个时间点开始，就又没有任何动量的损失了。

第二种情况为我们带来了一个理想化的描述，说明如何使部分地刻滑转弯的半径小于雪板的自然转弯半径。首先，你要在横切平面上转动雪板，建立一个初始的转向角度，接着雪板就会在其转弯半径范围之内继续滑出新的弧线。事实上，无论是滑雪爱好者还是世界杯运动员，他们的许多刻滑转弯都是这样完成的。

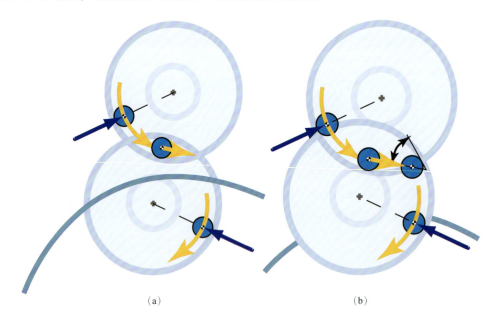

(a)　　　　　　　　　　　(b)

图3.15　（a）当两个碗上下摆放的位置合适的时候，大理石球可以完美地连接上两个碗的弧线。如果雪板也想实现完美连接在一起的两个刻滑转弯，也是同样的道理：在相应的速度下，转弯的弯型必须匹配雪板的刻滑半径。（b）与图3.15（a）相比，如果两个碗的距离更接近，大理石球将会以一定角度撞在第二个碗的碗壁上。此时，通过摆动雪板，建立一个初始转弯角度，令其匹配大理石球撞到第二个碗的碗壁上的角度。这样，就可以实现一次部分刻滑转弯，其半径也小于雪板的刻滑半径。

注意，在这里最重要的不是雪板和滚落线之间的角度，而是雪板与你的行进方向（也就是你的动量）之间的角度。比如在比较缓的横切中，在抵达滚落线之前，你就可以建立需要的转向角度，获得足够的转向作用力。但是如果正在滑行小弯（弯型相对更紧密地包裹着滚落线），那么在雪板抵达、甚至超过滚落线之后，真正的转向才会发生。

在各种滑雪教学系统中，如何建立初始转向角度都是一个关键要素。最初，以八字姿势滑行的时候，每个雪板都会具有一个转向角度（图3.16）。如果想启动转弯，只需要令某个雪板具备更大的转向的优势即可。比如可以将重力转移到这个雪板上，或者扭转该雪板，令其转向角度大于另外一只雪板。

随着滑雪者的技术逐渐提高，他们会学习到更多的方法，其中有些是很精巧的，以引导两只雪板平行地启动一个初始转向角度。他们的目标是相同的：在雪板中部形成一个转向角度，获得来自雪面的侧向推力，将滑雪者推进他们想要的转弯中。

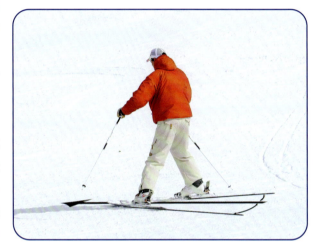

图3.16　以八字姿势滑行时，每个雪板都会具有一个转向角度。

3.4.2　初始转向角度的大小

针对一次转弯，到底需要多大的初始转向角度呢？这取决于该转弯的具体情况，以及你是否希望尽可能地刻滑。转弯越急促，就需要越大的转向角度。较小的初始转向角度可以逐渐积累来自雪面的力量，平滑地入弯，但是这对于小弯，尤其是陡坡，却不太合适。较大的初始转向角度则会带来急剧的反作用力的积累。我们之前讲过，当转向角度超过一个临界点后，其效果更多是控制速度，对改变方向的作用将会减少。

在每一个转弯中，从转弯的开始到结束，雪板都跟随板刃，这时可以没有初始转向角度，或者角度很小。这种滑行动作适合在宽阔平坦的机压雪道上进行，通常你不需要在某个指定位置进行转弯，现在的雪场中，这样经过平整处理的雪道也越来越多。但是，在更富有挑战性的地形上，你将会需要更大的初始转向角度，有时是必需的，比如在陡坡上滑小弯。在某些极为陡峭的狭窄通道中，滑雪者经常是先将雪板横摆180度，然后才会将板刃切入到雪面中。

部分刻滑转弯是在硬雪面上完成高水平滑行的必要技术。当前，在世界杯回转和大回转比赛中，滑雪者的策略是在转弯中尽早地开始刻滑。在这两种比赛的路线上也有一些紧紧绕着滚落线进行转弯的阶段（图3.17和图3.18）。

那么，在某个转弯之前，到底需要多大的初始转向角度呢？其判断方法很类似于射箭的瞄准方式。在瞄准的时候，射手不会将箭头直接对准靶心。由于箭在从弓到靶心的飞行中会划过一条弧线，所以射手会将箭头对准这条弧线与弓相交的位置（图3.19）。

图3.17 在这个转弯中，马里奥·马特（Mario Matt）摆动雪板形成了大约40度的初始转向角度，在滚落线之前一点点开始了刻滑。更多有关马里奥·马特（Mario Matt）的滑行动作请参考第154页。

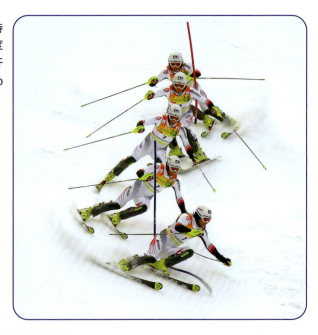

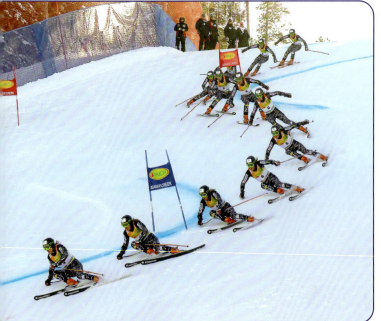

图3.18 在大回转比赛的一处陡坡路线中，美国的泰德·里格蒂（Ted Ligety）利用很大的初始转向角度完成了一个几乎50度的急弯。直到他几乎进入到滚落线中，雪板才切入雪面获得足够的支撑力。更多有关泰德·里格蒂（Ted Ligety）的滑行动作请参考第134页。

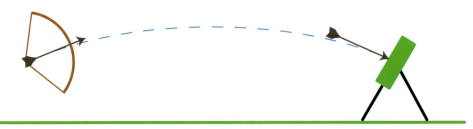

图3.19 虚线是箭头飞行射中靶心所必须遵循的抛物线。为了准确瞄准，射手要将箭头向上对着该曲线的切线方向。

滑雪者面临的问题与射手类似，顶级的竞赛运动员还会发展出自己的瞄准方法。当前的转弯在何处结束？下一个弯的方向是哪里？应该滑向哪里？运动员都会对这些信息进行预判［图3.20（a）］。由于对自己能够滑出多么急促的刻滑弯型有一定的经验，所以运动员实际上可以看到雪面上将会划出的痕迹——他们会从转弯结束的位置向山上方向往回倒算［图3.20（b）］。接着，他们会转动雪板，直到雪板与即将进行滑行的弧线对齐，也就是建立了初始转向角度。然后，板刃切入雪面，获得支撑力，刻滑，直至到达转弯完成阶段［图3.20（c）］。

雪坡地形的变化是线路选择变得复杂的重要原因。在一段下山的滑行中，雪板的立刃角度在开始阶段是最小的，然后逐渐增大，直到转弯完成（图3.21）。由于雪板立刃角度决定了雪板的刻滑半径，因此在转弯的过程中，转弯半径也会自然地逐渐减小。雪坡越陡峭，这种影响就越明显。在理论上，该影响可以被略微减弱一些，比如在入弯的时候将压力推向雪板前部，在出弯的时候将压力回撤。但在事实上，在地形变化丰富的雪坡上是很难保持住完美的转弯弧线的。

了解一下雪板或者弓箭划出一道弧线的原理，可以让我们对雪板的运动机制越来越敏感。对于射箭来说，箭头飞过的弧线受到弓的拉力、飞行距离、风力等因素的影响。同样道理，滑行本身也受限于多种因素，包括雪板形状、硬度和构造，还有转弯半径的大小、滑雪者的速

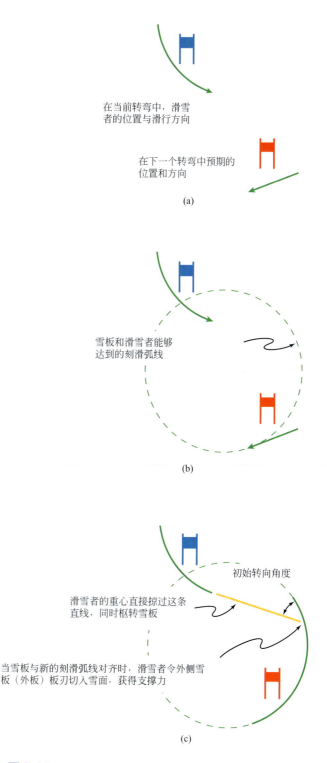

图3.20 （a）在刻滑转弯的启动阶段，首先判断这个转弯完成的位置，以及在那个时刻的行进方向。（b）滑雪者在脑海中勾勒出雪板可以刻滑到转弯完成位置的一条弧线路径。（c）滑雪者枢转雪板，令雪板与这条能够完成刻滑的弧线对齐，然后刻滑到转弯完成的位置。

度、雪坡地形以及雪质雪况等。

许多滑雪者习惯通过一个很大的转向角度来开始一次转弯。他们将雪板仓促地横摆过来后再进入转弯，这将导致几乎不受控制的、严重的侧滑。在启动阶段对雪板过度地转向后，很难顺畅地在雪上滑过，实际上更多是在刮擦雪面。但遗憾的是，大多数滑雪者从来没有意识到他们需要将雪板匹配到一条圆润而平滑的弧线上。而那些坚守在陡坡和蘑菇地形中的滑雪者更倾向于只学习枢转和侧滑的技术。实际上，如果在平坦的中等坡度上练习各种速度、各种大小的转弯，会对于获得更全面的滑雪技术带来至关重要的影响。我经常会找一些平整的缓坡，练习低速、清晰的刻滑转弯。这个练习对于提高平衡能力、控制能力和雪感很有益处。

在许多转弯中，为了以合适的速度通过预定的路线，受控的侧滑是必须做出的一种技术动作。然而，侧滑的程度也是可以被减弱的，这通常会使转弯更平滑、更受控制、更有趣。按道理说，侧滑对于滑雪者来说是更自然的动作，而刻滑的技能则需要认真地学习和练习。

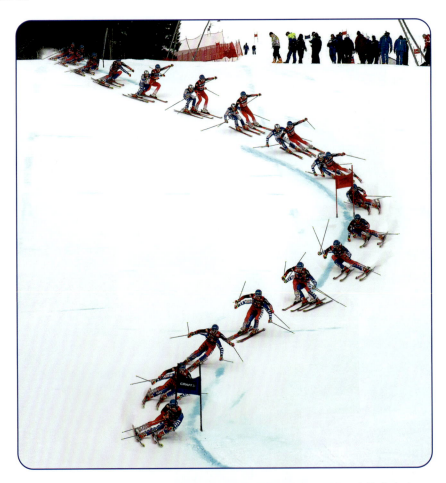

图3.21　在赛道的第二阶段中，成绩位于第一名和第二名的马西米利亚诺·布拉多内（Massimiliano Blardone）和本杰明·雷希（Benjamin Raich）相差仅仅为七分之一秒。在这个转弯中，他们分别选择了稍微不同的滑行路线，但雪板又具有相同的初始转向角度。请注意，因为他们的转弯半径和速度几乎相同，所以侧倾角度也是相同的。

第二篇

技术：
控制自己与雪的相互作用

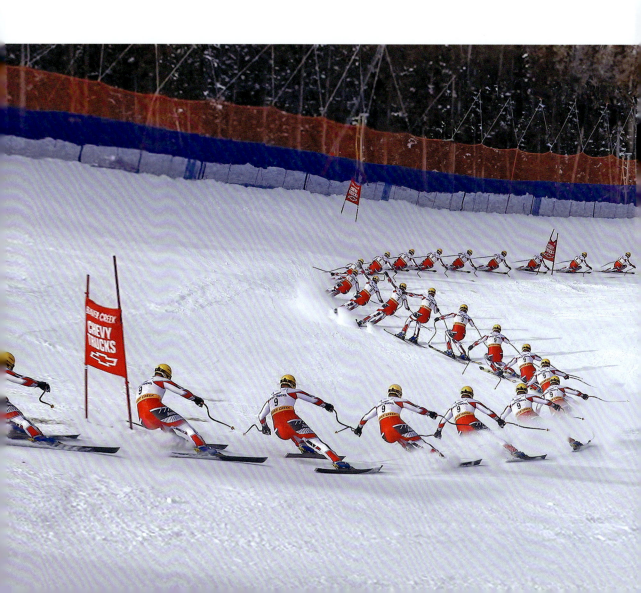

很多滑雪者都有这样一种观念：通过严谨的、既定顺序的动作即可完成正确的转弯，遵循这个模型就可以实现完美的滑行。在某种程度上，可以称他们是懂得滑雪的人，因为他们知道如何做出各种基本动作。但是，他们只是将这些技术教条地强加在实际滑行中。就如同某人知道慢四步交际舞的步法，于是就一成不变地跳下去。

一个真正优秀的滑雪者则会在瞬间混合、匹配和变化他们所掌握的各个动作，实时地对应雪况、雪质、地形、改变方向的实际要求以及他们自身从滑行中想获得的感觉。当优秀的滑雪者滑下山的时候，他们仿佛在触摸感受着雪山的每一寸肌肤。当他们滑过我们身旁的时候，他们的快乐让我们感同身受。

成为一名优秀滑雪者的好方法是学会将这些基本动作隔离开来。当你能够清晰独立地做出一个动作而不混杂另外一个动作的时候，你就能够超越教条的滑行模型了。

这些动作之所以非常基础，是因为它们控制着雪板与雪面之间、我们与雪板之间、我们身体各个部分之间的最基本的相互作用。比如，在相对于雪板进行前后移动的时候，我们在维持着前后的稳定，控制着力量的分布，并控制在雪板长度方向上的压力。当我们倾斜雪板进行立刃，或者平放雪板的时候，是在控制着雪板的抓雪能力。从技术上讲，这些滑行中的基本动作控制着雪面施加给我们的反作用力的大小和方向，也控制着我们自己的身体以便取得适当的平衡。

在这个部分的若干章节中我们会讨论这些基本动作。我将它们分为以下五类。

■ 前与后的动作：这些动作控制着在雪板长度方向上滑雪者平衡轴的位置，影响着在雪板前部和后部的力量分布，进而影响雪板转弯的行为和滑雪者的稳定性。

■ 上与下的动作：这些动作控制沿着滑雪者平衡轴的滑雪者重心与雪板之间的距离，影响着雪面施加给滑雪者的力量的总和。

■ 旋转雪板的动作：这些动作控制雪板与滑雪者行进方向的角度——也就是在横切平面上雪板整体的转向角度。

■ 立刃的动作：这些动作控制着雪板板刃与来自雪面的作用力的角度——也就是雪板的平台角度，该角度决定了雪板是否能够被踩稳。它们也控制着髋部、膝部和脚踝与这个力量的对齐，并通过精细地调整雪板的立刃角度来调整雪板的刻滑半径。

■ 侧向平衡的动作：这些动作控制着滑雪者倾向弯内的程度，影响着转弯和减速的平衡以及雪板的立刃角度，它们是连接一个一个转弯的关键。

在滑行中身体的姿态——包括你的四肢和关节的对齐以及驱动它们的肌肉——决定了在应对受力、保持平衡的过程中做出这些基本动作的难易程度。在第4章中将会讨论这个重要的主题。

考虑到这么多的滑雪技术都是关于如何控制雪板、如何在雪板上做出平衡的，而我们是通过雪鞋将身体与雪板连接在一起，所以，雪鞋对于这些技术的运用与发挥的作用极大。为此，我们专门用一个章节来讲解雪鞋的使用与调整方法。

一位优秀的滑雪教练或指导员教授了你什么，与他们是如何教授的，这是两件不同的事情。第一个是技术，第二个则是教学方法。假设你希望某个滑雪者在入弯的时候更早地立刃，那么他的动作应该是将外侧腿膝盖向弯内进行旋转，同时弯曲外侧脚踝，将压力推向外侧雪板的前部，这说的是技术。你也可以简单地说："将你的膝盖指向弯内。"这就是教学方法。对于大多数滑雪者来说，后者比在雪坡上背诵技术细节更有益于技术的提高。

优秀的教学来源于优秀的教学方法。通晓这些方法为什么是有效的，它们是如何执行的，则是建立在对技术的理解之上的。对技术的理解将有助于你应用从其他人那里学来的教学方法，包括本书中的，并帮助你发展自己的教学方法。因此，在本书下面的几个章节中，你通过以下线索就可以分辨出我提出来的是技术，还是方法：当我谈及进行某个练习，或者你在执行某个动作时可能会有的感觉时，这就是在讨论方法。对某个动作的详细描述，则通常就是对技术的描述。

在你阅读完这部分章节，并把对其中信息和图像的理解应用到在雪坡上的实际滑行时，请注意以下细节。

■ 相比自己最好的状态，你很可能要滑得差一些。人们很少能将新的事情做得与自己熟悉的那些一样的好，更何况自己熟悉的事情还不见得是做得最拿手的。尝试新事物，处理这些还没有得心应手的事情，请做好心理准备：你可能会有一段时间觉得不协调和不舒服。

■ 夸张。一个新动作，或者姿态的改变，初期会带来非常夸张的感觉。而且，如果某些尝试不做得过头一些，那么你很可能也无法判断做到什么地步才算是合适的。

■ 简化训练环境。在相对容易的地形和雪况下练习技能，这样可以更加专注。

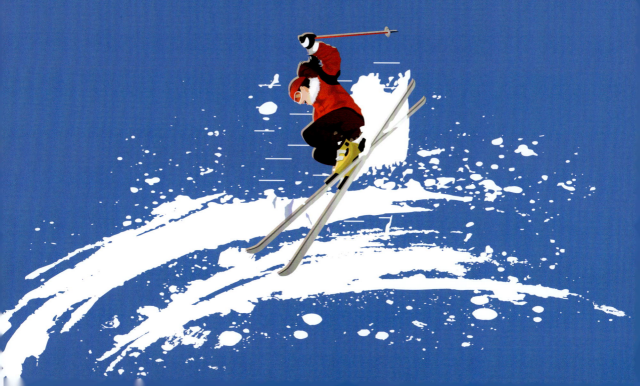

第 4 章

对齐和站姿

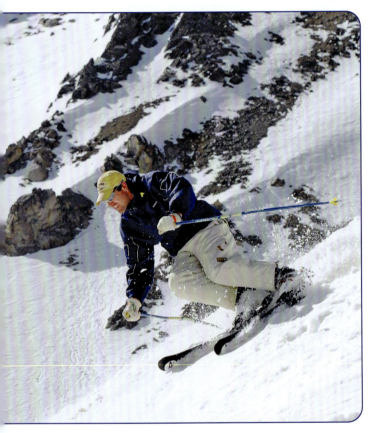

图 4.1 每个人在滑行的时候都有自己的特征，有经验的教练能立刻识别出来。这种个人的特点反映出滑雪者在滑行时的舒适程度，他是如何与雪况和地形相适应的，是否能够按照自己的意愿滑行，以及应对意外情况的能力。我们借助一个词来描述这些个人技术细节的总体状态，以及它们是如何组合在一起的：站姿。当我们评估某个滑雪者的站姿时，着重观察的是滑雪者身体各个关键部位的对齐，以及滑行中的各种受力情况。滑雪者：大卫·奥利弗（David N. Oliver）。

近年来，滑雪板的复杂化增加了在转弯中滑雪者要处理的作用力。这意味着适当的对齐与站姿比以往任何时候都来得更加重要。在抬起重物时，身体的对齐（身体各个部位之间的相互位置）有安全和不安全的方式，同样，在滑雪时也有安全和不安全的对齐方式。每当你以运动员姿态站立的时候，就需要依靠某些肌肉来防止身体过度蜷缩。当你从地面上抬起重物的时候，你需要弯曲膝盖，而不是腰部，因为弯曲膝盖可以利用大腿与臀部的肌肉来负担重量，而此时弯曲腰部则会给后背的肌肉带来伤害。在滑雪中也是这样的，有效的姿态来源于肌肉和骨骼的最佳对齐方式。有效的姿态能够平衡滑行中的作用力，方便滑雪者在各种地形与雪况中都能做出有力的、有弹性的和高效的转弯（图 4.1）。

身体各个部位的对齐影响着滑雪者的移动范围，当然，也影响在完成各种动作（在本章稍后会进行讲述）时的准确平衡和控制雪板板刃的能力。

4.1　一般的对齐与站姿的原则

一些生物力学原理将有助于我们了解哪些因素带来了良好的对齐和站姿。它们为本章中每个主题的内容奠定了基础，同样也支撑着本书所涉及的每一种技术内容。单就这些原理而言，它们是优秀滑行的基本原则。

（1）**对齐的参照物是平衡轴**　当我们说平衡在滑行中所受到的作用力上，这表示平衡的动作是对应于平衡轴（在第1章做了定义）的。在与平衡轴有关的作用力中，虽然重力也扮演一定的角色，但它仅仅是其中的一个作用力，因此，在研究对齐的时候，我们不考虑使用绝对垂直于大地的直线。

（2）**身体的每个部位都会平衡在它下方的部位上**　你的躯干平衡在你的股骨头上。你的躯干、臀部和大腿平衡在你的膝盖之上。你的脚踝以上的躯干、臀部和腿部平衡在你脚踝和脚部上。当在硬雪面上转弯的时候，身体的大部分重量是平衡在一侧的腿、膝盖和脚踝上的。根据你的对齐方式，在每个主要关节处都要调用不同的肌肉来进行支撑和平衡其上方的身体部位。良好的对齐方式会调用最强和最佳的肌肉。

（3）**上下身必须独立工作**　下半身（腿部和脚部）与上半身（从髋部向上的部分）起着明显不同的作用。你使用双腿滑雪，而上半身则要保持平衡。平均而言，上半身占大约65％的体重，腿和脚占大约35％。从正前方观看一个滑雪者，其重心大致位于髋部的上方。因此，上半身的任何微小动作都会对滑雪者的平衡和力量分布，包括对雪板的压力产生非常大的影响。这就是为什么最优秀的滑雪者会保持他们上身稳定的原因。他们将躯干对准雪板需要承受力量部分的上方，同时，不过多地移动躯干的位置。如果他们希望在外侧雪板上施加更多的力量，那么上半身就对着那只雪板。如果希望在两只雪板上平均分布压力，那么就将上半身对着雪板中间的位置。

最优秀的滑雪者都是使用腿部控制雪板（腿部的关节具有很大的灵活度），并维持雪板在重量更大的、稳定的上半身的下面，双腿旋转雪板、控制雪板的立刃，并调整雪板相对于滑雪者重心位置的前后位置。

（4）**双腿必须各自独立工作**　竞赛运动员都知道，最好的滑雪技术是独立地使用双腿的，如同高性能跑车的每个轮子上的独立悬架一样，每条腿必须以各自独立的方式响应雪面形状的变化。在转弯的时候，你会将力量施加到一只脚踝的雪板内刃上，和另一只脚踝的雪板外刃上，而身体的倾斜则需要你的内腿比外腿弯曲得更多。对于姿态上的任何一个细节，如果妨碍了双腿能够独立运作，都会对你的滑行带来不利影响。

（5）**髋部必须稳定，控制良好**　一些最好的教学方法都非常关注髋部："在转弯的时候将髋部向前挪。""稳住你的髋部。""保持髋部在你的脚的前面一点。"因为髋部在左右和垂直方向上都正好位于身体的中心，所以，在滑行中髋部的作用非常重要。上身和下身相接的部分就是髋部，如果想让上身和下身独立运作，髋部周围的肌肉必须以协调的方式不断收缩和放松，在适应外部作用力变化的同时调整平衡，控制雪板。这些肌肉支撑和平衡着股骨头以上的上半身的重量。身体中间部位的对齐实际上与髋部在矢状平面、冠状平面和横切平面上的位置关系极为密切，有了正确的对齐，才能利用好最强壮、最有效率的肌肉群。

髋部非常靠近身体重心。实际上，每个人都能够让身体的多个部位以髋部为基点做出各种动作。但是，如果髋部做不规律的移动，那么整个身体，连带重心，也都会以不规律的方式移动。注意，请不要将髋部和重心混淆，重心决定了平衡的站姿，但髋部没有这个作用。

大腿股骨与骨盆是依靠髋关节联系在一起的，髋关节是一种球窝关节，在滑雪的时候，这里会产生大量的运动，其中一些运动是由身体上最大的肌肉群控制的。由于这个关节具有三维的灵活度和范围，使其具备了极大的适应性，它可以完成很多不同的动作，令你做出各种不同的姿势，但需要注意的是，其中只有一部分是最合适的。因此，髋部相对于双腿和上半身的对齐在滑雪技术中是极为重要的，这也是本章的重要主题之一。

（6）你必须能够从中性站姿开始下一步的行动和反应　滑雪者可以通过观看其他运动的运动员学到很多关于姿态的知识。对于滑雪者的中性而自然的站姿，一名正在防守对方即将发动进攻的橄榄球线卫就是一个非常好的例子，此时的线卫需要处在一种随时可以向任何方向做出快速而有力的移动的姿态，并能够在被外力冲击下维持住身体的平衡。在这个站姿下，所有的主要关节都是放松的。双手位于相同的高度，大概在髋部和肩部之间的位置。运动员的平衡是在前脚掌上。身体自然弯曲——站姿通常比较窄一些，平衡上，稍微靠后一丁点——这对于一个滑雪者，通常就是中性的站姿。

滑雪的每个动作都有其自己的范围，比如，滑雪者垂直方向的运动可以从身体完全的竖直到很低的蜷缩状态。每个动作的范围中，都有一个我们可以认为是中性的点：在这个位置上，滑雪者可以从容地向某个方向移动，或者是向反方向移动。所有这些中性的点的集合就定义了一个滑雪者整体的中性站姿，或者说是最自然的站姿。

好的滑雪者在滑行中会不断地越过各个动作的中性位置，但他们不会在这个中性位置停留盘桓太久。而且，在某些动态滑行的转弯中，所有动作也恰好会在同一时刻处在各自的中性点上。

4.2　在矢状平面上的对齐

当你上下或者前后移动的时候，你的关节是在矢状平面的维度上进行屈曲和伸展（图4.2）。因此，在这里讨论的对齐的各个细节大多数都是针对在这个维度上的，包括你的移动和平衡的能力以及它们的方向和范围。

4.2.1　重心

我们经常要求平衡在你的脚上，或者将重心放在你的脚上。说起来很简单，但实际做起来却不那么容易。问题的核心在于，在脚上是什么意思？这并不意味着重心和脚的连线必须是沿着重力方向的，而是说它们必须是对齐在平衡轴上的（第1章中定义了平衡轴，见图1.17和图1.18）。回想一下，平衡轴是穿过你的重心并垂直于雪板底部的，它很少会与重力方向直接对齐（见图1.8）。所以，当一个教练说你应该平衡在你的脚上的时候，他说的意思是在矢状平面上看，平衡轴穿过你的前脚掌与脚弓之间的某个位置。

这是前后平衡的基本规则，它意味着髋部和肩膀会呈现一种有趣的关系。要处于屈

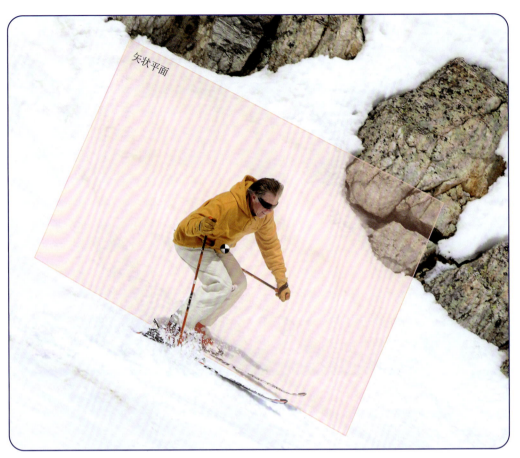

图4.2 在矢状平面上观看滑雪者。滑雪者：杰里·伯格（Jerry Berg）。

曲的运动姿态，你的肩膀必须比髋部更靠前一些。此外，你的肩膀比你的重心靠前一些，而你的髋部则在重心的后面。除非你站得很高，否则，相对于平衡轴——这是对齐所必需的参照系，你的肩膀将会在脚的前面，髋部会在脚后面。因此，在实际教学中总会听到别人说："保持髋部在脚的上方"。这是一个有效的教学方法，但从技术上讲却是不准确的说法，参考图4.3中林赛·沃恩（Lindsey Vonn）的动作，以及图4.4中阿克塞·兰德·斯文达尔（Aksel Lund Svindal）的动作。

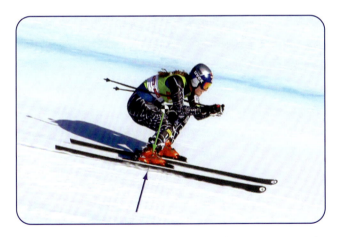

图4.3 照片中美国的林赛·沃恩（Lindsey Vonn）是近年来世界上最优秀的女子滑雪运动员，她在113千米/小时的速度下保持着完美的平衡。根据平衡轴的位置，她的重心在脚的前方。请注意，此时她的髋部在脚部后方，肩膀在脚部的前方。第103页有林赛·沃恩更多的动作照片。

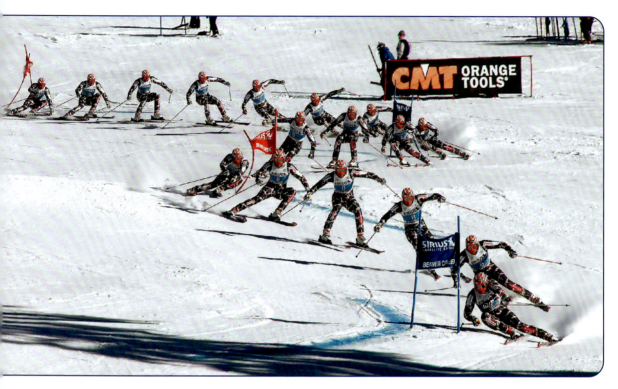

图 4.4　阿克塞·兰德·斯文达尔（Aksel Lund Svindal）在漂亮的刻滑转弯中保持着出色的平衡。当他屈曲的时候，髋部向后移动，但肩部则是向前的，保持他的重心仍然处在正确的位置：在他的脚的上方。

4.2.2　小腿的角度

在矢状平面上，滑雪者小腿的角度对于控制前后平衡的作用比身体的其他部分的都要大。小腿角度的改变，相较于腰部向前弯的角度，对重心前后移动的效果要大十倍之多。此外，雪鞋靴筒的前倾角度也决定了小腿角度的中性点。小腿角度改变 5 度，会将重心移动 7.6 厘米左右的距离——这差不多就是你的脚弓的中央到前脚掌的距离。

由于雪鞋在矢状平面上不允许脚踝有太大的活动范围，所以在滑行的时候，滑雪者不能过多地改变脚踝的角度。因此，找到了一双合适的雪鞋，会为你带来合适的中性点、合适的倾斜范围和前倾硬度，也就是找到了良好的前后平衡的基础。

双板雪鞋的靴筒向前倾斜了一定的角度，这被称为前倾的设计。这样，当滑雪者的姿态比较低的时候，重心仍然可以保持在脚部的上方（图 4.5）。如果前倾角度过小，那么当滑雪者位于很低的状态的时候，重心则会过于靠后而失去平衡（图 4.6）。这是一个比重心过于靠前更常见的问题。如果前倾过多，那么滑雪者的垂直中性点可能就会因为位置太低而不舒服，或者因为位置太高而影响垂直方向运动的顺畅，或者在雪板上站得过于靠前。世界级的竞赛运动员和蘑菇滑雪者（或者相应的滑雪者，对于他们，在一种低站姿的状态下能够进行高效率的滑行是非常重要的）通常采用大一些的前倾角，以便他们能够屈曲得很深。有关前倾的问题，包括如何测量你需要的前倾角度，以及如何调整雪鞋以便满足这个需求，都会在第 10 章进行深入的讲解。

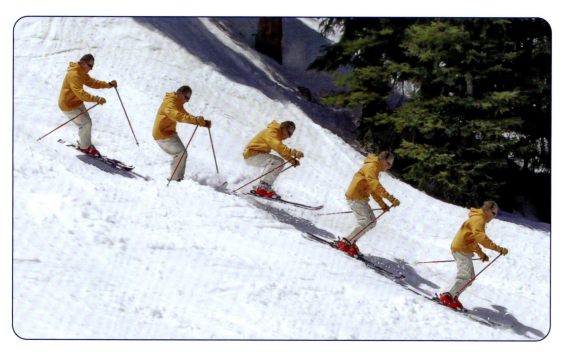

图4.5　依靠雪鞋的设计，如果滑雪者小腿可以充分地前倾，那么他就可以屈曲得更深，同时仍然可以保持前后的平衡。滑雪者：杰里·伯格（Jerry Berg）。

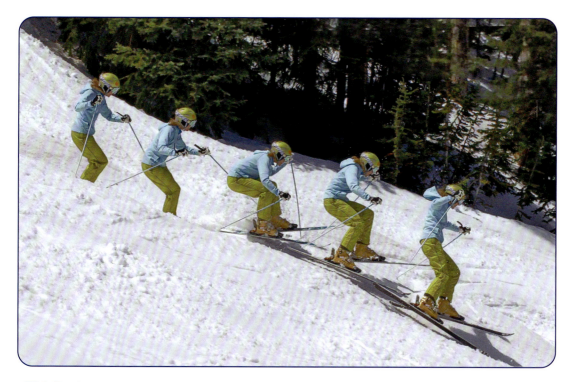

图4.6　在雪包前做吸收动作的时候，该滑雪者的小腿没有产生足够的前倾，因此重心没有保持在脚部的上方。实际上，这也可能与雪鞋有关。将她的大腿和躯干的相对长度与图4.5中滑雪者相比，再结合她小腿肌肉的形状和整个身体的重量分布情况，可以看出她的雪鞋需要有更多的前倾。滑雪者：安妮·布莱克（Annie Black）。

阿克塞·兰德·斯文达尔（Aksel Lund Svindal）

自从20世纪60年代后期有了高山滑雪世界杯巡回赛之后，阿克塞·兰德·斯文达尔一直在世界杯运动员中引领一种趋势：最好的总冠军的身体越来越高大，越来越强壮。斯文达尔和伯德·米勒（Bode Miller）都曾多次赢得世界杯的总冠军，相比历史上第一个到第三个冠军凯利（Killy）、施兰茨（Schranz）和考尼（Thoeni），他们的身高增加了10%，体重则增加了三分之一。

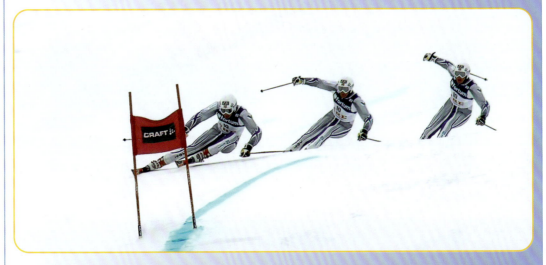

另外一种趋势是：男子领域的总冠军通常由在速度赛中表现出色的运动员所获得，他们的身体都更加高大而强壮。世界杯安排了更多的速降和超级大回转的赛事，回转和大回转的比赛则相对少一些。事实上，由于回转和大回转比赛自身的特性，导致其成绩更具不确定性和多样性。在这种技术性赛事中，这些顶级的运动员很少像竞速比赛那样经常地站在领奖台上。

在这些方面，斯文达尔则具有他的优势。他很强壮，非常擅长竞速的比赛和大回转比赛。在转弯的过渡中，当其他人挣扎着试图脱离雪面的时候，斯文达尔则始终保持着与雪面的接触，动作控制得非常稳定。他的雪板保持在雪面上，随时准备以弧线的形状进入下一个转弯。他的肩膀始终位于髋部的前方，即使在他将压力回撤到脚后跟的时候也是如此。同时，他也极少在入弯时陷入脚伸出于身体前方的困境。

斯文达尔的个性也是他取得成功的最重要因素之一。他似乎从不畏惧，无论是克服大型赛事的压力、在恶劣环境中取得优异的成绩，还是从伤病中恢复，都没人能比他做得更好了。2006年12月，斯文达尔在Beaver Creek的Bird of Prey赛道进行训练，那是世界上最难的赛道之一。他在Golden Eagle jump这个位置——赛道上距离最长的跳跃路段——起跳的时候，出现了意外的失误。斯文达尔在空中飞行的速度是112千米/小时，身体向后翻转过来，落地后肩部和颈部搓擦雪面，滑坠了60米之远。事故导致他的脸部骨折，腹股沟被划开一条长长的口子——也许是雪板造成的。在缺席了2006赛季剩下的时间后，斯文达尔于次年12月重返Breaver Creek，参加并赢得了当年第一个速降比赛。接着，在第二天，他又获得了超级大回转的冠军，并获得了在同一个星期中的第三个赛事——回转比赛——的第三名。

与受伤之前获得冠军仅仅相隔一年，斯文达尔凭借年度积分1009的成绩再次赢得了世界杯总冠军的头衔，这个成绩比第二名的奥地利运动员本杰明·雷希（Benjamin Raich）的1007仅仅多了2分，是历史上冠亚军积分差距最小的一次。

阿克塞·兰德·斯文达尔继承了挪威滑雪选手的传统，是技术和竞争精神的典范。我们预祝他在未来的竞赛生涯中继续一次又一次地站在奖台上。

4.2.3 板头差

在平行式转弯中，板头差是在矢状平面上内侧雪板板头与外侧雪板板头之间的距离。早在20世纪的五六十年代，滑雪者经常被教导做出这样的动作：在入弯的时候，有意地将内侧雪板向前多伸出一些。很多人都认为，优秀的滑雪者会令左右雪板轮换变化板头差，针对流畅的转弯，这是从上一个弯转到下一个弯时的基本动作。如今，这种想法已经不再是广泛的共识了。在所有通过现代雪板完成的流畅转弯中，内侧雪板的确领先于外侧雪板，但这是其他一些动作造成的结果，而不是故意地向前伸出内侧雪板。

当你向弯内倾倒的时候，从横切平面上看，你的内腿不得不弯曲得比外腿更多一些（图4.7）。由于连接入髋关节的内腿股骨扭动得幅度大于外腿股骨，因此，在矢状平面上看，内侧膝盖领先于外侧膝盖。由于双板雪鞋仅仅为内侧脚踝提供了一点点屈曲的空间，这使得你内侧脚不得不跟随内侧膝盖，这就造成了内侧雪板领先于外侧雪板的板头差（图4.8和图4.9）。

你内倾的幅度越大，内侧股骨与外侧股骨屈曲的区别也就越大，令内板与外板的板头差也更大。板头差还会增加你的髋部在横切平面上（围绕着平衡轴）的旋转程度，这也是我们后面将会讨论的内容（参见第73页）。

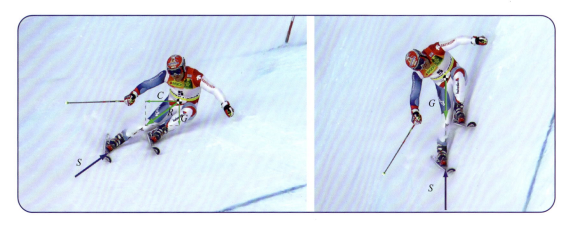

图4.7　滑雪者向弯内倾倒与他站在雪坡上的姿态具有同样的效果：以髋关节为基点，内腿比外腿屈曲得更多。滑雪者：迪迪尔·库赫（Didier Cuche），瑞士。

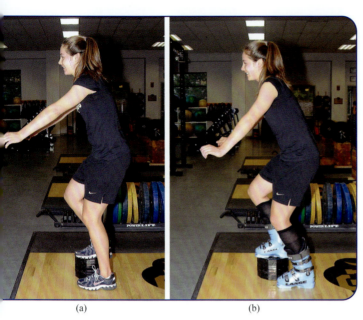

图4.8 （a）穿着普通运动鞋的人在骨盆中屈曲股骨，由于脚踝具有足够的灵活度，所以脚部不需要随着向前方移动。（b）但是穿着双板雪鞋的不能这样，脚部不得不随着膝盖向前移动。

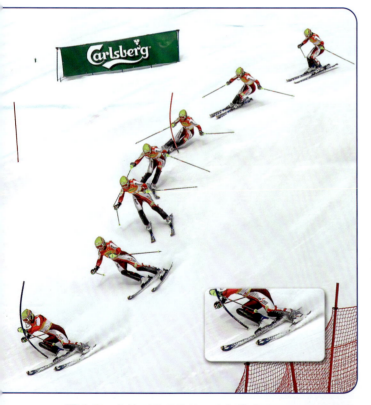

图4.9 奥地利的玛莉丝·席尔德（Marlies Schild）在转弯的时候向弯内压得非常深，她的内腿屈曲着，令内板领先于外板。

几十年来，教练一直在说，两个雪板板头之间的连线，与左右髋关节之间的连线以及左右肩膀之间的连线，应该是互相平行的。这个规则只有在滑雪者不会向弯内内倾得很多的时候，才是近似准确的。如今，现代的雪板令我们能够以非常大的内倾角度进行转弯，这个经验法则就不再有效了。

4.2.4　髋关节的高度

有关保持髋部高度的事情，教练和指导员会反复说很多次。这是一种相当有效的教学方法，用于说明重要的技术问题：多高，或者多低，才是滑雪者的中性站姿。如果站姿过高，你就无法适应地形的变化，而且，当雪板突然加速或者减速的时候，你无法做出有效的反应。如果站姿过低，在吸收雪包的时候就会限制你的活动范围，而且对肌肉力量的要求也更高。

髋部位置太低还会带来另外一个危险，这可能会造成对膝关节前交叉韧带（ACL）的伤害。当髋部高于膝盖的时候，通过收缩腘绳肌——就是大腿后侧的肌群——为膝盖提供支撑力，其作用与ACL类似。但是，当髋部低于膝盖的时候，腘绳肌将不再能提供支撑力，此时ACL则独立承担受力。这就是为什么ACL损伤不仅仅会发生在滑雪者向后摔倒的事故中，也可能是因为滑雪者的髋部位置过低而造成的。因此，应该在滑行中找到一个在垂直方向上的中性点，尤其是在压低姿态滑行，腿部承受很大压力的时候，要保持髋部不要低于膝盖。

4.2.5 下背部的姿态

在连续转弯和穿越各种地形的过程中,得以顺利移动的大部分能力都来源于身体中部——通常称为核心——的配合和力量。你的髋部和下背部必须能够灵活地屈曲和扭转,同时稳定住它们上方的身体其他部位。否则,你的双腿和上半身将不可能各自独立行动,双腿将不能更灵活地操控雪板。而且,上半身——类似于配重,用于将力量施加到雪板的指定位置上——的稳定性也会受到损害。

身体中部良好的姿态是:下背部略微弯曲,骨盆既不向前挺,也不向后撅,如图 4.10 所示。这是通过髋部屈肌(主要是髂腰肌)、臀部伸肌(臀大肌)、腹肌和下背部肌肉的均衡收缩来实现的。这些肌肉的任何一种静态张力不均衡的感觉都是一个动作不正确的表现。

在这方面,有两种常见的不均衡的静态收缩。第一种是收紧髋部屈肌和下背部肌肉,令下背部反弓,髋部向前倾斜,如图 4.11 所示。第二种问题,正好相反,是腹肌和臀大肌静态收紧,令臀部向内收,髋部向后倾斜,如图 4.12 所示。这两个问题都会导致身体中部被锁死。即使你有这样的问题,在很多时候,你也不会意识到它们。所以,观看从侧面拍摄的自己滑行的视频会有益于做出准确的判断。解决这两个问题的方法就是放松那些静态收紧的肌肉,主动地将臀部向相反方向收或者放一下,令骨盆处在最佳的中性姿态下。

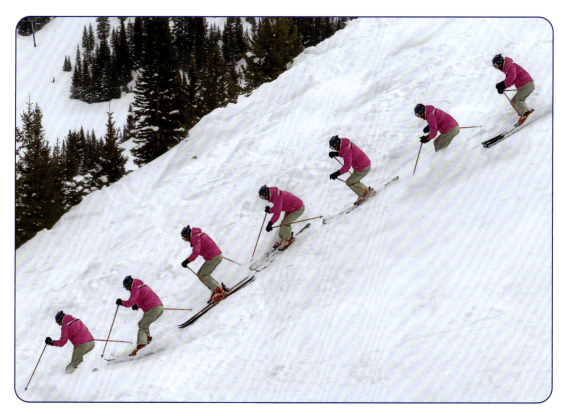

图4.10 滑雪者的下背部应该略略的向外弯曲(收腹),在矢状平面上,骨盆处在中性位置。这可以避免肌肉过度的静态收缩对身体中部的牵制。滑雪者:卡罗尔·莱文(Carol Levine)。

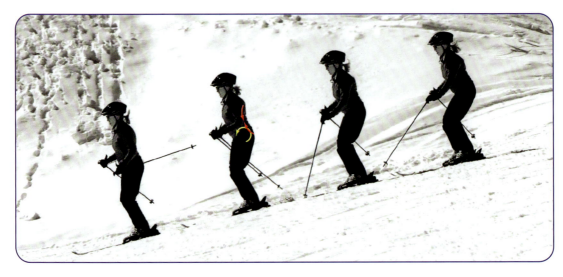

图4.11　静态的下背部反弓和骨盆向前倾斜：在矢状平面上，骨盆向前旋转。

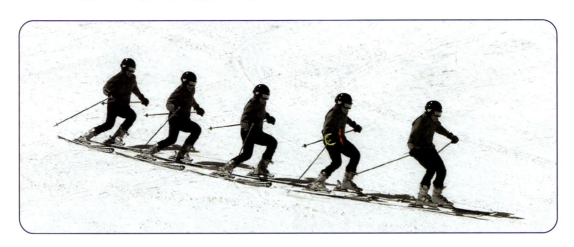

图4.12　骨盆向后倾斜：在矢状平面上，骨盆向后旋转。

4.2.6　稳定的头部

所有优秀的滑雪者在滑雪时都会保持头部的稳定。在矢状平面上，定期倾斜头部以观察雪板是一种坏习惯，虽然很多滑雪者并没有意识到这一点。有些人会观察他们脚下的雪况，有些人会看看雪板是否紧密地靠在一起，或者是害怕雪板打架。无论是什么原因，这都是一个很难打破、但是又必须打破的习惯。这并不是一个与本章中其他的主题相同的对齐问题，但，这是一个常见的妨碍了滑雪的问题。

低头的习惯有两个坏处：第一个，滑雪者仅仅看着眼前的样子，就如同你在开车的时候眼睛盯着发动机盖，你应该看向更远一些的位置；第二个，晃动头部会扰乱你的平衡感。在头部有两个重要的部位有助于平衡感和方向感：眼睛和内耳。当你在滑行的时候，大脑会不断地收集整合来自你的眼睛、内耳和其他感官的信息，以确定身体在空间中以及相对于平衡轴的方向。来回晃动头部的动作会使眼睛看到的图像和内耳收集的信息变得混乱，令大脑难于工作，带来不准确的评估。

小窍门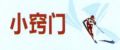

观看自己的滑行视频,这就是检查头部是否稳定的最好方法。假设你已经始终提示自己向远处看,但是在滑雪的时候还是改不掉这个习惯,我告诉你一个方法,尽管看起来不那么漂亮:找一副旧的雪镜,用胶带蒙住镜片的下半部分。戴上这样的雪镜滑雪,一旦你歪头,那么你立刻就能意识到。每天这样滑上几趟,坚持一周,你就可以改掉坏习惯了。

4.3 在冠状平面上的对齐

在冠状平面上观看滑雪者(图4.13),可以看到关节、肌肉尤其是重心的对齐情况。滑雪者需要控制雪板板刃,以平衡在转弯的作用力上,并要控制体重在内侧和外侧雪板上的分布。重心对于这些控制能力有着重要的影响。

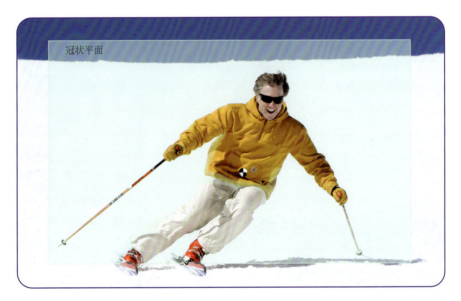

图4.13 在冠状平面上观看滑雪者。滑雪者:杰里·伯格(Jerry Berg)。

4.3.1 站姿的宽度

直到1970年初期,似乎所有的休闲滑雪者都愿意在滑行的时候将两只脚并在一起。在那段时间之后,美国滑雪教学社区对世界上最优秀的竞赛运动员的动作给予了更多的关注,并开始意识到,那种非常窄的站姿在美学上的作用远远超过了其功能上的需要。对于运动员们来说,这是早就知道的事情了。从此,人们达成了共识,滑雪者的双脚应该分开一定距离,这样双腿才能各自独立运动而不互相干扰。另外,对于世界上那些最优秀的滑雪者,他们的站姿宽度也是因人而异的(图4.14和图10.1)。

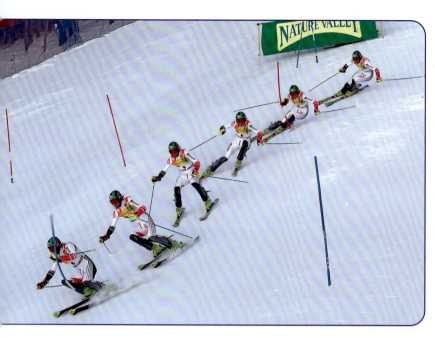

图4.14 相比其他世界杯竞赛选手，奥地利回转比赛顶级运动员雷纳·舒恩菲尔德（Rainer Schoenfelder）的站姿比较窄，但他的双腿仍然可以独立运动，没有损失任何功能。通过第158页的图10.1，可以比较一下马里奥·马特（Mario Matt）在同样的这个转弯中的站姿。

图4.15 这个站姿太窄了。左右两腿紧紧并拢，动作完全相同。在这种站姿下，腿部的旋转和适当的反弓（在第7章和第8章将会讨论的重要技术）很难进行。也正因为如此，该滑雪者不得不扭转上身（也会在第7章中讲述），帮助他进行转弯，这样无法实现刻滑的效果。

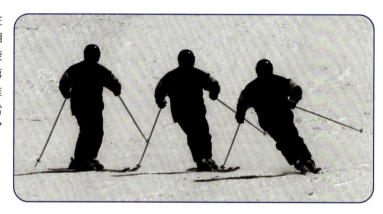

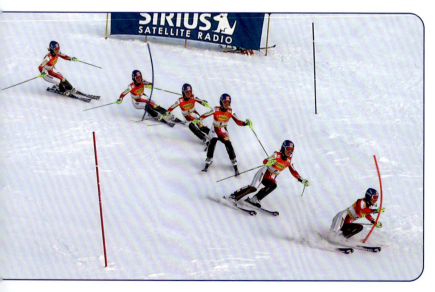

图4.16 卡特琳·泽特尔（Kathrin Zettel）在过渡阶段将站姿放宽一些，在穿过旗门后将站姿收窄。在过渡阶段的宽站姿帮助她迅速地向新弯的弯内倾斜（在第9章中讲述这个内容）。在刻滑阶段将站姿收窄到髋部的宽度，令她可以向弯内压得更深，更靠近旗门杆。其他图例可以参考图4.4（第58页）、图10.1（第158页）和图3.1（第35页）。

在一开始，可以将两脚的宽度保持与髋关节一致。注意，这会比整个骨盆的宽度要略微窄一些。（找到髋关节位置的方法是：向内或者向外旋转双腿，并将手指放在双腿的枢轴点上。）比这更窄的站姿则很可能会妨碍双腿的独立性（图4.15）。比这更宽的站姿是可以的，能够提供更多的稳定性，但要注意不要超过一定的限度。如果双脚分开的距离过大，内腿的重量会将滑雪者拉向弯内，损害良好的侧向平衡。此外，在连续刻滑、内倾压得很深的转弯中，弯内方向也没有足够的空间允许滑雪者采用更宽的站姿。

让我们再看一下第61页中的图4.7。在正常的、没有旋转的照片中，迪迪尔·库赫（Didier Cuche）的站姿看上去有点宽了。但是当我们将照片旋转90度后，就可以清楚地看到，他的站姿一点也不宽。他的双脚是在垂直方向上分开得比较多，而不是侧向的分开。

在某些转弯中，一些世界级的回转和大回转运动员会在过渡阶段采取宽站姿，而在刻滑的阶段采取窄站姿（图4.16）。宽站姿可以帮助滑雪者迅速地向新外板的另外一边进行内倾，便于释放板刃。

在刻滑阶段采取窄站姿有两个理由：第一，帮助运动员离旗门更近一些。第二，如前所述，在连续刻滑、内倾压得很深的转弯中，站姿的宽度是受到限制的。在顶级运动员中，这种站姿的变化并不是一种普遍的做法。仍然有很多人的站姿宽度始终保持着相对稳定。

实际上，深深的雪包地形更适合于最窄的站姿（图4.17）。穿过沟槽的路线经常不是很宽阔，将雪板并紧一些可以尽量避免两只雪板碰到不同地形的情况。当我们观察优秀的蘑菇滑雪者的时候，很容易得出他们的双腿完全做的是一模一样的动作的结论，但实际上并非如此。很多出色的蘑菇滑雪者都能够在窄站姿下保持积极的、相互独立的腿部动作，而且几乎看不出来。

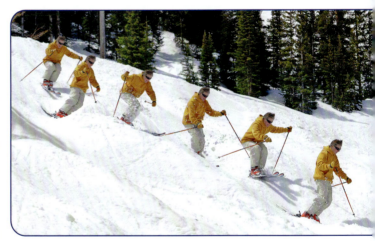

图4.17　专家级别的蘑菇滑雪者通常在深蘑菇地形上采取较窄的站姿。尽管很难看出来，但是他们的双腿仍然是各自独立的。滑雪者：杰里·伯格（Jerry Berg）。

4.3.2　小腿的相对对齐

从前方观看，两条小腿是互相平行的，它们的自然状态就是对齐的。这是优秀滑雪者经常在一个转弯到下一个转弯之中会经历的中性点之一，但他们并不是在一个转弯中始终保持这样。某些顶级的滑雪者尽可能地保持近乎平行的对齐，而在很多时候，我们也会明显地看到很多高水平的滑雪者将外腿伸展得比内腿更远离于转弯的圆心，如图4.18所示。

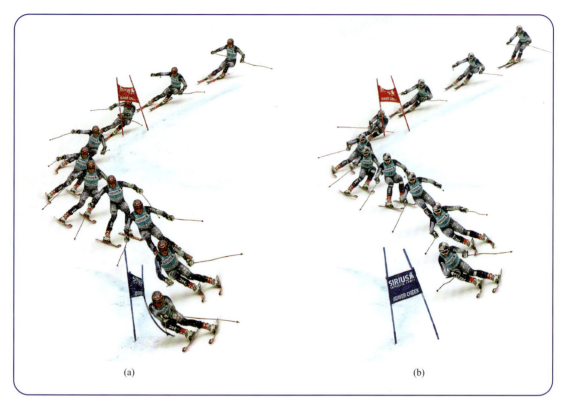

图4.18 美国的两位顶级竞赛运动员显示了小腿相对对齐的差异。图4.18（a）中的是伯德·米勒（Bode Miller），相比他的内侧腿，他将外侧腿更多地转向弯内，这是他典型的滑行姿态。相对的，图4.18（b）中的是戴伦·拉夫斯（Daron Rahlves），他的风格则是双腿更加同步。米勒和拉夫斯都是美国运动员，在这次比赛中的成绩几乎一样，米勒获得第一，仅仅比第二名的拉夫斯领先了0.3秒。

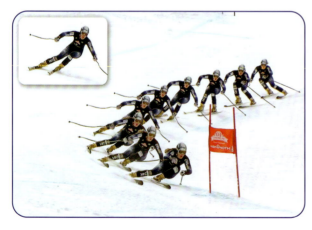

图4.19 林赛·沃恩（Lindsey Vonn）获得了2005年美国国家超级大回转锦标赛冠军。她会将在入弯的时候更早地进行外板立刃，以便及时驱动雪板进入刻滑。同时，沃恩令内板起到一定支撑作用，但她并不试图令内板进入刻滑的状态。

20多年前，我们经常会看到一些最好的滑雪者将外腿膝盖折向弯内的方向，但是内腿的膝盖却没有类似的动作，从而形成了一种被称为A腿的姿态。由于今天的雪板更适于滑出非常小的弯型，我们在许多转弯中也通过内侧雪板承接部分体重，同时转向角度也小了许多，其结果就是，我们在滑行中比以往更少地使用外腿膝盖反弓的动作，同时经常将内腿膝盖移动向弯内，以帮助内板更好地抓雪。这些都会减少两条小腿侧向倾斜角度的区别，于是A腿就不那么常见，也不经常被人们提起了。

近年来，滑雪者有时候被告知在

滑行的时候要令双腿胫骨保持平行，如果从前方看，他们的两条小腿应该始终是平行的。尽管这对于培养积极地利用内腿而言是一种很好的练习，但它并不是每一个人在所有时间都必须做的。有很多无可争议的优秀滑雪者根本就不会这样滑雪，比如林赛·沃恩（Lindsey Vonn），如图4.19所示。仅仅为了保持两条小腿平行而这样做，是有问题的，这违反了双腿独立的基本原则，很容易令滑雪者的髋部不够灵活和动作僵硬，损害上下身的分离。如果滑雪者过于努力地保持小腿胫骨平行，那么经常会显现几个不利影响：一个僵硬的核心，一个没有反转（counter）的过于正向的站姿，以及不佳的髋部反弓（在本章稍后和第8章中会进行讨论）。

4.3.3 躯干、髋关节、膝盖和踝关节对齐

良好的滑行，特别是完美地完成刻滑转弯，取决于每条腿的脚踝、膝盖和髋关节的良好的侧向对齐。平台角度也很重要，但它与雪鞋的设置关系密切，将会在第10章中讨论。

对于休闲滑雪者，测试中性的膝盖对齐的方法是沿着一条平缓坡度的雪道直线下滑。如果双脚自然分开，感觉舒适，你的雪板应该会平铺在雪面上，膝盖则会位于脚的正上方。这是一个很好的开始，但同时也引出了几个问题：什么是自然和舒适？这适用于天生的膝内翻（O形腿）、膝外翻（X形腿），或者内八字脚的情况吗？最重要的是，我们大部分时间都是在转弯，所以在这个过程中，板刃的控制是至关重要的。因此，与直线滑行相比，转弯是否要求正确的侧向膝盖对齐呢？

这最后一个问题是相当关键的。当你转弯的时候，你是与立刃的外板上的一个巨大的作用力相平衡，而施加在内板上的作用力则要小得多。由于身体内倾，外腿和内腿屈曲的程度是不同的，相对于平衡轴，你的骨盆与躯干是向外侧倾斜的。这个姿态与你沿着一条直线向山下滑有着很大的不同。

在刻滑转弯中，大部分的负载都集中在外板上，所以外腿也是我们要重点关注的。在这样的转弯中，如果从重心画出一条直线连接到外板的内刃，那么在冠状平面上看，该直线应该穿过外侧腿的股骨头。外腿的膝盖，也应该位于这条直线上，或者是稍稍向内一点点。请参考图4.20。于是，脚踝也应该相当靠近该直线，在第8章中将会继续讲述有关细节。如果雪鞋倾斜角度合适，那么雪板的平台角度也将会在90度左右。在这种前提下，如果膝盖不对齐，那么主要原因是雪鞋侧偏参数调校得不合理（请参考第10章有关内容）。

在腿部屈曲和伸展的时候，正确的对齐能够令膝盖保持有力，并在股骨头的位置平衡上半身的质量。在这样的对齐姿态下，滑雪者可以将腿

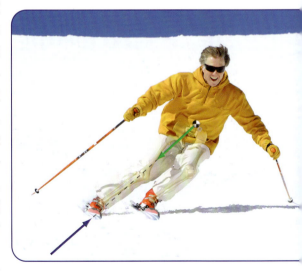

图4.20　在刻滑转弯中，在冠状平面中髋关节、膝盖和脚踝的良好的侧向对齐。滑雪者：杰里·伯格（Jerry Berg）。

部向内旋转，提高雪板立刃角度和平台角度，缩小转弯半径，令弯型更加紧密。或者，将腿部向外旋转，令雪板产生侧滑。

4.3.4 骨盆和躯干倾斜

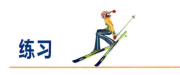
练习

　　优秀的滑雪者在转弯的时候，大多数情况下，会令外板负载大部分重量，某些时候是全部重量。为了实现这种效果，滑雪者的平衡轴必须更靠近外脚，而不是内脚。在现实生活中，你可以站在一面能够照到全部身高的镜子的前面，平衡在右脚上，此时就会在镜子中看到自己的右手靠近了右侧膝盖的外侧［请参考第127页的图8.6（a）］，你这样做的目的就是为了让平衡轴更靠近那只脚。为了达到这个目的，在冠状平面中，你倾斜了骨盆和躯干，直到你的重心平衡在股骨头上。如果仔细看镜子中的自己，你还会发现，肩膀比髋部要倾斜得更多一些。髋部的倾斜是通过骨盆以股骨头为基点在冠状平面中的旋转而完成的，而肩膀的倾斜则是脊柱上每个椎骨的微小转动的累积结果。

　　优秀的滑雪者通过组合你刚刚在镜子前做的动作和反转（后者会在本章稍后讨论，参考本章4.4在横切平面上的对齐）将大部分重量，甚至全部重量平衡在外板上。这些动作在一起构成了髋部反弓，这将会在第8章中讲述。世界上那些顶级滑雪者在冠状平面上倾斜的程度，反转的程度，多少会有所不同，但是他们都会做出这样的动作（请参考图4.21和第128页的图8.7）。

　　几十年来，滑雪教练和指导员一直在说，髋部和肩膀必须水平是非常重要的。假想有一条穿过两个股骨头的直线，与一条穿过肩膀的直线是对齐的。当运动员向弯内倾斜30度或者40度的时候，这些直线大致是平行于雪面的。也就是说，这些直线是垂直于重力方向的。但是对于世界上最优秀的滑雪者来说，以他们内倾的角度来看，很少有髋部和肩膀保持真正水平的。在冠状平面上髋部和肩膀的对齐的重要特征不是他们相对于

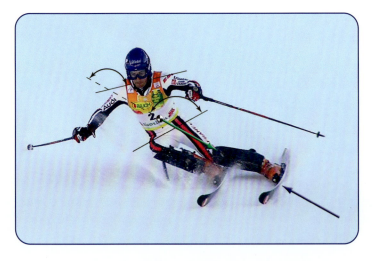

图4.21 让-巴蒂斯特·格朗日（Jean-Baptiste Grange）是法国杰出的世界杯回转比赛运动员，2009年获得世界杯回转比赛的冠军。在冠状平面上，他倾斜了骨盆和躯干，令平衡轴落在外板上。

雪面或者重力的排列，而是相对于平衡轴的排列：它们需要相对于平衡轴向外侧倾斜。但是，强调髋部和肩膀"水平"的重要性仍然是一种很好的教学方法。滑雪者具有了良好的对齐姿态后，就会感觉到水平，无论是否是字面意义上的水平。

在转弯的初始阶段中对内侧髋关节位置的感知，是获得髋部对齐的良好开端。在一次又一次的转弯中对其多加关注，你会逐渐提高和强化这种感知。通常从简化的环境中开始——平整的雪面，坡度一致的雪道，没有其他的干扰因素，之后再逐渐过渡到更复杂的雪况。假设你内侧的髋关节落向弯内方向，这是一个常见的问题，那么你的重心几乎必然地也落向弯内方向，接着，你就不可能以一种合适的髋部反弓进入转弯的控制阶段。其结果就是会出现雪板直接横推雪面的侧滑。

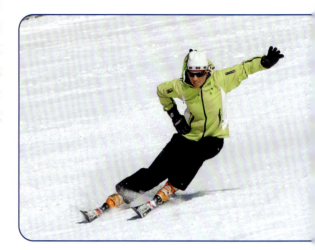

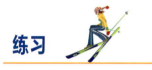

在图4.22中展示了一个保持合适的髋部对齐的非常不错的练习。在转弯的最开始，将外侧的手扶在你的髋关节部位上，内侧手臂则向前平伸。在滑出一个中等大小、清晰的弯形的过程中，始终保持内侧手臂向前方平伸。接着，在进入下一个弯的时候，交换手臂的动作。

图4.22 这个简单的练习将帮助你体会到保持髋部水平的感觉。你滑出的转弯应该是完整的、圆弧状的。滑雪者：卡罗尔·莱文（Carol Levine）。

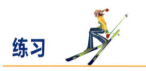

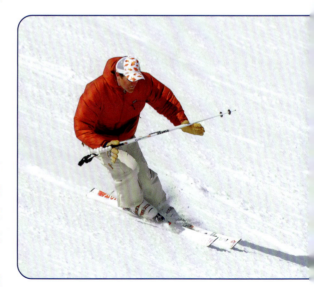

向弯内倾斜肩膀，或者是相对平衡轴没有向外侧倾斜躯干，是另外一个滑雪中最常见的问题，但这个问题很容易被发现。从手部的位置着手可以建立良好的肩部对齐的姿态，也就是要加强保持双手水平的练习。在这个情景中，双手之间的连线相对于平衡轴向外侧倾斜，通常可以获得比较好的效果。在双手之间套上一个绳圈是一种很好的练习（请参考第143页的图9.8）。另外一个练习则是在滑行的时候双手平托一根雪杖，如图4.23所示。

图4.23 这是一个经典的练习，在滑行的时候将雪杖平托在前方，与雪面保持平行，这有助于在冠状平面中建立良好的手臂和肩膀的对齐。滑雪者：大卫·奥利弗（David N. Oliver）。

如果滑雪的时候将头歪向一侧，会影响你的平衡，这类似于你低头看向雪板板头的结果（在本章前面讲解过）。而且，向一侧歪头几乎总是导致身体的其他部分会跟随头部的移动。尤其是将头歪向弯的内侧，那就更加糟糕（图4.24）。伴随这个动作，滑雪者会倒向弯的内侧，形成很小的髋部反弓。相反的，许多出色的滑雪者会将头部稍稍地歪向弯的外侧，提高髋部反弓，更多地平衡外板（图4.25）。

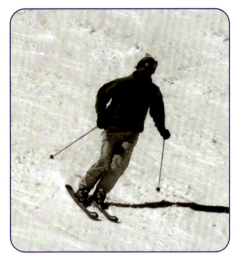

图4.24　这个滑雪者将头偏向了弯内的方向，将整个上身也都拉向了那个方向。作为弥补，他的髋部向外侧移动，减少了髋部反弓，这要求他不得不使用过多的膝部反弓。

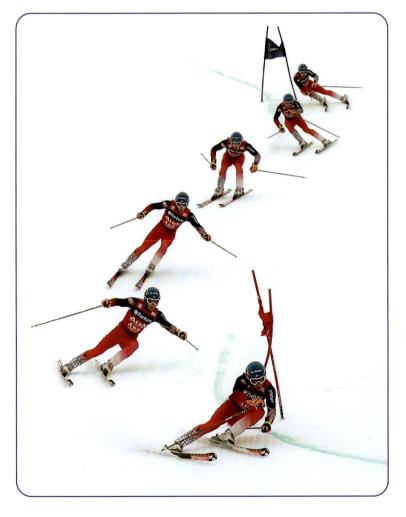

图4.25　在这些转弯中，本杰明·雷希（Benjamin Raich）的头部略微向弯的外侧偏斜，帮助他在冠状平面中做好躯干和髋部的对齐。注意，这是一种微小的调整动作，不应该做得过度。

4.4 在横切平面上的对齐

我们并不经常在横切平面上，也就是从滑雪者的正上方，观看滑雪者的姿态（图4.26），但是从这个角度可以发现身体对齐中最微妙、最重要的姿态特征之一：反转。反转过多或者过少都会削弱你做出来的所有好动作的效果。在这个平面上应该如何调整身体各个部位的姿态取决于每人不同的身体条件。因此，即使是顶级的滑雪者，他们在横切平面上的对齐也是各不相同的。

从横切平面上看，一个优秀滑雪者在转弯过程中，其骨盆与躯干不会总是准确地对准雪板所指向的方向。相反的，骨盆与躯干会以平衡轴为轴，转向弯外的方向（图4.27）。这种对齐被称为反转（counter），将髋部和躯干朝向该方向进行旋转的动作被称为反转动作（countering）。[请不要将这两个术语与第7章中的拧转（counter-rotation）相混淆。这些都是滑雪教学与训练中的标准术语，很不巧，它们之间过于相似。反转和反转动作是很接近的，但是拧转则完全不同。] 反转可以帮助滑雪者在不倾斜骨盆和躯干的前提下，将平衡轴向外板移动（如第70页中所述）。通过反转动作，滑雪者可以通过在矢状平面上的腰部向前弯曲，将平衡轴移向外板，而无需在冠状平面上向侧面倾斜髋部和躯干。对于后者，在这个方向上，骨盆和脊柱的弹性非常有限，随着幅度的加大，会变得越发僵硬。

反转动作使我们得以利用身体中那些强有力的肌肉来支撑上半身的重量，这需要相当大的力量，不是利用那些相对薄弱的肌肉能达到的。

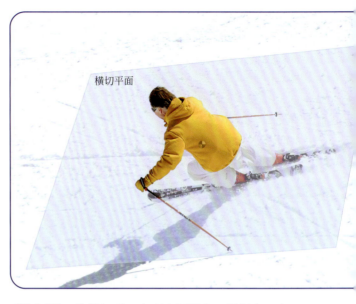

图4.26 从横切平面上观察滑雪者。滑雪者：杰里·伯格（Jerry Berg）。

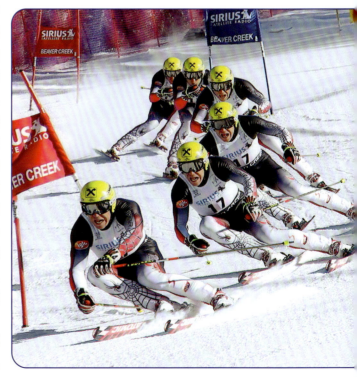

图4.27 赫尔曼·迈耶（Hermann Maier）向弯外方向稍稍地旋转了他的髋部和肩膀，形成了反转。

最强壮的肌肉能够以最高的精准度来控制极大的负载。如果强求肌肉支撑超过其限度的力量，那么它就不可能精确地完成控制。身体最大、最强壮的肌肉就是大腿和臀部的肌肉，当需要平衡转弯中的巨大力量的时候，它们就是用于支撑和平衡上半身的肌肉。平衡轴越接近外侧脚，越需要更多的髋部和躯干的反转，以便应对外腿肌肉的负载。大多数反转动作发生在股骨与骨盆相遇的球窝关节中，很小一部分反转动作是沿着脊柱的，这使肩部的反转比髋部的要稍微多一点点。

图 4.28 显示：为了在转弯中支撑很大的力量，侧向倾斜与反转动作要能很好地结合。在某些转弯中，特别是中弯以上的转弯，你应该在转换结束的时候建立反转，以便身体可以很好地对齐，平衡支撑即将到来的控制阶段中的作用力（请参考第 130 页的图 8.9 和第 144 页图 9.9）。在其他转弯中，比如在陡坡上的较小半径的转弯，较大的作用力直到经过了滚落线之后才会出现（请参考第 129 页的图 8.8 和第 203 页的图 14.4），而且，由于大腿是在身体下方旋转而形成的一种反转的站姿，你的上半身也不会过于朝向弯的外侧。请观看图 8.8 和图 14.4 中的连续动作画面，想象一下，如果这些滑雪者，也就是当他们的躯干面对着摄像机的时候，他们的上半身不反转，他们该如何扭曲身体，以将力量平衡在山下板上呢？图 4.29 显示了一位滑雪者正在做出这个动作。

因为适当的反转便于运用最强有力的肌肉来平衡转弯中的力量，你会产生被骨骼所支撑的感觉，尤其对于中弯和大弯。而不那么理想的对齐，会导致你运用较弱的肌肉来完成同样的动作，令你感觉到自己是使用了更多的肌肉力量。

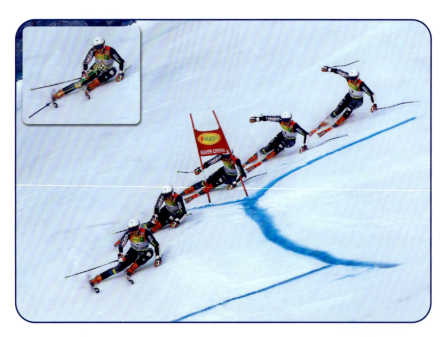

图 4.28　泰德·里格蒂（Ted Ligety）在这个大回转赛道的转弯中完全地平衡在他的外板上，这为我们揭示了某些细节。在冠状平面中，他外侧大腿的股骨头、外侧膝盖、身体重心和外板的内刃是保持在一条直线上的，这使他处在一种强有力的姿态中。他主要依靠髋部反弓来维持平台角度，保持雪板抓雪，用膝盖反弓进行雪板的立刃和平台角度的微调。骨盆和脊柱的侧向倾斜，反转，以及髋部和下背部向前的屈伸，这些动作良好的组合带来了髋部反弓。在这里，如果进行更多的膝盖反弓，那么将无法令腿部平顺地屈曲和伸展，在如此大的负载下，他的膝盖是非常不安全的。

大腿和臀部肌肉具有大而强壮的特点，是用于控制身体沿平衡轴整体性的屈曲和伸展的主要肌肉。因此，当你正确地反转后，你可以在滑越地形时平顺地上下移动，并在转弯的各阶段保持髋部反弓。

有一个很好的方法可以帮助你判断自己的反转程度，就是在平整雪道上滑行中弯的时候，增大或者减小反转。根据你的感觉，如果感觉是骨骼在支撑大部分负载，而不是依靠肌肉，那么就是合适的那个点。这代表你已经对齐髋部，上半身的重量是依靠大腿和臀部的肌肉来平衡的。由于髋部对齐和反转并非是多数滑雪者在日常活动中就能形成的习惯，因此，你需要进行更多的练习，来拓展髋部反弓和反转的范围。

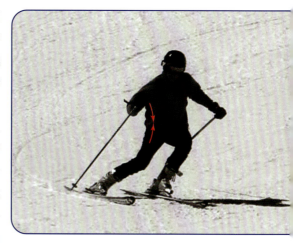

图4.29 没有反转动作的髋部反弓。将躯干向外侧倾斜的动作利用的是力量薄弱的肌肉。这个滑雪者姿态很僵硬，无法在持续变化的地形中平顺地滑行。

练习

如图4.30所示，请一个朋友拉住你的雪杖。这样会让你感受到髋部反弓和反转动作。将山上脚的雪板指向山下的方向，这会旋转髋部到股骨头上方，而前伸手臂会令你腰部向前弯——这两个动作都是髋部反弓的基本要素。这个练习会令你做出一种夸张的姿势，并产生这样的感觉：髋部旋转到了股骨头上方，上半身向外侧倾斜并用外板支撑。

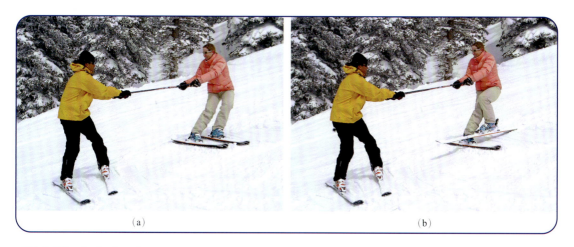

图4.30 （a）这个练习有助于滑雪者体会髋部反弓和反转的动作；（b）将山上板指向到山下方向，提高滑雪者反转的程度。作为附加目标，滑雪者可以通过这个动作体会到内侧手臂与外侧手臂同等高度的时候，身体重量施加在外板上，雪板踩得非常稳的感觉。滑雪者：安迪·古尔德（Andy Gould）和凯特·伯伊德（Cait Boyd）。

不同性别在反转动作和髋部反弓上的区别

通常,女性身体重量的分布是有别于男性的,女性在髋部和周围部位上的重量较大,在躯干上半部的相对较小。一个滑雪者的髋部需要倾向于弯内侧有多远,是取决于相对平衡轴的外侧髋关节和脚踝的位置。而滑雪者将肩膀向身体之外放多远,则取决于前述的髋部移动将多少体重放在了弯内。换句话说,上半身向弯外方向移动,以平衡髋部向弯内方向移动。而且,由于多数女性髋部的相对重量要大于男性,肩部的重量则较少,所以女性不得不做出比男性更大幅度的反转和髋部反弓,才能在同样的板刃控制下维持住平衡。

Javelin Turn(标枪弯)是另外一个训练髋部反弓和反转动作的练习,如图 4.31 所示。其方法很简单,做一个转弯动作,当接触到滚落线后,提起内板,将其板头指向弯外的方向。随着转弯的进行,将雪板越来越多地指向外侧,幅度越大越好,这会迫使你的髋部处在反转的位置,令其压向弯内方向。真正优秀的滑雪者可以在任何地形的任何弯型上做出这个转弯动作。这个练习来源于 20 世纪 60 年代中期瑞士滑雪者阿特·富勒尔(Art Furrer)——也许是第一位知名的技巧滑雪者,他将这个动作作为他的表演动作之一。当时他的雪板赞助商 Hart 为其提供的雪板正是 Hart Javelin,所以,富勒尔将这个动作命名为 Javelin Turn(标枪弯)。

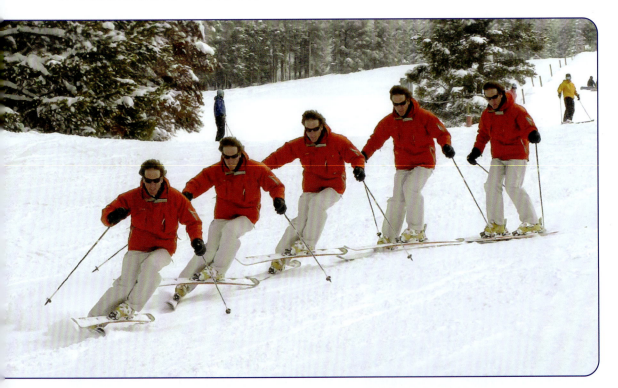

图 4.31　标枪弯。提起内板,将板头指向弯外方向,令滑雪者的髋部向外侧旋转,使其处于反转的姿态下。滑雪者:布莱恩·布莱克斯托克(Brian Blackstock)。

第 5 章

前与后

滑雪者相对于雪板的向前和向后的移动主要是为了保持稳定。初学者学习的第一个技能就是在直线滑行中，当雪板越来越快的时候，脚应该怎么办，以及在雪板慢下来直至停下的时候，如何保持身体直立。从侧面，也就是矢状平面上看，滑雪者面临的挑战就是如何保持平衡轴始终穿过脚部。随着滑雪者的经验越来越丰富，新的挑战也随之而来，不同地形、不同雪况都对平衡有类似的要求，需要滑雪者做出类似的调整动作（图5.1）。蘑菇、各式的粉雪，以及某些具有娱乐性的自然地形，都需要不断地做出前与后的调整（图5.2）。

仅仅处在平衡下的姿态不足以实现更精细的控制，前与后的移动则令滑雪者可以控制雪板转弯的自转向效果（在第2章中讲述过）。通过在雪板长度方向上改变压力分布就可以实现这个效果，还可以控制雪板趋于过度转向的倾向，选择令雪板的哪一部分更大程度地压弯雪板。

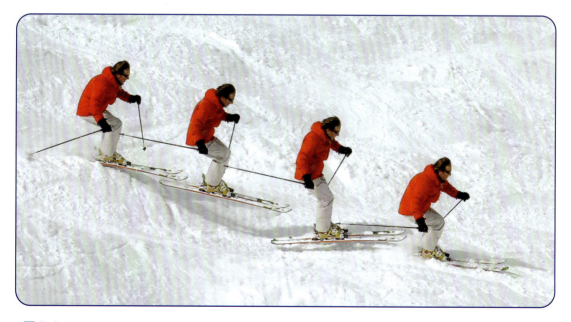

图 5.1　滑雪者最基本的平衡移动就是前与后的移动，这可以控制在矢状平面中重心和脚部的相对位置。这个滑雪者在滑过一个蘑菇后，将脚部向前移动，以应对即将的着陆动作。滑雪者：布莱恩·布莱克斯托克（Brian Blackstock）。

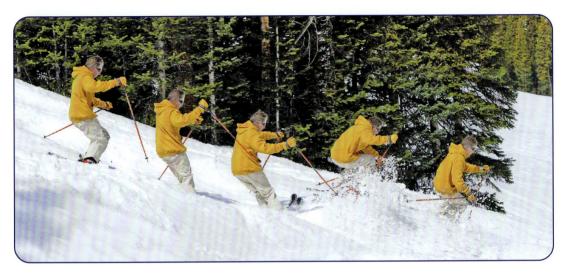

图5.2 蘑菇需要滑雪者不断前后移动来应对预期会滑越的地形。在滑过包顶进入沟槽的时候，滑雪者向前倾，避免重心落在脚后跟上。在滑到沟槽底部的时候，他要做好雪板顶上雪包的准备，于是将脚向前推送。滑雪者：杰里·伯格（Jerry Berg）。

5.1 前与后的移动

如果要求滑雪者站在雪板上，将身体从板头的方向移动到板尾，那么绝大多数人都会先向前，然后再向后地倾斜整个身体（图5.3）。这正是大家从小就会的站在一个表面上前后平衡的动作：将重心在脚部的上方前后地移动，并保持脚不动，其中恰恰是这个表面提供了用以控制平衡的摩擦力。

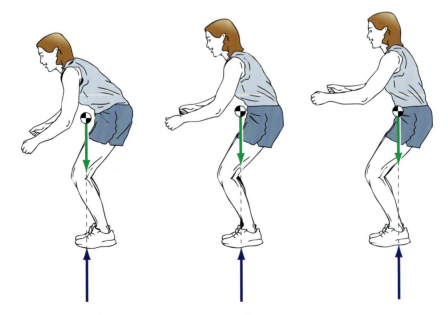

图5.3 在大多数非滑行的情况下，人们调整前后平衡的方法是相对于固定不动的脚部，将上半身向前或者向后移动。

如果是站在某种光滑的表面上，比如踩着雪板站在雪面上，最有效的前后调整的方法则是：令脚部在身体的下方前后移动（图5.4和图5.5）。由于雪板、雪鞋、固定器和下肢比你的躯干、手臂和头部的重量更小，所以相比移动你的上半身，下半身可以更快、更精确地进行调整。最主要的动作来源于脚踝，有时还会涉及膝盖。

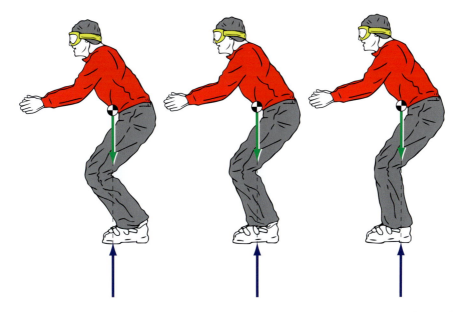

图5.4　专家级的滑雪者通过在身体下方前后移动脚部来精确地控制雪板的前后压力。这主要是通过屈曲和伸直脚踝来完成的。

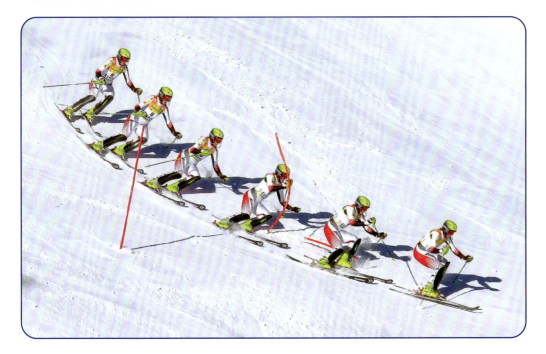

图5.5　2007年世界杯总冠军，奥地利的妮科尔·霍斯普（Nicole Hosp），在整个转弯过程中通过弯曲脚踝将其平衡向前推送。在最后两帧画面中，她逐渐地伸直脚踝，将她的脚部相对于重心多向前移动了一些。

伯德·米勒（Bode Miller）

伯德·米勒（Bode Miller）是同时代最优秀、最具创意的滑雪选手之一。从2002年到2008年，伯德在世界杯年度总排名中连续七年都位居前四。他是赢得世界杯比赛次数最多的美国人。在世界上，仅有两人在一个单一赛季中赢得过所有五项比赛的世界杯冠军，他是其中之一，另一位是马克·吉拉尔代利（Marc Girardelli），两人的区别是，吉拉尔代利用了整个赛季来赢得这个荣誉，而米勒仅仅用了六个星期。

在十几岁的时候，米勒就比其他人更早地意识到了现代大头板在竞赛中的潜能。当新式的、针对休闲市场的大头板刚刚面市的时候，米勒就选择它们用于竞赛，而没有使用当时最好的、具有常规腰线形状的竞技板。而且，米勒也的确踩着新式雪板赢得了比赛。当他开始参加国际比赛之后，排名逐渐上升到最高的组别，教练们和竞争对手们发现，对于米勒来讲，赢得回转和大回转比赛仅仅是时间问题。

米勒确实站在了冠军的领奖台上，他仿佛是看到了回转和大回转的技术潜能和发展趋势，在前面等着厂商尽快更新器材，以满足他的要求。正如他的实际表现，随着技术和策略的发展，米勒不仅仅是所有竞争者的强大对手，也成为众人仰慕而欣赏的大师。

通过积极的膝盖反弓来驱动雪板、进行刻滑，米勒不断地测试更早的内倾与立刃角度的极限，这使他自己发挥出了绝对极限的水平。面对最苛刻的状况，凭借着他的天赋和应变能力仍然能够令其顺利滑下赛道。

在2004—2005赛季，米勒将他的目标转向了速降和超级大回转，并赢得了世界杯总冠军。而且，他赢得了超级大回转冠军，也是该赛季大回转和速降比赛的亚军。如同那些优秀的前辈选手——如吉瓦德利（Girardelli）、阿莫特（Aamodt）和休斯（Kjus），在其职业生涯的后半部分，米勒继续在偏好速度的比赛中不断获得胜利。

米勒在滑雪和滑雪竞赛中都留下了不可磨灭的印迹，他预见了未来的可能性，为之努力，并勇于参与到竞争中。时间一再地证明了他的正确，也确实没有什么人有他的眼光。

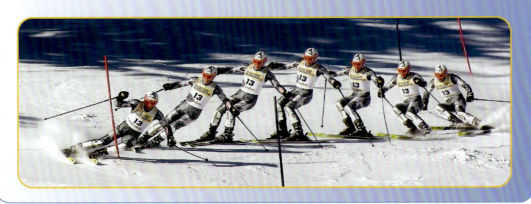

练习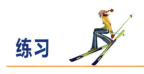

伸直脚踝，或者称为跖屈，可以向前伸出脚。屈曲脚踝，或者称为背屈，则可以向后收脚。为了体会这些动作，可以先从一个身体自然弯曲的站姿开始，将重心放在脚弓的上方，此时脚踝会略微有一点屈曲，这样小腿前面的胫骨会轻轻贴住雪鞋的鞋舌。从这个自然的位置开始向前压的方法是：将膝盖向前推，脚踝背屈，脚向后收，或者向上勾一点脚趾，（这些都是在同一个动作中会出现的。）当你的胫骨开始完全贴住雪鞋的前舌时，雪鞋就像杠杆一样将压力更多地推向雪板的板头方向。如果希望平衡在后面，那么就伸直脚踝。你可以想象成将脚向前滑动，或者是向下按脚趾。注意，只是移动脚，无论如何，不要主动向后移动上半身，当小腿后方的肌肉开始贴住雪鞋的后部，压力将会快速地向雪板板尾方向转移。

压力控制的关键是令脚踝屈曲或者伸直（参考第82页的图5.7）。在身体的全部关节中，对于前后平衡来说，脚踝具有最大的影响。比如，脚踝屈曲的角度如果改变10度，平均来说，人体重心会向前移动大约15厘米，大约就是前脚掌到脚后跟之间的距离。一旦当你的膝盖、髋部、肩膀，都处在一种舒适弯曲的运动姿态，它们就应该尽量少参与前后调整。

练习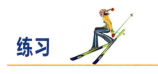

如图5.6所示，在平整雪道上这样团身滑行中弯是一种很好的练习，适合于开发使用脚踝控制前与后的移动的技术。在入弯的时候，屈曲脚踝，感觉到脚掌部分的压力增大，脚踝抵住雪鞋的前舌，将负载推向雪板的前部。在出弯的时候，脚部向前滑动，直到在小腿后部触碰雪鞋后部，感受到轻微压力。同时，保持含胸、背部平直的姿态，这是为了防止借助腰部的屈曲和伸展，或者放低髋部，来移动身体的重心。

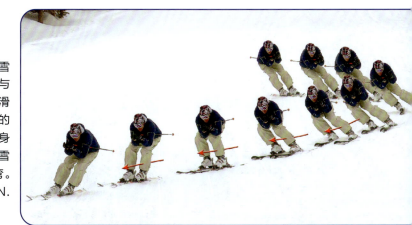

图5.6 团身滑行适用于多种滑雪技术的训练，包括使用脚踝控制前与后的移动。在本图中，滑雪者在刻滑转弯的控制阶段屈曲脚踝，在出弯的时候伸展脚踝向前推送脚部。团身的姿势将上半身隔离出来，令滑雪者只能依靠腿部运动进行滑行转弯。滑雪者：大卫·奥利弗（David N. Oliver）。

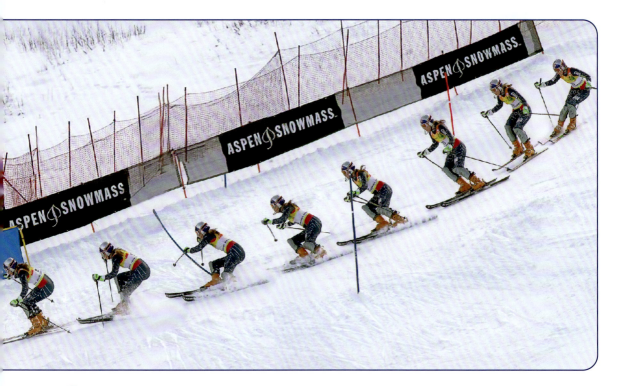

图5.7 向前顶雪鞋的鞋舌，或者向后压靴筒，都会带来沿雪板长度方向上前与后压力的巨大变化。林赛·沃恩（Lindsey Vonn）通过屈曲脚踝前顶鞋舌，为板头施加了相当大的压力，接着伸直脚踝后压靴筒，迅速地将压力移向板尾。

当你做这些动作的时候，脚下压力感觉最大的地方，就是连接了重心的平衡轴直接穿过的位置，也就是离心力与重力的合力的作用方向。

雪鞋不是普通的鞋子，它们是操作雪板的扳手，就像网球拍和高尔夫球杆的握把一样，你可以借助雪鞋来控制雪板。雪鞋越高越硬，对腿部和脚踝的微小动作的反馈就越敏感。急剧地撞击一下雪鞋前部将会为雪板前部施加一个短暂的压力，除非这种压力伴随着你重心倾向雪板板头方向的移动，否则它将很快消失。雪鞋的后部则提供了在雪板板尾上的支撑，这样，当你快速施加压力于板尾的时候，而不会失去平衡（图5.7）。

因为雪鞋的作用极为关键，所以，针对你最经常进行的滑雪类型，应该谨慎地选择一双雪鞋。穿着硬度最高的雪鞋滑雪，需要非常好的身体素质和能力，尤其要注意的是，不要选择一双前舌部分过硬的雪鞋。通常，穿着一双较软的雪鞋会比穿着一双较硬的雪鞋滑得要好一点。

5.2 找到雪板的中性点

考虑到各种设计因素的组合，每副雪板都有一个最佳的前与后的中性点。设计上主要用于滑中弯的雪板（比如大回转板），其中性点倾向于在脚掌下，或者偏后一点点。而设计上用于滑小弯的雪板（比如回转板），则倾向于再稍微向后一些。容错性好的雪板会有一个比较宽的范围，而更严格的雪板的这个范围就很窄。

练习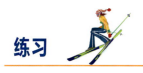

下面的练习，滑雪指导员们称为横滑降，它是一个找到雪板的中性点的好方法，如图5.8所示。横滑降也是很好的热身练习，是了解和适应新雪鞋、新雪板的好方法。我建议在你试用一副雪板的时候，将其作为第一件要做的事情。在一条平缓的雪道上沿滚落线滑降。滑起来后，横摆雪板来回旋转180度，板底平贴于雪面，身体移动的路径不偏离滚落线。使用脚和膝盖来旋转雪板，令雪板平放在雪上。雪板会轻微地扫雪，但板刃不会深入雪面或者卡住。你可能需要轻微地上下、前后调整站姿，找到最合适的姿态。每双雪鞋需要不同程度、但差别微小的在脚踝、膝盖和腰部的弯曲，每副雪板也有其自己的前后的中性点。

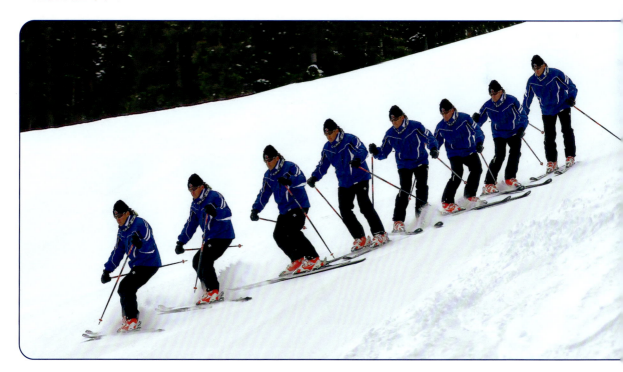

图5.8 横滑降。雪板来回转动，同时滑雪者重心向下移动的路径保持一条直线。这个练习可以教会滑雪者识别雪板中性枢转点的前后位置。滑雪者：安迪·古尔德（Andy Gould）。

5.3 前后平衡

因为雪板在前后方向上非常光滑，所以，在矢状平面上看，站在雪板上保持平衡就与其他情况有很大区别。当你前后平衡的时候，平衡轴穿过你的脚部，注意不是重力的方向（参考第9页图1.8和第57页图4.3）。从初学者与有经验的滑雪者在离开吊椅滑出缆车站时的区别就能看出这一点。

绝大多数人一开始都不习惯于站在像雪板这样光滑的物件上，更别提还要滑下雪坡了。人们从小到大的经验就是要通过抵抗脚下相当大的摩擦力来保持平衡，因此，太多的初学者都是第一次下吊椅后就会摔倒，他们实际上是认为，当站在缆车站出站的向下倾斜的雪坡上时，会有一个预期的摩擦力阻止他们向下滑动，因而需要保持一个姿态来抵抗这个摩擦力。当这个摩擦力根本没有或者非常小的时候，他们就失去了平衡。

滑雪初学者的期望是如图5.9（a）所示，而实际情况是如图5.9（b）和图5.9（c）所示。对于这个站在斜坡上的人，其重力可以被分解为两个分力：G_n，垂直于雪板板底，与平衡轴是对齐的；而G_s，这个力将她向山坡下方拉动。在（a）中，她所站立的表面可以完美地平衡这两个分力，因为坡面是坚实的，向她施加了反作用力S_n，同时，鞋与坡面之间的摩擦力S_f也是向她施加的反作用力。在（b）和（c）中，她是站在了雪板上，情况就不同了。S_f，考虑到实际情况，不见了，只剩下了S用于抵抗G_n。由于G_s没有了对应的反作用力，所以它会令滑雪者加速下滑。在（b）中，滑雪者采用了与（a）中完全一样的站姿。此时，如果这个滑雪者能够令自己保持住这个姿态——平衡轴是在脚的后方——用雪板板尾提供支撑，她也许不会摔倒。但是人体并非为此而进化的，这几乎就是不可能的。

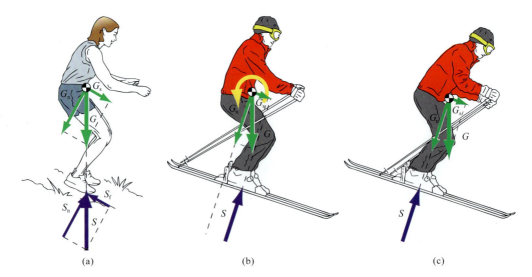

图5.9　滑雪初学者在下吊椅的时候经常会向后摔倒，原因是他们没有意识到摩擦力消失了。与G_n对齐的平衡轴总是垂直于雪板板底，而且必须穿过脚部。

重要的一点是：滑雪者的前后平衡点与雪坡几乎无关，因为雪坡太滑了。在雪坡变得更陡峭的时候，为了处于平衡状态，滑雪者必须将身体相对于脚部更向前一些。

由于高山滑雪的雪鞋是紧紧与雪板固定在一起的，滑雪者脚下的支撑面多少会向前向后拓宽了一些。这样，从某种过于靠前或者后坐的困境中脱离出来，还是有可能的。而Telemark（屈膝旋转式，音译为泰勒马克式）滑雪者，使用了脚后跟不固定的装备，就无法享用这样的奢侈品了，但他们仍然有能力调整其支撑面的长度（图5.10）。Telemark的站姿是功能性的，而非某种风格，优秀的Telemark滑雪者的动作毫不夸张，他们会根据控制前后平衡的需要，来决定分开双脚的程度。

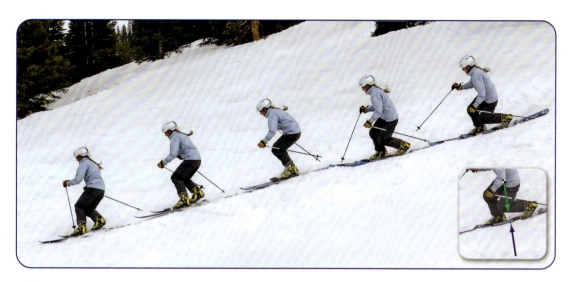

图5.10　Telemark转弯的姿态为脚后跟不固定的滑雪者提供了前与后的稳定。分开的双脚的间距也是可以调整的，实际上，这比高山滑雪雪鞋的脚后跟不能抬起的固定器提供了更大的支撑面。在滑野雪的时候，面对复杂多变的雪况，这显得尤其有用。滑雪者：帕蒂·班克斯（Patti Banks）。

5.4　在转弯的各个阶段协调前与后的移动

当滑雪者的重心相对于雪板前后移动的时候，沿着雪板长度方向上的压力分布也会发生变化。如第二章所述，如果雪板立刃并弯曲，压力分布的改变会对雪板的自转向特性产生明显的影响。向前推送压力将会增强雪板的自转向效果，使其滑出更紧密的弯型。如果雪板是立刃的，那么向板尾推送压力则会减弱这种效果，使弯型变大。

在大多数转弯的控制阶段，我们都希望多给板头一点额外的压力，这可以令雪板更加快速地转向。而在完成阶段，通常是希望雪板不要再转向了，所以，会将压力向后施加在雪板中部，甚至是板尾上。这是一种典型的在转弯中前后压力变化的情况（图5.11）。考虑到平衡轴是直接穿过脚部的，在复杂雪况的自由滑中，允许其前后移动的范围是很小的（可能仅仅是2～5厘米之间，极少会从前脚掌到脚弓的后方），但对于非常积极的转弯来说，这范

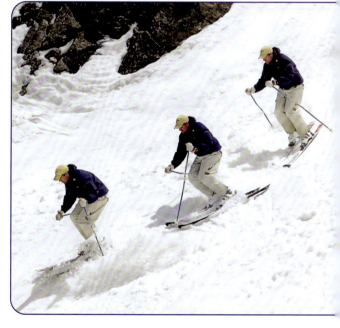

图5.11　在大多数转弯的控制阶段中，平衡都会从前向后移动。自由滑所允许的前与后平衡的范围相对要小一些（仅仅是几厘米的距离，极少会超过从前脚掌到脚弓后方的间距），但对于非常积极的转弯来说，这范围就会更大一些。滑雪者：大卫·奥利弗（David N. Oliver）。

围就会更大一些。

你可能认为，我刚刚的两段描述是相互矛盾的。首先，我说，在转弯进入控制阶段的时候，对雪板前半部要施加更多的压力。接着，我又说，在转弯结束的时候要将压力向后收一些。由于上一个弯型的结束与下一个弯型的开始是紧密相连的，那么如果保持了结束阶段的相对靠雪板中后方的压力控制，就无法在下一个弯开始的时候对雪板前部施压了。实际上，这并不矛盾。在弯与弯之间的过渡阶段，你的重心的移动路径比脚的移动路径要短一些（请参考第145页的图9.10）。在启动阶段，雪板是借助初始转向角度开始偏转的。这令你的重心相对雪板更加靠前，尤其是与转弯的完成阶段相比。重心靠前的程度，则取决于重心轨迹与脚移动轨迹的夹角、进入新弯的初始转向角度以及脚部向后收的程度（图5.12以及第183页的图11.4）。

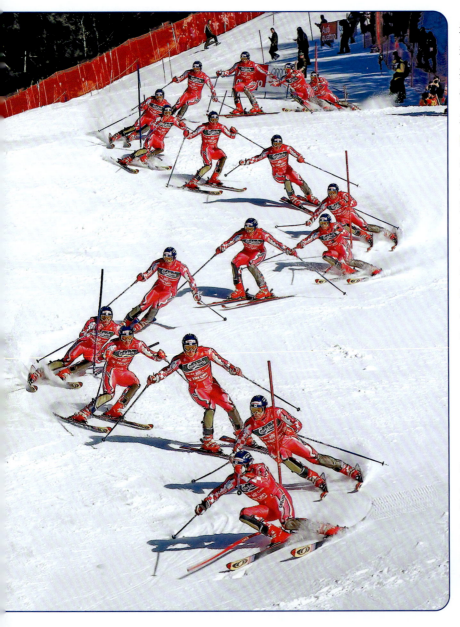

只有在平顺的雪坡，一致的雪况下，这种前后移动的循环才会孤立地发生。在实际滑雪中，你需要在蘑菇、急下坡、断层台阶这样的混合地形中转弯，这些都需要前与后的调整。是否能将这些动作完美地组合在一起，正是优秀滑雪者区别于其他人的一种能力。如果看起来他们身体的变化幅度并不大，那其实是他们在脚下就完成了转弯所需要的动作。

图5.12 伊维察·科斯特里奇（Ivica Kostelic）上半身移动的路径比他的脚滑过的路径要短，因此，尽管在进入转弯控制阶段的一开始，他看上去有点后坐，但是他的平衡仍然是向前压的。

第 6 章

上与下

在转弯中，能够通过身体上下移动保持与雪面和动态的作用力的协调一致，是一个有经验的优秀滑雪者的标志。这并不意味着一定是要上下移动重心，而是指要在合适的方向上屈曲或者伸展整个身体。实际上，优秀的滑雪者会通过许多动作来减小地形与转弯中作用力的影响，避免重心的上下移动。扩大上下移动的范围和精准度，是滑雪技术大幅度提高的最简单的方法之一。这个范围越大，你所能应对的地形和滑雪状况就越多。这些动作越精准，就越能在完美的平衡中实现顺滑。也就是说，你将能够控制雪面施加给你自身和你的雪板的作用力，令雪板实现你想要的效果，平顺地滑过雪包和沟槽，坚实而利落地用刃，维持你和雪板的中性状态而在雪包之间腾空越过。

6.1 什么是上与下？垂直方向的上与下吗？

对于我们大多数人来说，上和下的语义与垂直方向上的运动是完美对应的。但是，如第一章中讲述过的，在滑雪者所在的参考坐标系中，上、下、垂直，表达的是同一种意思吗？假设你处在一个平衡状态中，上，这个方向就是你所在的支撑表面对你施加的支撑力的方向。下，显然就是与之相反的方向。而垂直就是上与下合在一起的直线。在滑雪者的参考坐标系中，垂直指的就是平衡轴。

当你静止地站在雪道边上的时候，上、下和垂直都是通过重力定义的：比如，上就是树木生长的方向。当滑行的时候，对照你自身的参考坐标系，在你觉得是上下移动的时候，上和下就与静止站立的时候有所不同了。在不同地形和转弯中，更多的作用力参与进来，平衡轴不再与树木平行，如图6.1所示。每当在本书中出现这些术语的时候，上、下和垂直，我们都是以滑雪者的参考坐标系为基础的。相对于滑行的过程，这是最佳的坐标系，在本章中介绍的各个基本动作都是定义在这个坐标系中的。

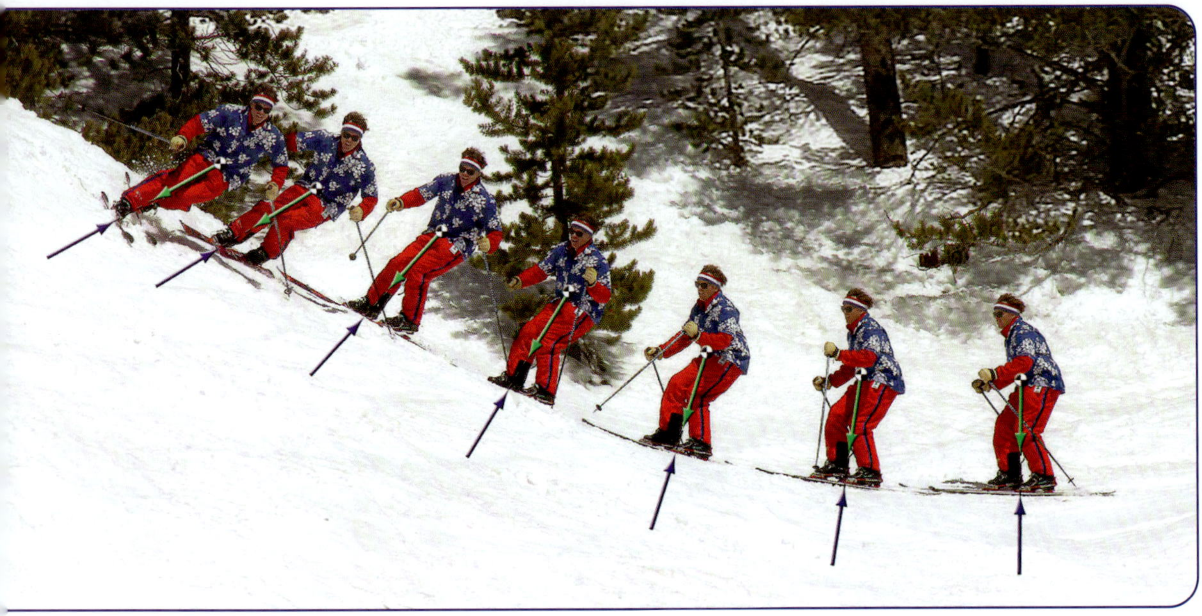

图6.1 滑雪者的上与下方向的定义和感觉是由平衡轴决定的。在滑雪者处在平衡状态的时候，雪面施加给滑雪者的反作用力正是沿着平衡轴的方向的。它定义了滑雪者对上、下和垂直的感觉，同时也是本书中谈及这些术语的时候所表达的含义。这条直线永远垂直于雪板的板底，因此，如果滑行在起伏不定的雪面上，那么它的方向也会发生变化。在转弯过程中，离心力会令这条直线偏向弯内。滑雪者：戴夫·霍德柯拉夫特（Dave Holdcraft）。

6.2　为什么要上下移动？

　　滑雪者的上下移动可以控制雪面施加给他们的作用力的大小。你和雪面之间的合力决定了雪对你有多大的影响。假设你刚刚越过一个雪包，感觉雪板变轻，此时你无法转弯或者减速，因为雪面无法对你施加作用力。而从另外一个角度讲，也正是因为这个原因，你却可以轻松地摆动雪板。

　　在转弯过程中的每个位置，在横切滑行，直放下坡的时候，你都会需要雪面为你提供一定的作用力。作用力的大与小则取决于你处于转弯的什么位置上。在复杂雪面和虚拟蘑菇的滑行中，如在第3章讲述的，在转弯过程中合力会不断地发生变化。如果你完全不进行上下的移动，这些作用力反倒会变成你顺利滑行的障碍。通过伸展或者屈曲，你可以加强或者减弱这些力量，为滑行提供想要的合力。

　　在直线下滑的时候，你通常喜欢雪面的作用力是恒定的。如果路线上有雪包，那么可以通过屈曲和伸展动作吸收消除地形的影响。从矢状平面上看，重心移动的路径也是接近一条直线的，如图6.2中冬娜·温布雷特（Donna Weinbrecht）的滑行。当你在深蘑菇中小弯滑行的时候，通常会在转弯结束的地方做屈曲动作，或称为吸收动作，减少蘑菇施加给你的向上的作用力。一旦越过包顶，就要做伸展动作，获得并保持一定的雪板对雪面的压力。蘑菇越深，就越需要大幅而精准的上下的移动。无论是吸收还是伸展，都要随着地形变化来上下移动身体不同的部位，但同时要保持重心不被上下移动。

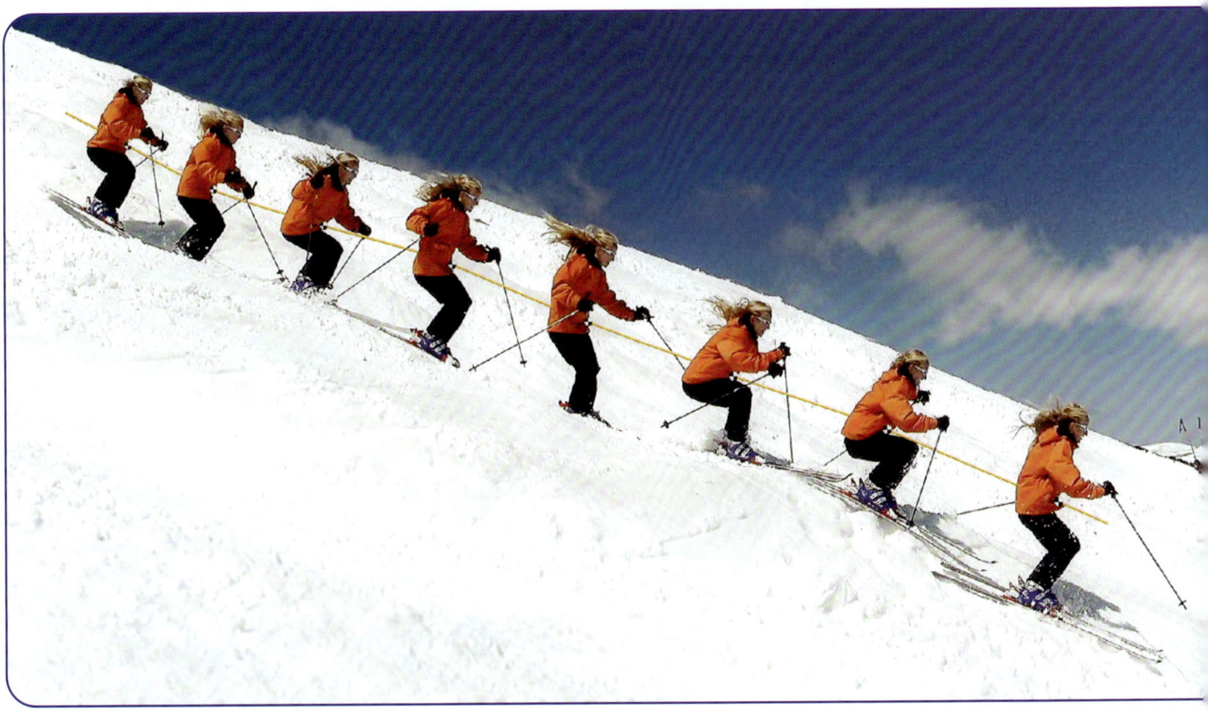

图6.2 冬娜·温布雷特（Donna Weinbrecht），前美国滑雪队队员，她在蘑菇中滑行的时候，通过吸收和伸展动作尽量减少重心沿着平衡轴的移动。在雪板滑上雪包的时候，她会略微将脚向前多伸一点，在越过包顶后，则将脚向后收一点，通过这样的动作维持前后的平衡。她描述这些动作的感觉就如同倒蹬自行车。温布雷特曾是世界上最优秀的蘑菇竞赛运动员，赢得了5次世界杯冠军、第一枚奥运会在这个项目上的金牌、两次世界锦标赛冠军以及46次世界杯比赛的胜利。

  初学者的滑行动作通常在雪板与雪面之间仅仅产生很小的压力变化。他们滑行的环境很简单，地形带来的压力改变很微小，转弯产生的力量也不大，也几乎无法识别出虚拟蘑菇。随着他们升级到中级技术水平，环境仍然不那么复杂，但是他们学会了主动地将压力从一只雪板转换到另一只雪板上，控制雪板的整体压力，并使用更大的力量进行转弯。

  地形变化和动态转弯会带来预期的和潜在的破坏平衡状态的压力，当滑雪者进入到高级水平后，他们也就学会了通过多种动作来应对这种复杂的情况。客观地讲，好的滑雪者做出的动作大多是用于避免或减少来自雪面的作用力的变化，而不是故意放大这种变化。

6.3　虚拟蘑菇的解析

  在第3章中我们介绍了虚拟蘑菇的概念。如果中级水平的滑雪者能够在连续转弯中施加变化巨大的不同压力，那么就可以感受到虚拟蘑菇的存在。当他们将一个弯的完成与下一个弯的开始完美地衔接在一起的时候，会很快地喜欢上那种借助反弹力提升双板离开雪面的感觉。此时，他们懂得了通过自身上下的移动来适应虚拟蘑菇的上下变化。滑雪者向上的移动动作与虚拟蘑菇向上的形状变化互相匹配，便于轻松地开始下一个转弯。

这种协调的感觉能起到一定的作用，但一旦在刻滑小弯中进行这样的连续转弯，你就要知道，在虚拟蘑菇的作用下，在转弯结束做出伸展动作时，就很可能会被雪面顶到空中。如果想要在这种情况下维持与雪面的接触，你就必须注意屈曲和伸展的时机，就像真的是滑在蘑菇地形中：在转弯的完成阶段做屈曲、吸收动作，在转弯滑过滚落线进入下一个弯之前，不要做伸展动作（图6.3、图6.4）。

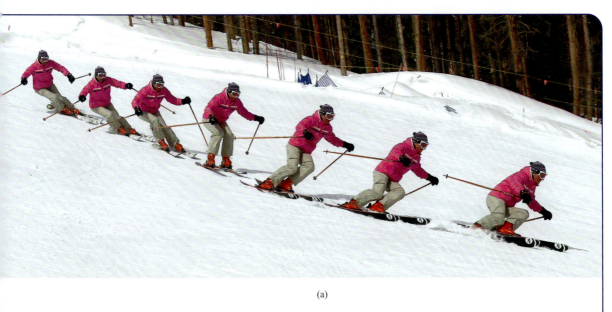

(a)

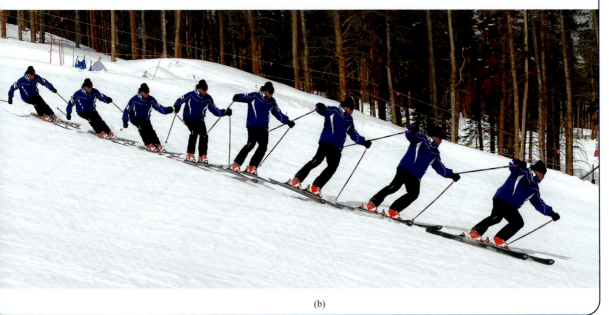

(b)

图6.3 （a）中的滑雪者在两个紧凑的刻滑转弯之间的过渡阶段做出屈曲动作。她的重心没有因为虚拟蘑菇的关系而被抬升起来。在（b）中，滑雪者做出的是伸展动作，而不是屈曲，于是，在虚拟蘑菇中，他被抛离了雪面。滑雪者：（a）卡罗尔·莱文（Carol Levine）；（b）安迪·古尔德（Andy Gould）。

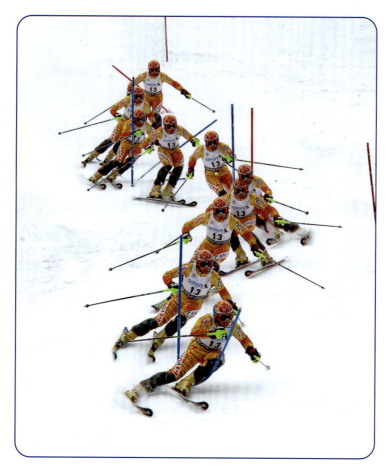

图6.4 为了缓解虚拟蘑菇带来的影响，维持雪板与雪面的接触，加拿大的托马斯·格兰迪（Thomas Grandi）在过渡阶段做屈曲动作，在进入到转弯的控制阶段时做出伸展动作。

6.4 区别对待上和下，前与后

我们处理相对于雪板的上下移动与前后移动的方式和目的是完全不同的。上和下的移动是为了控制雪面施加给我们的作用力的合力，而前与后的移动是为了控制雪板偏转的性能，并帮助我们保持平衡。然而，大多数滑雪者不能在这两个方向上独立地进行移动，他们会不由自主地同时做出垂直和前后移动的动作。比如在向前移动的时候会压低并屈曲身体，在向后移动的时候会抬高并伸展身体。在雪场中，这样的情况比比皆是。

要想真正地提高自己的滑雪技术，你必须能够根据雪面的反馈，独立控制这两个方面的移动。在通过垂直方向的移动控制整体力量的同时，不能干扰前与后的压力分布。从另外一方面讲，在前与后的移动的同时，保持对雪面施加恒定的整体压力，请参考图6.5。

如图6.6所示，在蘑菇中滑行大弯是对这种能力最好的展示。这需要滑雪者在单独一次转弯中就进行多次的上下移动，同时独立地控制前与后和侧向的平衡。这是一个非常好的测试，可以明确地分辨出谁是最优秀的滑雪者。

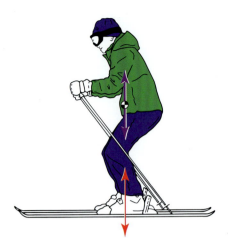
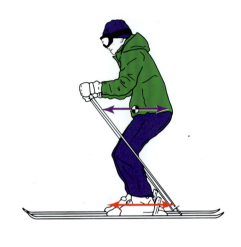

图6.5 纯粹的上与下的移动对比纯粹的前与后的移动。

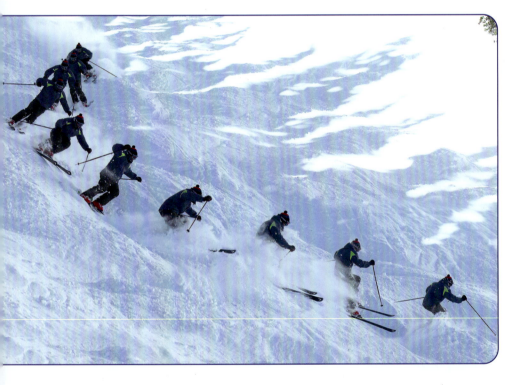

图6.6 在一片蘑菇地形中滑行中弯或者大弯，需要滑雪者借助大幅度的上下移动来适应地形的变化，同时不要影响前与后或者侧向的平衡。这种滑行的能力是出色滑雪者的重要标志。滑雪者：罗伯·马汉（Rob Mahan）。

如果你能够隔离开重心的垂直移动，那么就可以控制施加于重心上的整体力量，并独立分布前与后的压力。人的身体是由多个围绕关节枢转的部件组成的，任何单一关节的活动都会导致重心沿弧线发生变化。请看一下图6.7中的活塞结构，活塞的上下往复运动转化为曲轴连杆的圆周运动，它们之间的关系很像身体重心与骨骼的关系。参考活塞运动的效果，作为滑雪者，你的任务就是协调这些连杆的圆周运动，令重心仅仅上下移动。

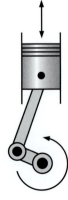

图6.7 活塞上下往复运动，曲轴连杆的连接处做的是圆周运动，类似于滑雪者身体主要关节的运动模式。

用于上下移动和前后移动的主要关节包括脚踝、膝盖、髋关节、下半背和肩膀。没有任何关节能够仅仅凭其自身就可以完全独立地上下或者前后移动重心。相反的，每个关节都会令重心沿弧线运动。正如在第5章中讲述的，脚踝非常善于进行前与后的调整，如图6.8所示，它们对重心在垂直方向上的影响非常小。所以，膝盖、髋部、下半背和肩膀必须组合起来一起移动，像活塞的曲柄连杆结构一样仅仅上下移动重心（图6.9）。

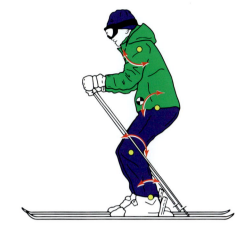

图6.8 在矢状平面中，任何主要关节的屈曲和伸展都会令重心沿此平面上的圆弧移动。但是如果关节一起正确地组合运动，重心就会沿着平衡轴上下移动。

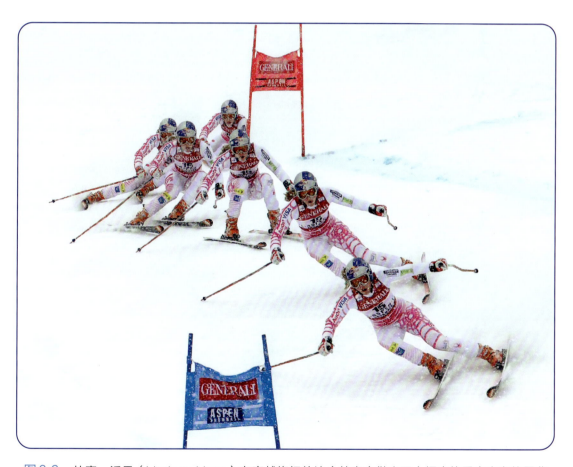

图6.9 林赛·沃恩（Lindsey Vonn）在穿越旗门的这个转弯中做出了大幅度的垂直方向的屈曲和伸展，以便保持与雪面的接触，在进入下一个弯的时候更早地为板刃施加压力。同时，她也完成了前与后的调整，首先是在过渡阶段将前压的姿态向后收了一点点，踩在雪板的中部，接着是在第二个弯刚刚进入控制阶段的时候再进行前压。注意，她采取了一种非常低的站姿，并没有弯曲脚踝，也没有将髋部保持在脚的上方。

> **小窍门**
>
> 为了将重心的上下移动与前后移动完全分开,这里有一个很好的经验,就是用膝盖、髋部和肩膀控制上下移动,用脚踝控制前后移动。这虽然显得过于简单,但却是一个很好的起步。在接下来的章节中,我们将重点关注如何通过膝盖、髋部和肩膀的组合运动来实现纯粹的垂直移动。

6.5 学会直上和直下移动

每个人在穿着普通运动鞋的时候都能够直上和直下移动,但是在穿着滑雪鞋的时候,情况就大不相同了。雪鞋的设计是要限制脚踝的活动范围,这与运动鞋是明显不同的。如果不穿雪鞋,脚踝、膝盖、髋部和下半背组合起来即可实现单纯的上下移动,这也是多年自然形成的经验。但是穿上雪鞋、踩在雪板上后,你就失去了脚踝上的自由度。当你试图弯曲脚踝关节的时候,雪鞋会阻碍这个动作。如果更用力一些,杠杆作用就会将压力向雪板的前部推送。如果脚踝伸展到一定程度,通过雪鞋靴筒的后部可以将压力推送向板尾。假设你穿着运动鞋做出类似的屈曲动作,脚后跟则会不由自主地被抬起来。

穿着雪鞋直上和直下的移动是为了精确地控制来自雪面的总体作用力,为此,你必须尽可能地减弱脚踝的屈曲和伸展,而使用膝盖、髋部、下半背和肩膀的组合,这也是与穿着运动鞋的不同之处。但是,找到这种组合并不是一件简单的事情。如果腰部弯曲过少,你的重心会下降并向后移动[图6.10(a)]。腰部弯曲过多,在膝盖具有同样弯曲程度的时候,重心会下降并向前移动[图6.10(c)]。在屈曲身体的时候,手臂直着向下移动,重心会向后移动。在膝盖伸直的同时,如果腰部伸直得过快,重心会向上向后移动[图6.10(d)]。

对每个人来说,由于小腿、大腿、髋部、躯干和手臂的长度与宽度的不同,这种组合的关节运动也都不相同。其他的重要变化因素就是雪鞋的前倾特性和固定器,后者也会影响雪鞋的前倾(在第10章中会讲述雪鞋的前倾)。专家级的滑雪者通过成千上万次转弯逐渐找到了正确的关节运动的组合,对此,普通滑雪者同样也有机会做到,但需要进行正确的训练,否则无法达到这个目标。

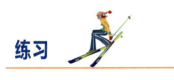

练习

跳转是一个很好的练习,用于训练在保持上下移动的同时而不产生前后移动(见图6.11)。练习的方法是,从站在雪板一侧的板刃开始,干净利索地跳起来,横摆雪板,用雪板另一侧的板刃落地。身体重心一旦向错误的方向产生移动,就立刻会减缓连续跳转的节奏,你也会失去应有的平衡。你应该至少能一次做出10个这样的跳转。

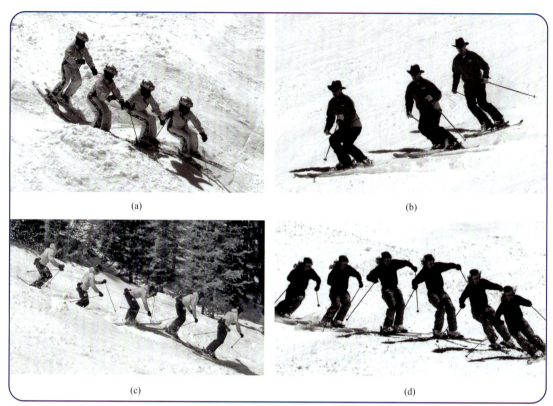

图6.10 照片中每个滑雪者各有一个主要关节相对运动的问题，这令他们在前后移动重心的同时，也出现了重心上下移动的问题。（a）中这个滑雪者在开始的时候重心前压，但在下滑之后，重心向后移动，髋部移向板尾，作为补偿，在做屈曲吸收动作的时候，她只能更多地弯曲腰部。（b）与（c）中向下并向前的移动是另外一个常见问题。（b）中滑雪者在屈曲身体的时候做出屈曲脚踝的动作，令重心向前移动，这也通过雪鞋的杠杆作用将压力推送向板头方向。（c）中的滑雪者仅仅在腰部做出屈曲动作，令其直接向前方扑去。（d）中滑雪者在向上的同时向后移动，这是另外一个关于垂直移动的问题。

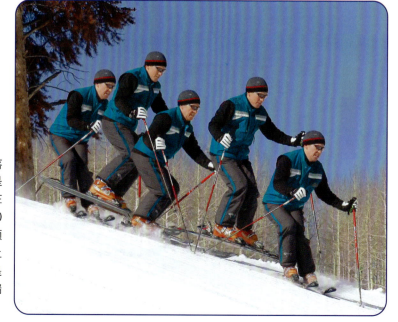

图6.11 为了练就干净利落的上下移动的动作，跳转是一个非常好的练习方法。在一趟下滑中，尝试做出10次或者更多次数的跳转，频率越快越好。如果你是直上直下的跳动，雪板也将会是平行于雪面的。滑雪者：瑞克·劳赫（Rick Rauch）。

练习

为了训练身体的直上直下的移动，可以先选择在水平的硬地板上进行，把雪鞋的靴扣全部扣紧。身体尽量大幅度地上下移动，同时密切关注前后的平衡。闭上眼睛，体会一下自己屈曲到什么程度才会失去平衡向后倒。此时，手臂前伸会帮助你找到平衡。不断反复练习大范围上下移动的动作，直到找到感觉舒服的方式。（如果你的髋部在降低到与膝盖同等高度的时候，肯定会失去平衡而向后倒，那么你很可能需要调整雪鞋了。请参考第4章4.2.2小腿的角度，以及第10章10.5前倾。）好，接下来的练习就是在一段平缓平整的雪道上进行团身的滑行，如图6.12所示。在每个转弯中，都做出大幅度的上下的移动。这会显得很夸张，但不要羞于做出这种显得有点滑稽的动作。对于一种运动模式，将身体推向某种极限状态会获得最佳的学习效果。这样团身滑行几次后，恢复到正常的滑行姿态，但仍然夸张地大幅度上下移动，并坚持滑行几次。

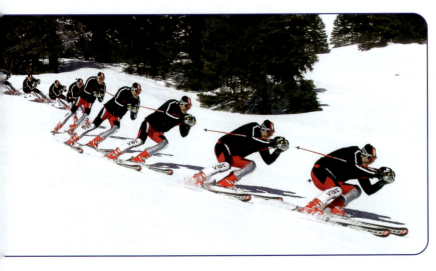

图6.12 在团身滑行的时候大幅度地、夸张地上下移动，是一种学习直上直下移动的好方法。在每一个转弯中都尽量屈曲或者伸展到身体的极限。在最低姿态的团身的时候，你的后背应该几乎与雪面平行，同时手臂向前伸出。滑雪者：托尼·西尔斯（Toni Sears）。

练习

另外一个不错的练习就是在蘑菇地形中做连续横切的滑行，如图6.13所示。在蘑菇地形比较宽阔，但是人却很少的雪道上，开始慢慢地横切滑行。注意力集中在屈曲和伸展动作上，脚下感觉到的压力应该是恒定的，重心也是沿着一条直线移动的。接着，逐渐选择更陡峭的、略微斜向下的横切路线，并提高滑行的速度。随着你越来越精确地控制自己的动作，滑行中的感觉也就越来越舒服。如果碰到两个雪包之间的间距比较短，还可以尝试从第一个雪包的包顶直接起跳腾空，然后在第二个雪包的包背落下。

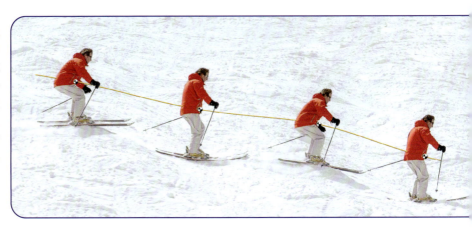

图6.13 横切蘑菇地形是锻炼垂直屈曲和伸展的理想练习。开始练习的时候,滑行得慢一些。感觉舒服后就可以逐渐加快滑行的速度。滑雪者:布莱恩·布莱克斯托克(Brian Blackstock)。

6.6 被动的和主动的屈曲

在大多数情况下,专家级的滑雪者在雪包前是通过被动的膝盖和腰部的屈曲来完成吸收动作的:放松大腿、臀部和下半背的肌肉,任由重力将上半身和髋部向下拽,雪面将脚部和腿部向上顶。但是,在某些情况下,滑雪者必须主动地收缩这些肌肉,做出足够快速的屈曲动作,并同时维持住前与后的平衡(图6.14)。比如在很深的蘑菇中,来自雪面的作用力增加得非常快,使你不得不主动地向前向下拉动上半身,以适应这种力量

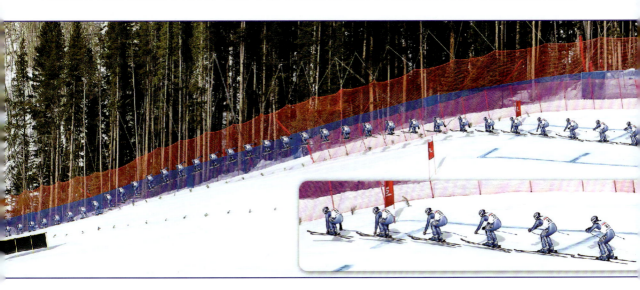

图6.14 这是戴伦·拉夫斯(Daron Rahlves)在科罗拉多Beaver Creek的Birds of Prey赛道上的影像,他以110千米/小时的速度飞跃了60米之远,最终他获得了比赛冠军。请注意,在滑到坡道的裂点(坡度突然变陡的位置)之前,他的雪板已经腾空了。这说明他是主动地伸展,将双腿上拉,躯干向前向下移动。这样,他缩短了飞行距离和腾空时间,以便可以更早地着地。在超远的跳跃中,精确地控制屈曲的程度,保持在空中的平衡是至关重要的。拉夫斯的所有屈曲动作是由膝盖、髋部和下半背组合完成的,脚踝则完全没有参与其中。拉夫斯是美国历史上最成功的世界杯速降比赛选手之一,他赢得了2001年世界锦标赛大回转冠军。有多处飞跃路段、超硬雪、异常陡峭的赛道是他最擅长的竞赛环境。

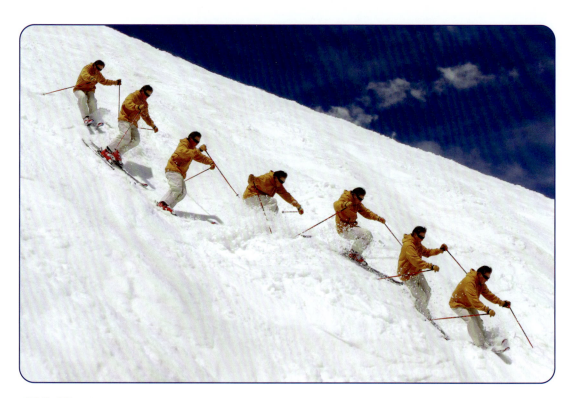

图6.15 为了快速滑下深蘑菇地形，优秀的蘑菇滑雪专家会主动地屈曲他们的身体，大幅减弱来自雪包的作用力。髋部的屈肌就是做这个动作的。跳水运动员做出的屈体跳水动作用的也是这部分肌肉。

的急剧变化，并维持住前后平衡（图6.15）。如果不这样做，仅靠重力无法足够快地向前向下拉动上半身，也就无法对腿部被快速顶起来的情况作出补偿，其结果就是支撑点会落在脚后跟上。

躯干向前拉和腿部向上抬的动作需要用到髋关节屈肌，主要包括腹部肌肉和髂腰肌。如果躯干面对的方向与脚指的方向不同，那么就会用到腹外斜肌。无论滑雪者是被动还是主动地屈曲，主要关节的活动方式都一样。就像开着汽车转过一个弯，无论你是否踩下油门，前轮都必须转过同样的角度。

主动屈曲，或者称为主动吸收，是弯曲双膝的运动模式中的一部分，它来自于法语swallow（吞下）一词。乔治·朱伯特（Georges Joubert）于20世纪60年代末首次发现并分析这一运动，当时他看到让·克洛德·基利（Jean-Claude Killy）在相应的地形中自发地做出了这些动作，之后，朱伯特在他的训练计划中将弯曲双膝视为一项关键技术。朱伯特的训练方案令许多国际竞赛选手获得了成功，在今天，这个运动模式变得愈加重要。

很多人在观看世界级蘑菇滑雪运动员表演的时候，都会惊叹于这些选手的膝盖和背部能够承受如此巨大的冲击力，因为他们看到在滑雪者撞上每个雪包的时候，其身体都会极度地蜷缩起来。但实际上，这些滑雪者并没有受到你想象中那么大力量的冲击，他们是故意地、主动地做出了身体动作——在即将撞上雪包的时候屈曲身体，以减弱和吸收这些力量。从侧面可以明显地看到，虽然滑雪者的脚部上下不断运动，但是身体的重心却是沿着一条直线移动的。

6.7　轻身

　　加压和轻身，是两个分别用于描述增加和减少雪面与滑雪者之间作用力合力的术语。从主观角度讲，这两个词有一定意义，但是从技术上讲是用词不当的，尤其是轻身。如果你吃了顿大餐，那么体重会增加一些，但是当你从雪包上飞起来的时候，体重并没有任何变化。真正变化的是雪面给你的反作用力，在你滑上包顶的时候感觉到的"轻"，正是这个反作用力消失的效果。相反，当你滑下沟槽的时候会感觉到"重"，则是因为该反作用力增大的效果。实际上，是因为重心相对于雪面移动的加速和减速为我们带来这样的感觉。尽管从技术上看这种描述不够准确，但是我们还将沿用加压和轻身这两个词，因为对于滑雪者来说这很容易理解。

　　轻身是许多转弯在启动阶段的动作，大多数滑雪教学系统都强调了轻身的技能。随着雪场将雪道修整得越来越好，雪板也越来越容易转弯，我们将注意力转移到了其他技能上，多少对轻身有点忽视。这很遗憾，原因之一是，在许多情况下漂亮的滑行仍然需要轻身动作。原因之二是，轻身可以令滑雪者学会适当的上下移动，这仍然是所有优秀滑雪者所必需的技能。相比20多年前，如今的滑雪者的姿态没有了那么多的上下移动，在教学上不再强调轻身可能是其主要原因。

　　轻身主要有两种类型：伸展轻身（上轻身）和屈曲轻身（下轻身）。考虑到滑雪者、各种地形和虚拟蘑菇的因素，可能出现各种各样的组合。滑雪者与雪面之间的作用力如何变化与何时变化则取决于滑雪者重心垂直加速的方向与时机，请参考图6.16。

　　目前，作为术语，伸展轻身（上轻身）和屈曲轻身（下轻身）有两种定义的方法。其一是，在开始轻身的时候，只要滑雪者伸展膝盖和髋部，那么就是伸展轻身（上轻身），只要滑雪者屈曲膝盖和髋部，那么就是屈曲轻身（下轻身）。另外一种定义是依据滑雪者重心移动的方向而定的，在本书中，我更喜欢使用第二种定义。

　　在本书的术语中，伸展轻身（上轻身）总是从滑雪者的重心被推开远离雪面、加速向上开始的。如果滑雪者通过伸展动作将身体向上顶，就会形成这个动作，如第101页图6.17所示。在蘑菇地形中，无论是真实的雪包还是虚拟蘑菇，即使滑雪者屈曲身体吸收这个作用力，伸展轻身（上轻身）将重心顶起来的情况也是会出现的，请参考第104页图6.20和第90页图6.3（a）。这是一种常见的情况，比如，在蘑菇滑雪中，滑雪者在撞包的时候会屈曲身体吸收冲击力，但如果雪包坡度太大，仍然会将滑雪者身体顶起来。此时，滑雪者会感觉到身体变重了。当向上顶的力量渐弱或者消失的时候，滑雪者向上移动的趋势就会因为重力的作用而减缓，雪板和雪面之间的作用力将会减弱。随着滑雪者重心略微向雪面方向回落一些，这个作用力仍然会保持减少的状态，直到重心下降的运动减慢和停止。

　　在撞包的时候，滑雪者减弱将身体被向上顶的能力是有限的，主要是因为不可能无限地缩短重心与脚之间的距离。比如，身高在平均值的滑雪者，穿着合适的雪鞋，通过屈曲动作只能将重心与脚的间距缩短大约45厘米。也就是说，从完全伸展的姿态到完全屈曲的姿态，脚和重心的间距的减少不会超过45厘米。这也表明，面对超过45厘米高的

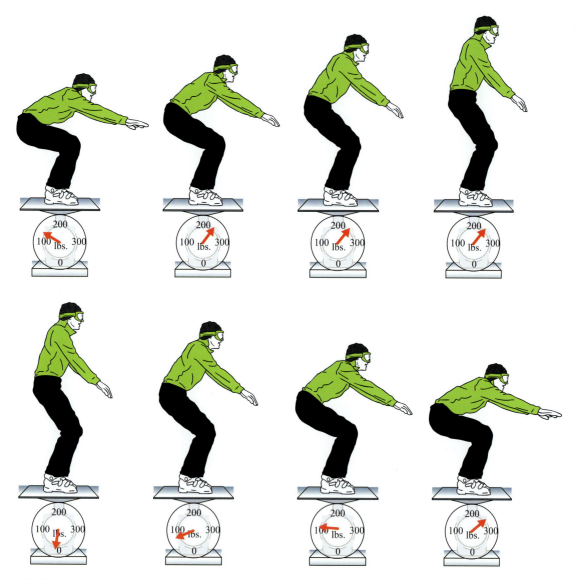

图6.16　假设滑雪者体重为120磅（1磅 = 0.4536千克），主动地向上伸展，她的脚与体重秤之间的作用力会增大（通过体重读数的增加就可以看出来），这是让她向上的作用力，并加速了她向上的趋势。一旦结束了向上的加速，滑雪者就会变"轻"，直到回落的趋势变慢和停止回落。

雪包，滑雪者不可能通过吸收动作保证重心完全不被顶起来。由于这之后的重心会开始加速向上移动，那么随之而来的轻身就仍然是伸展轻身（上轻身）了。

屈曲轻身（下轻身）是从滑雪者的重心向雪面加速移动而开始的［图6.18和第153页图9.20（a）］。滑雪者在冲出跳台，或者从高站姿上简单地放松下来的时候，都会形成屈曲轻身（下轻身）的动作。此时，重心不会加速向上，支撑滑雪者身体的力量消失了，或者大幅减小了，于是，滑雪者的重心会加速向下，因此，雪板下方的受力也减弱了。

伸展轻身（上轻身）和屈曲轻身（下轻身）都有其各自的优势和弱点。屈曲轻身（下轻身）的主要优势是可以立即执行，不需要一个令重心加速上升的过程。在这个过程中，来自雪面的作用力实际上是增大的。

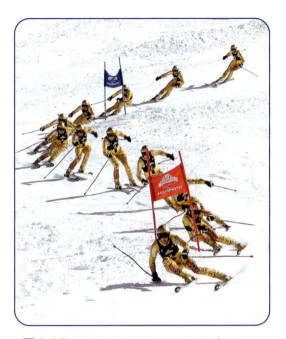 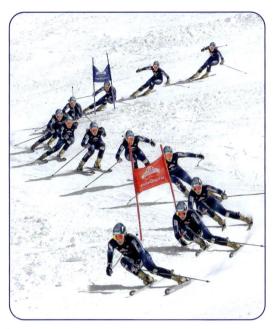

图6.17 加拿大的阿利森·福赛斯（Allison Forsyth）做的是一个典型的伸展轻身（上轻身）的动作，他伸展膝盖和髋部，令重心向上移动。

图6.18 林赛·沃恩（Lindsey Vonn）在过渡阶段屈曲身体，相当于在虚拟蘑菇上做出了全面的吸收动作，令雪板在一瞬间失去与雪面之间的作用力。在第153页上的图9.20(a)则是另外一个屈曲轻身（下轻身）的范例。

与屈曲轻身相比，伸展轻身（上轻身）的优势在于它可以延续较长的时间，滑雪者可以在时间长度和动作幅度上实现更细微的控制。比如，你在手中握着一个网球，突然松手，网球落向地面，这就是"屈曲轻身（下轻身）"。网球的屈曲轻身（下轻身）的时间和距离，取决于你的身高。相反，如果你将网球抛向空中，然后再自由落体一般地落向地面，那么网球就有了更长的时间和距离处于"轻身"的状态，这个过程的持续时间则是取决于你能够将网球抛得有多高。

如前所述，假设一个平均身高的人从一个非常高的站姿变到一个非常低的姿态，重心会向下移动大约45厘米。如果滑雪者突然放松膝盖和髋部的伸肌，那么可以立刻屈曲轻身（下轻身），只需要1/3秒的时间。相反，如果这个滑雪者伸展轻身（上轻身）起身，先让重心远离雪面5厘米左右，那么用时将会超过之前的两倍。

由于伸展轻身起身中有伸展动作，这还带来了另外一些优势：在滑行中发力最多的肌肉——大腿的四头肌和臀部肌肉——在此过程中会得到放松、排除乳酸；它还允许胸部得到舒展，滑雪者可呼吸得更深一些。

6.7.1 地形轻身

地形轻身是指蘑菇或跳台地形产生的轻身，它不是通过滑雪者肌肉主动进行的轻身（图6.19）。地形轻身既可以是伸展轻身（上轻身），也可以是屈曲轻身（下轻身）。

当雪坡角度在瞬间变大的时候，你会感觉到一种屈曲轻身（下轻身）的效果，尽管此时你可能在伸展身体以保持与雪面的接触。相反，在滑上雪包的时候，如果滑雪者不尽快做出足够的屈曲动作，以保证重心不会被顶起来，那么就会感觉到一种伸展轻身（上轻身）的效果。

一旦滑雪者感觉到可以顺畅地在比较小的雪包上滑行了，就可以开始学习借助地形轻身的转弯了。从此，大部分的转弯都会在颠簸不平的地形上完成，从只有几厘米高的小起伏，直到半人多高的深坑。滑雪者会逐渐学习领会在何时何处做出屈曲的动作，吸收减弱地形轻身的影响。这也是他们能够滑下高级道的主要技能之一。

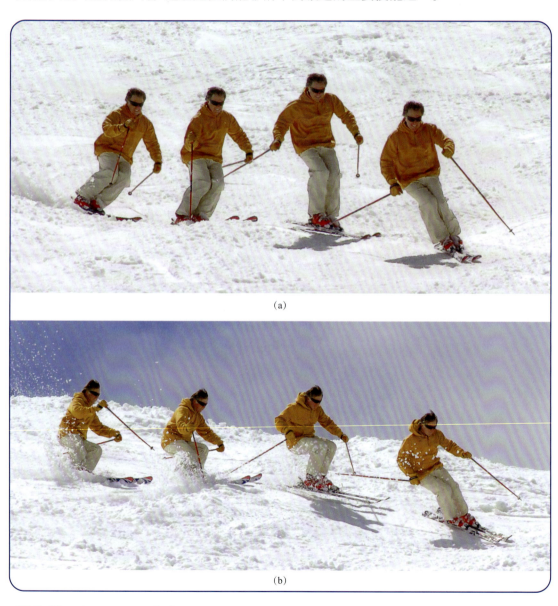

图6.19　地形轻身。在（a）中，比较浅的蘑菇地形正好可以带来足够的伸展轻身（上轻身），使启动转弯变得更加灵活，滑雪者附加了伸展动作，放大了它带来的效果。在（b）中，由于滑行速度更快，蘑菇更深，滑雪者做出屈曲动作，吸收和减弱地形带来的轻身效果。滑雪者：杰里·伯格（Jerry Berg）。

林赛·沃恩（Lindsey Vonn）

林赛·沃恩是美国历史上最成功的女子滑雪运动员。虽然许多报道都表示她是来自科罗拉多州的Vail，但实际上她是在明尼苏达州开始的滑雪生涯。当时她参加的是艾里希·塞勒（Erich Sailer）在Buck Hill雪场的训练营，该训练营培养了许多值得关注的小滑雪选手。接着，沃恩在Vail滑雪俱乐部接受训练。最终，在20世纪90年代后期，她与父母都搬到了Vail定居。

沃恩在小时候就表现出了极强的滑雪天赋，她是唯一一位获得了Trofeo Topolino比赛冠军的美国人，该项赛事每年在意大利举办一次，参赛选手是全世界最出色的11岁到14岁年龄段的小滑雪运动员。她还在世界青少年锦标赛上获得过奖牌，并在十几岁的时候就获得了全美冠军的头衔。

与同样出自明尼苏达州的前世界级滑雪运动员辛迪·尼尔森（Cindy Nelson）相同，沃恩首次入选美国代表队的时候，参加的是回转比赛。就像是明尼苏达州的传统，她同样在世界级的速降和超级大回转中取得了优秀战绩。经过几年的国际竞速赛事的磨炼，在2008年她首次获得了年度总冠军和速降冠军。当年的夏季，她将训练集中在了技术类型的比赛上，在随后的2008—2009赛季中，她就获得了第一个回转冠军，接着三次进入了前三名，其中一次也是冠军，年终总排名为回转赛事的第三名。总的来说，这一年太令人难以置信了，世界杯年度总冠军（令她成为唯一一位赢得两次总冠军的美国女子选手）、速降和超级大回转冠军、全能赛第二、回转第三，以及世锦赛速降和超级大回转的冠军。在单独一个赛季中，她获得了九次世界杯比赛冠军，这比美国任何其他选手都要多。

在滑行中，沃恩的双腿是各自独立运动的。某些时候，甚至看起来有些膝盖内翻（X形腿）——通过大幅的反弓令外腿膝盖控制刻滑，内侧雪板则应对不断变化的支撑力。她被认为是最好的巡回赛事的滑雪选手之一。

在沃恩仅仅24岁的时候，就获得了如此惊人的成就。很显然，她将会继续赢得更多的冠军，并打破更多的世界纪录。

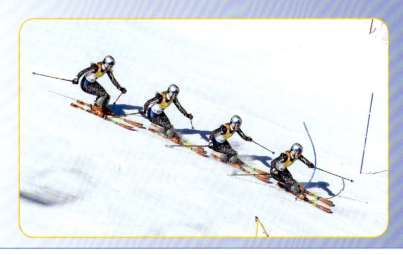

6.7.2 反弹

反弹是一种伸展轻身（上轻身）的动作，用于小弯滑行、点刹转弯，在需要控制速度的陡坡上也很常见。与蘑菇滑行和小弯刻滑（具有明显的虚拟蘑菇）相比，反弹带来的轻身效果不是滑雪者有意而为之，而是转弯中的压力动态变化的结果。在蘑菇地形中，或者明显的虚拟蘑菇中，滑雪者通常屈曲膝盖和髋部，减弱地形带来的这种轻身效果。现代大头板的设计也减少了反弹的需要，但是，这仍然是全能的滑雪者需要掌握的动作。

反弹需要在转弯结束的时候急速而清晰地切刃，令雪面的反作用力突然加大。这个力量的急剧变化与滑雪者脚部的减速带来了两个效果，其一是有点像撑杆跳的效果（图6.20）。撑杆的插斗低于运动员的重心，插斗施加给撑杆和运动员的反作用力令运动员沿着以插斗为圆心的弧线运动。同样的"撑杆跳效果"请参考在第3章中的虚拟蘑菇以及图3.10。

另外一个是腿部和髋部伸肌的橡皮筋效果，涉及了大腿、臀部和下半背的肌肉。为了获得急剧增大的压力，滑雪者做出切刃动作，重心落向脚部，在感觉到足够大的反作用力的时候，立即收缩这些肌肉。收缩的肌肉支撑住下落的上半身与大腿的重量，接着伸展一些，就像后坐力的效果，将重心反着推向上方（图6.21）。

大家普遍认为，通过蹦床效果能够实现反弹，但在雪板身上并没有这样明显的作用。与滑雪者体重相比，雪板不够坚硬，不足以储备和返回那么大的力量。而且，雪板是由脚下的雪面来支撑的，而蹦床是靠其边缘来支撑的。

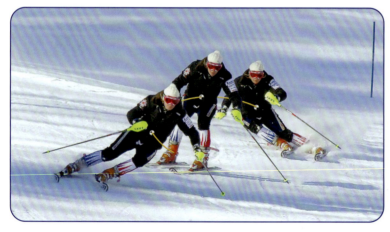

图6.20 撑杆跳效果。当滑雪者以脚部为基点，从一侧倾倒到另外一侧的过程中，其重心的移动路径就像撑杆跳运动员被向上弹起的路径。在照片中，英国滑雪代表队的凯米·阿尔科特（Chemmy Alcott）通过屈曲动作减弱该效果的影响。

图6.21 反弹转弯。除了撑杆跳效果之外，滑雪者的膝盖和髋部的伸肌产生一种橡皮筋效果。滑雪者：鲍勃·巴恩斯（Bob Barnes）。

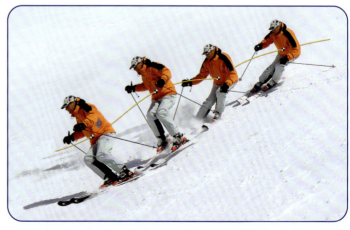

6.7.3 选择适当的技术

既然在转弯的过渡阶段有如此之多的技术,那么很自然地,我们就想知道在什么时候应该运用哪项技术。这要综合考虑地形、雪况和战术等多种因素。假设你选择的滑行路线和转弯中的力量变化形成了巨大的虚拟蘑菇,那么你很可能需要采用屈曲动作来吸收它,如果是在雪况不一致的、没人滑过的雪面上,你可能在转弯过渡的时候采取相当明显的伸展轻身(上轻身)的方法,以便雪板能脱离深雪的束缚。弯与弯之间过渡的时间长短也是重要因素,请参考第9章中的"过渡阶段的预判"。时间较长的过渡适合于伸展轻身(上轻身)。如果你需要重心尽快地越过雪板进入下一个弯,那么屈曲轻身(下轻身)则是最佳选择(图6.22)。

你需要练习所有这些技术,直到它们变成你的习惯。之后,当你再滑雪的时候,不用再琢磨这些技术,而是关注战术的选择、雪况和地形。你的身体将会学会在合适的时间地点选择合适的技术。

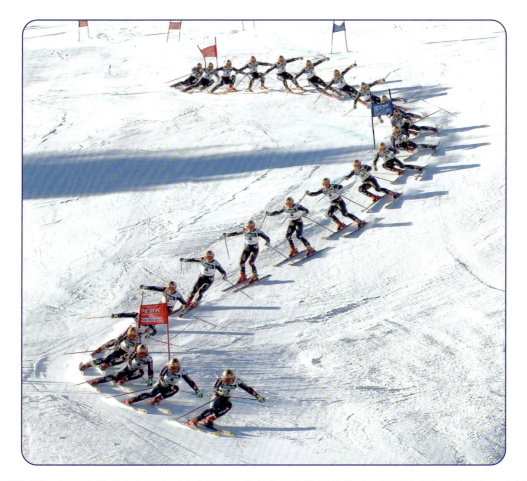

图6.22 地形和战术决定了应对来自雪面的总体作用力的最佳技术。照片是瑞士的迪迪尔·库赫(Didier Cuche)在其主场Adelboden的赛道上赢得大回转比赛的影像。在转弯的时候,他意图尽早地在雪板上施压,于是在第一个和第二个弯之间的过渡阶段,他通过屈曲吸收动作越过一个微缓的鼓包地形。在进入最后一个弯的时候,前面的地形凹陷了下去,于是他改为做出伸展的动作。

第 7 章

雪板的转向

相比旧款式的雪板，现代大头板允许我们在更多的转弯中实现刻滑，但是我也在第三章讲述过，大多数转弯仍然需要一个初始转向角度，这也是由地形、转弯形状和坡度等因素所决定的。更陡峭的雪坡，更小的转弯半径，就需要更大的初始转向角度。在超级陡峭和狭窄的通道地形中，专家级的滑雪者经常在开始转弯前要将他们的雪板枢转120度以上。在世界杯回转和大回转赛道上，很多转弯也要求运动员在入弯的时候采用一个相当大的转向角度，如图7.1中的阿克塞·兰德·斯文达尔（Aksel Lund Svindal）做出的动作。我们在使用古老的、更加平直的雪板的时候，运用的就是这样的技术，而现在，我们使用了性能更好的雪板，所需要的初始转向角度也比以往小了许多，但技术的本质并没有变化。

操控雪板转向的方法有以下几种：

❶ 令雪板过度转向。这在第2章和第5章中有详细的介绍。

❷ 通过肌肉发力对雪板施加一个扭矩。本章中的大部分技术都属于这个类别。

❸ 将雪杖斜着点在雪面上，为整个身体提供一个扭转的力量。

所有这些技术都有其实用价值，技术全面的滑雪者会灵活使用其中任何一种。

7.1 腿部旋转

腿部旋转可以说是当今用于雪板转向的最重要的技术，而且，在大多数情况下，以髋关节为基点转动一条腿或者两条腿都是首选的技术（图7.1～图7.3）。当滑雪指导员谈及"转一下你的脚"的时候，他们的意思就是转腿。

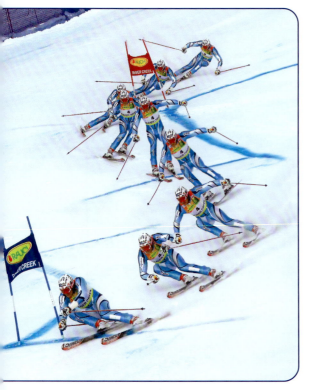

图7.1 在这个超级大回转的转弯中，考虑到赛道在这个转弯的实际情况，挪威的阿克塞·兰德·斯文达尔（Aksel Lund Svindal）转动雪板，建立了一个相当大的初始转向角度。

这个技术在所有级别的滑行演示中都会用到，从八字推坡，一直到动态平行式。

滑雪指导员和教练通常将这个技术称为 braquage（法语，发音类似"布哈卡什"），它是由乔治·朱伯特（Georges Joubert）发明的术语，意思就是"转向"。如果同时转动两条腿，或者，两脚同时承重的时候向内扭转一条腿，此时你的上半身将会保持静止不动，这样，你就可以在转动雪板的同时，确保不会影响你的平衡。

另外，如果你仅仅将外腿向内扭转，内脚提起离开雪面，那么你的上半身就会向外侧转一点点。这令上半身处在了反转的状态（在第4章中讲解过），以便在入弯的开始形成髋部反弓，这是竞赛运动员使用了几十年的技术。在第66页的图4.14中，雷纳·舒恩菲尔德（Rainer Schoenfelder）的第四和第五帧照片呈现的就是这样一个动作。他右边的雪板离开了雪面，向内旋转左腿，所以上半身略微朝向了弯外的方向。

腿部旋转通常会带来一些综合优势。向内旋转腿部通常会令雪板翻转起来，形成立刃，同时，也会在增大立刃角度的时候增大雪板的转向角度（第125页图8.3）。

腿部旋转是足够有力的，通过它，滑雪者可以产生很大的扭矩，并在整个转弯过程中都能有这个扭矩，这比其他旋转技术持续的时间都要长。腿部旋转也可以令你单独通过双腿操控雪板，保持上半身稳定，便于应对不断变化的施加在你身上的各种力量。此外，腿部旋转对整个身体不会产生任何角动量，它仅仅涉及了质量相对小的身体部位的运动，所以几乎不会干扰你的平衡和稳定。

腿部旋转是滑雪的关键技术之一，但遗憾的是，对于许多自学滑雪的人来说，这个技术使用得很不明显。大多数初学者的下意识动作是将上半身和髋部转向他们希望滑雪板转的方向，这通常会适得其反。优秀滑雪者会将大腿在髋关节中进行一定幅度的旋转，但对于许多其他运动类型来说，这个动作并不重要。可能正是因为这个原因，许多初学者无法自然地做出旋转腿部的动作。

伸直的腿不能像弯曲的腿那样在雪板上施加同样的力量，特别是对于外腿。腿部伸展时转动大腿用到的是连接股骨头的内旋肌，它远远没有腿部弯曲后能用上的内收肌群强壮有力。因此，这个技术在你的身体处在一种屈曲的、运动员姿态的时候进行运用是最有力的。

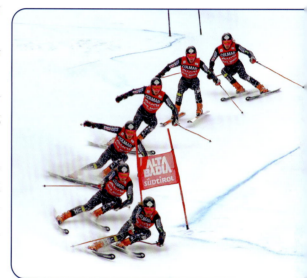

图7.2　在转弯之前，泰德·里格蒂（Ted Ligety）旋转腿部，将雪板横摆过来，强烈地搓擦雪面。

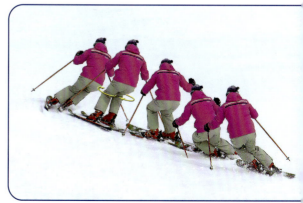

图7.3　在小弯滑行中，旋转腿部，令雪板转向。

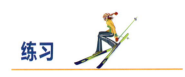

你可以自己通过练习来体会这个动作。坐在椅子的边缘上,双脚和双膝间距大约15厘米。好,在不移动脚后跟位置的前提下,扭转右腿,令右脚大拇指触碰到你的左脚,右腿膝盖触碰到你的左腿膝盖。这个动作就是旋转腿部。你可能会感觉自己是在扭膝盖,但其实是在髋关节中转动了大腿骨。

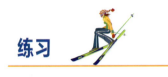

图7.4和图7.5是两个很好的雪地练习,为你展示了髋部的运动范围,帮助你理解和感受腿部旋转的动作。第一个是用脚在雪地上画一个大圈,就像字母C的样子(图7.4)。另一个是扭转双腿擦除雪面上的雪,形成一个领结形状的凹坑(图7.5)。两个练习都用到了同样的腿部旋转动作:大腿骨以骨盆内为基点的转动。值得注意的是,女性腿部旋转的范围要比男性更大一些。

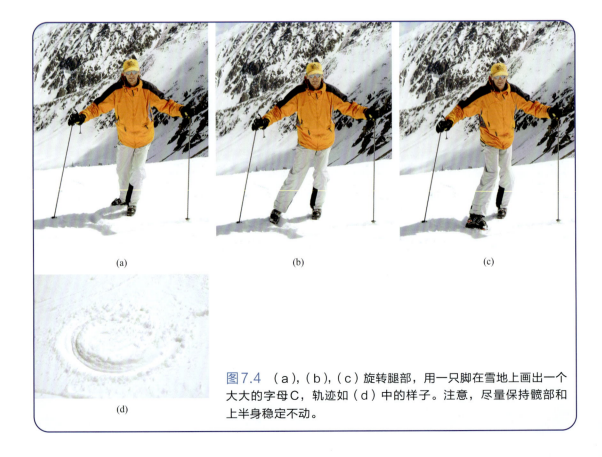

图7.4 (a),(b),(c)旋转腿部,用一只脚在雪地上画出一个大大的字母C,轨迹如(d)中的样子。注意,尽量保持髋部和上半身稳定不动。

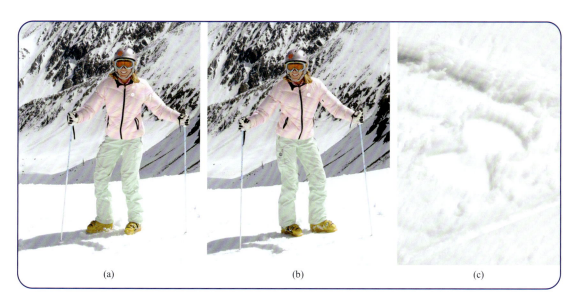

图7.5 （a），（b）扭转双腿，用鞋底摩擦雪面。每只鞋蹭出来的痕迹如（c）所示。在做这个动作的时候，仅仅转动腿部和脚部。如果有个同伴，可以让他尝试握住你的脚，不让你的脚移动，体会一下这个动作的力度有多大。

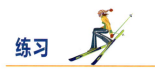

横滑降，这是第5章中用于体会前与后的平衡的练习，如第83页图5.8中所示，它也是一个很好的腿部旋转的练习。在演练的时候，注意保持躯干和髋部面朝你移动的方向，在枢转雪板的时候同步切换雪板的用刃。

7.2 预转

预转（Anticipation），也会被称为卷紧后释放，是一种经常在连续小弯中使用的技术。虽然在20世纪50年代，或者更早，就已经能够在滑雪者的照片中依稀辨别出这种运动方式，但直到60年代中期，它才被世界级的滑雪运动员们所普遍采用。至今，也仍然是高级小弯技术的一个基本要素。

从滚落线开始一直到转弯结束，你的双腿在躯干下方持续旋转，同时，躯干却基本上沿着滚落线方向朝向山下。此时，上半身就像卷紧发条一样。你的身体通过髋部和下半背产生的扭转会伸展几块肌肉，其中一些属于大肌群，包括用于腿部旋转的肌肉。当雪板脱开雪的束缚的时候，无论是通过轻身，还是在换刃的时候平铺雪板，这些伸展的肌肉都会缩短，将双腿向回旋转，与上半身重新对齐（图7.6）。接着，通过一种特殊的点杖方式——拦截式点杖（将在下一节中讲述）——稳定上半身，这样，仅仅依靠腿部的移动就能完成对齐。

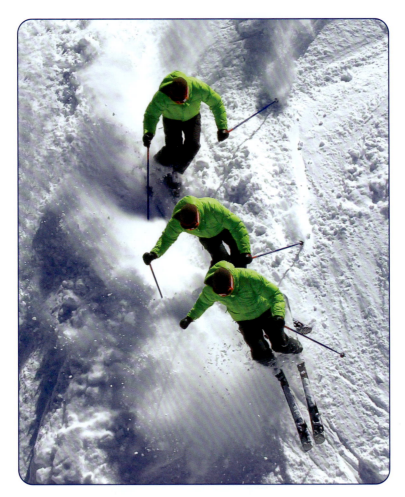

图 7.6　预转，或称为卷紧后释放，是一种在小弯的转弯开始阶段旋转雪板的重要技术。它通常需要结合腿部旋转和拦截式点杖。滑雪者：查理·斯托克（Charley Stocker）。

　　预转这个词是指整个卷紧之后再释放的机制，与之前谈到的身体部位不同，它是通过某些其他部位的收紧来实现的。比如，在第 39 页的图 3.7 中，从中间一幅画面中可以看到小弯中常见的膝部和小腿的反旋 - 释放的动作。在图 7.7 中，Telemark 滑雪者通过腹部和下半背的肌肉为卷紧提供了动力。

　　因做出卷紧动作而收紧的肌肉并不是那些很有力量的肌肉，但是相对于旋转雪板所需要的扭矩，由于在转弯的时候雪板是"轻身"的，或者板头和板尾没有深陷在雪中，所以这点力量就很有用了。在蘑菇地形中，如果能配合上合理的点杖动作，那就更完美了（图 7.8、图 7.9）。

　　预转的好处之一就是增强了腿部旋转。在这个动作中，髋部和双腿的相对状态正好可以最大化腿部旋转的范围和力量。当一块肌肉伸展到其放松状态长度的 120% 的时候，将会获得最大的收紧的力量。恰好在预转动作卷紧的过程中，参与其中的某些肌肉也会用于腿部旋转。因此，在释放的时候，滑雪者就可以进行更有力的腿部旋转了。此外，预转动作还可以增加髋部反弓和反转，这些都是在转弯结束阶段非常有意义的细节，请参看第 129 页的图 8.8。

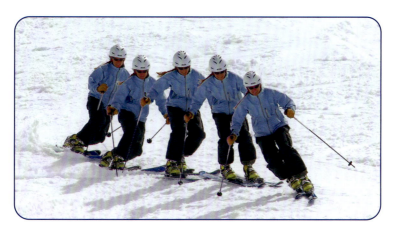

图7.7　与穿着高山滑雪（英文是alpine skiing）装备的滑雪者相比，出色的Telemark（译者注：屈膝旋转式，音译为泰勒马克式。雪板固定器是后跟开放的，而alpine skiing的雪板固定器是后跟固定的）滑雪者使用了相同的基本滑雪技术。在本图中，我们可以看到预转、腿部旋转、拦截式点杖，还有一些上半身的旋转——用于入弯的时候令雪板转向。由于Telemark站姿的原因，滑雪者的髋部被迫微微地朝向弯内，所以预转所需要的肌肉力量完全来自于躯干下部，而在股骨头附近则没有肌肉参与卷紧的工作——穿着高山滑雪装备则会有。滑雪者：帕蒂·班克斯（Patti Banks）。

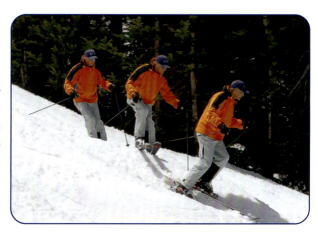

图7.8　预转是非常适合蘑菇地形的技术，尤其是配合了拦截式点杖的时候。当滑雪者滑上包顶的时候，雪板板头和板尾都脱离了雪面的束缚，髋关节和躯干下部伸展的肌肉收紧，将雪板转向。滑雪者：鲍勃·巴恩斯（Bob Barnes）。

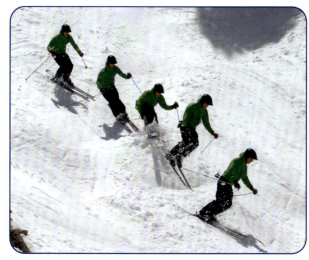

图7.9　这个滑雪者在第一个弯结束的地方做了预转动作，接着是释放，雪板摆动，对准滚落线的方向。注意，他的上半身略微朝向了弯外。滑雪者：乔希·福格（Josh Fogg）。

7.3 点杖带来的扭矩

合理的点杖会为你的滑行带来意想不到的好处：直接实现转弯。点杖必须要有一定的角度，也就是说，杖尖点入雪面的时候，杖尖应该在手的前方。这样，雪面才能为转弯施加转向所需的力量（图7.10和图7.11）。从汉斯·施耐德（Hannes Schneider）到道格·库姆斯（Doug Coombs），所有这些最伟大的运动员都会以这个角度点杖。斜着点杖的时候，雪面的反作用力传递到手上，对应于平衡轴，会为你的整个身体提供一个扭矩——这就是拦截式点杖。如果点杖是直上直下的，那么就不会有这种效果。在第114页的图7.12和图7.13中也显示了这个物理力学原理。

在小弯中，雪面为滑雪者施加的扭矩相当重要。另外，在非常陡峭的雪坡上，必须令雪板有一个相当大的初始转向角度，这个扭矩对于旋转雪板所需要的显著力量来说则至关重要。

你可以通过控制手臂和肩膀肌肉群的收缩程度与收缩持续时间来精确而实时地控制点杖所产生的扭矩。肌肉越收紧，扭矩越大。肌肉收缩时间越长，扭矩越大。点杖位置离平衡轴越远，扭矩越大。这个位置距离你的身体至少应该在50厘米以上。

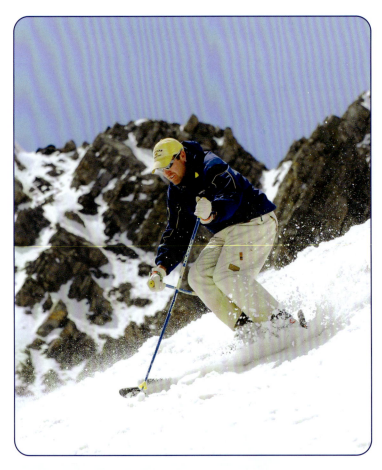

图7.10　点杖是对雪板施加旋转力量的重要技术。在如图的场景中，有效的点杖是以一个倾斜的角度点下去，杖尖要位于手的前方。滑雪者：大卫·奥利弗（David N. Oliver）。

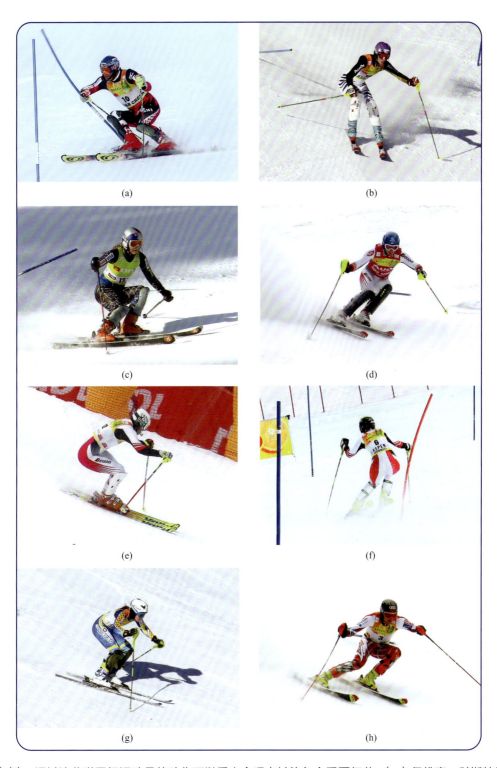

图7.11 通过这些世界杯运动员的动作可以看出合理点杖的各个重要细节。(a)伊维察·科斯特里奇(Ivica Kostelic),(b)玛莉亚·瑞希(Maria Riesch),(c)林赛·沃恩(Lindsey Vonn),(d)本杰明·雷希(Benjamin Raich),(e)曼弗雷德·德普兰格(Manfred Pranger),(f)妮科尔·霍斯普(Nicole Hosp),(g)特瑞斯·波森(Therese Borssen),(h)卡拉·帕兰德(Kalle Palander)。

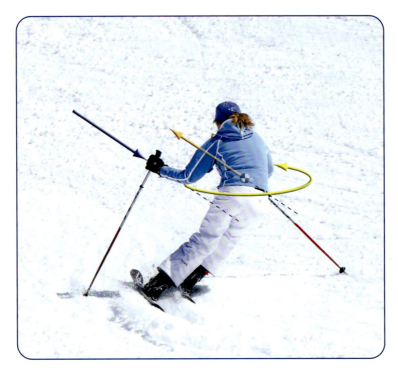

图7.12　在滑雪者点杖的时候，雪面对她施加了反作用力。这个作用力的方向没有穿过她的重心，所以产生了扭矩。滑雪者：艾琳·布朗（Eileen Brown）。

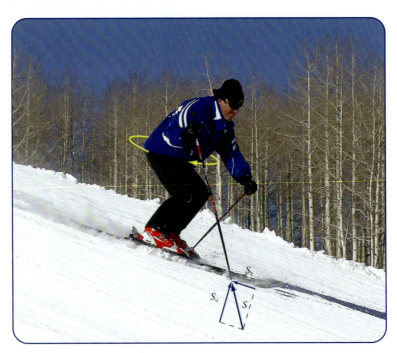

图7.13　通过雪杖，雪面施加给滑雪者的反作用力是S，它有两个分力，一个是向上推的S_u，另一个是向后推的S_b。S_b的作用方向没有穿过滑雪者的重心，而是产生了扭矩。同时，S_b垂直于滑雪者的平衡轴，扭矩也正是围绕这个轴令滑雪者旋转的。S_b的大小取决于点杖的角度。如果是垂直于雪面点杖，S的方向就是与平衡轴相平行的，那么S_b就等于零，也就是没有扭矩。因此，如果想通过点杖来转向，那么点杖就一定需要有个角度。滑雪者：安迪·古尔德（Andy Gould）。

在点杖的时候，除了要有正确的角度并点在合适的位置上之外，还必须要令杖尖真正地顶在雪面中——实点（图7.14）。在换刃的时刻，也就是雪板平铺在雪面上的时候，正是枢转雪板的最佳时机。这也意味着你需要提前做好准备，以便在换刃的那一刻，点杖，杖尖进入雪面，可能会插入到雪托那么深，再转动雪板。

以下是一些常见的错误点杖动作。

① 点杖太晚。滑雪者没有在需要利用扭矩转动雪板的时刻点杖，而是在已经开始转弯后才点杖。

② 垂直点杖，而不是斜着点杖。如果不斜着点杖，雪面的反作用力就无法相对平衡轴而产生扭矩（图7.15）。

③ 外侧手的位置不对，无法在转弯的早期进行点杖。这种错误经常会导致点杖太晚。而且，为了在合适位置点杖，又不得不快速地移动手臂的位置，这样也会干扰滑雪者的平衡。

④ 点杖位置过于接近身体。如果这样，雪面反作用力的力臂就太短，减弱了点杖带来的扭矩的效果。通常，点杖的位置应该距离身体50厘米以上。

好的点杖会增强腿部旋转和预转的效果。想象一下，你用双手分别抓住一根30厘米长的浇花用的塑料软管的两端，然后其中一只手拧转软管。这时，如果同时松开两只手，软管的两端都会转动，就像松开发条一样。但是，如果仅仅松开一只手，那么软管的那一端的转动就会是之前的两倍。

前面讲过的预转，就如同浇水的软管一样，将身体卷紧（上紧发条）。在雪板换刃或者轻身的时候，雪板会转动起来，就像软管的一端被松开的样子。扭矩使浇水软管的两端在松开的时候开始旋转，同样道理，如第111页的图7.9所示，滑雪者的双腿会转向弯内，而上半身会转向弯外，除非通过拦截式点杖稳定了上半身，上半身才不会转向弯外，这样，所有的扭转力量都会施加在雪板上。

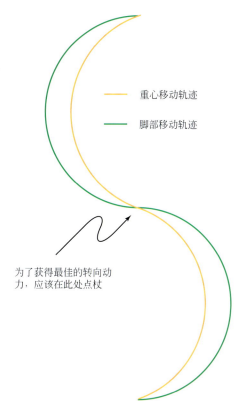

图7.14 在雪板平铺于雪面上的时候点杖，可以获得最佳的转向动力。时间点应该是在转弯最开始的一刻，或者是在连续转弯中，滑雪者身体的运动轨迹穿越雪板运动轨迹的那一刻。

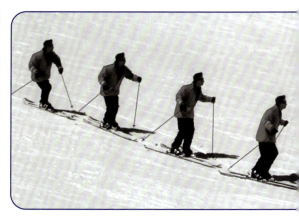

图7.15 该滑雪者在已经开始转弯之后才开始点杖，这是不对的。观察他的滑行过程，可以判断，他的点杖是直上直下的，对提供转向动力而言，这个点杖没有任何效果。在本例中，滑雪者重心上移，还伴随着山上腿歪斜的姿态。

如果你没有进行有效的点杖，那么就经常会用某种形式的髋部和上半身的转动（将在后面讲解）来补偿这个缺失，也就是先使用山下板切刃搓雪，再旋转雪板，老山上板演变为新山下板。或者，会出现单独横摆山上板，形成八字转弯的动作。而借助有效的点杖，可以令小弯滑行更加清晰而可控。

腿部旋转、预转和斜角度的点杖是互相补充配合的技术，当一起协调运用的时候，无论是对于启动初始转向角度，还是控制高级小弯的弯型，都是非常有效的（请参考第110页图7.6）。

7.4 上半身的旋转

上半身旋转是一种传统的技术，用于枢转雪板和创建一个转向角度。这个技术相当直观，效果也很好。20世纪40到50年代，许多讲解滑雪的书籍中都印制了非常漂亮的黑白滑雪照片，专家级的滑雪者们冲浪一般滑过完全没有印迹的粉雪。Hannes Schneider（汉斯·施耐德）曾在他的阿尔伯格滑雪学校教授这个技术，这所学校创建于1921年，被认为是第一所具有系统教学方法的滑雪学校。

在进入转弯的时候，这些滑雪者摆动整个上半身，包括手臂、肩膀和躯干。对于没有机压过的，或者大部分是没有被压实的粉雪的雪道，这个动作很适合于转动老式的长而硬的木质雪板。现今，技术全面的滑雪者仍然会适时地使用该技术。一般情况下，专家级别的粉雪滑雪者会通过一个大幅度的转肩动作来应对需要很大扭矩的转弯，如图7.16所示。

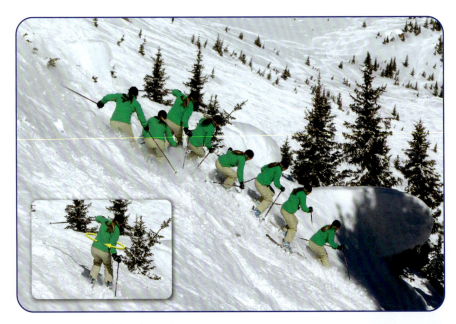

图7.16　在这种雪况下，滑雪者的速度不会太快，并需要在粉雪中进行半径很小的转弯。此时，为了转起来，需要很大的扭矩，于是，上半身旋转就是一个很实用的技术。当然，还要结合一个拦截式点杖。请注意，她的肩膀并没有随着旋转而朝向弯内，那是一种常见的错误。滑雪者：凯特·伯伊德（Cait Boyd）。

但是，如果使用现代大头板，滑行在每天晚上用压雪车平整过的机压雪道上，这些大幅度的旋转就会导致过度转向。些许的旋转，仍然是优秀的滑雪者们所喜欢做出的动作，这样已经可以为转向提供所需的扭矩。这些滑雪者能够非常精确地控制这个技术，而且会将转动限定在围绕平衡轴的横切平面内。他们的肩膀绝不会倾斜到弯内，那是雪场上一种常见的错误。近年来，某些世界上顶级的回转比赛运动员开始在转换过程中使用上半身旋转的动作，但是，他们的目的是为了在下一个弯的控制阶段更早地确定躯干的朝向，而不是为旋转雪板提供动力。请参考图7.17。

上半身的旋转会将外侧手臂、肩膀，或者两者同时抛向转弯的方向（图7.18）。在这个动作一开始，是反向旋转手臂和肩膀的准备动作，接着就是手臂，很可能连带着肩膀，甚至是髋部，旋转并朝向下一个转

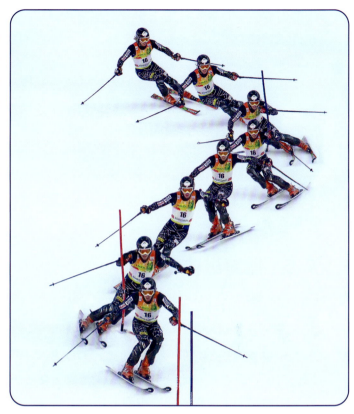

图7.17 泰德·里格蒂（Ted Ligety）将上半身转向山下的方向，而雪板继续保持原有的运动方向，这样就可以尽早地在下一个弯的控制阶段就位。接着，继续扭转躯干，并向前推进躯干，直到触杆的时候停止这个细微的动作。

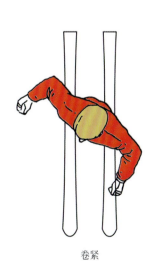

卷紧

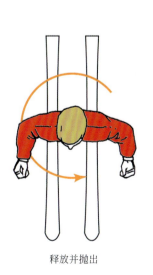

释放并抛出

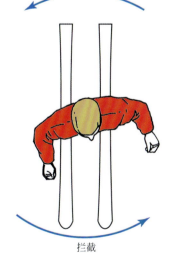

拦截

图7.18 上身旋转的示意图。

弯的方向。一旦被抛出的上半身的部分获得了一定的动量，那么通过适当地收缩肌肉就可以锁定住它们，这就是一个完整的拦截动量的过程。通过这样的拦截，可以对身体的其他部分和雪板建立一定的扭矩。

卷紧和释放抛出的动作需要雪板始终接触雪面，否则，身体的其他部分将会反向旋转。为了让旋转给雪板带来最大的枢转效果，当被抛出的身体部分被收缩的肌肉所拦停的时候，雪板应该脱离雪面。

翻阅一些20世纪50年代或者更早出版的滑雪书籍，通过那些照片与示意图，你将会感受到上半身旋转动作的力度与优雅。你会发现那是与装备、雪况以及那个时代的风格都息息相关的一种技术，这让真正的户外爱好者切实体验到滑雪是一种充满了活力、冒险和浪漫元素的运动。

7.5 髋部旋转

髋部旋转是指滑雪者通过将髋部推向下一个弯的外侧来启动这个转弯的技术，它能使平铺于雪面的雪板，更容易松开板尾向前滑行，并得到一个合适的转向角度。这类似于上半身旋转，髋部的移动同时会对雪板产生一个扭转的力量。在粉雪中，特别是当速度比较慢，或者是在比较平坦的雪坡上，这是一种有效而且完全可以接受的技术。此时，放平雪板有助于滑雪者在雪中向前移动。请参考第196页的图13.4。

为了在粉雪中有效使用髋部旋转的技术，想象一下你的身体就是一个巨大的葡萄酒木塞开瓶器，螺丝钻尖端在你的两脚之间，身体从髋部向上的躯干则是横向的手柄。保持腰部和膝盖微微弯曲，将髋部转向你要转的方向——就像转动开瓶器的手柄一样。要避免身体或者肩膀向弯内倾斜，以确保仅仅垂直向雪中施加一个巨大的扭矩。随着髋部旋转，雪板获得扭矩开始转向，滑雪者也就冲过了粉雪和烂雪的山坡。

在压实的雪面上，髋部旋转对于启动一次转弯也略有帮助。它可以故意地使雪板侧滑，或者，假设腿部旋转、预转、拦截式点杖都不够的话，借此获得你希望的初始转向角度。但是，在到达滚落线之前或者希望雪板抓雪的时候，必须将髋部转回来，以做出合适的反转和反弓的姿态。如果雪鞋侧偏过大（在第10章中讲述），滑雪者通常会使用这个技术启动转弯。但遗憾的是，大多数借助髋部旋转启动转弯的滑雪者都缺乏合适的弯中的调整，如继续朝向板头方向、没有髋部反弓或者反转或者雪板立刃不足。这会过度依赖膝盖反弓，上身随着雪板转向，就很难快速地滑出小弯。（在第124页的第8章中会讲述髋部和膝盖反弓。）

在小弯中使用髋部或者上半身的旋转是非常困难的，因为旋转使整个身体具有角动量，需要时间启动，也需要时间来停止，这与小弯的快节奏完全是相违背的。此外，这两种形式的旋转都会令你的上半身随着雪板而转向，也使得滑行小弯变得更困难。出色的滑雪者可以通过一个临时性的、紧急的旋转来启动一次转弯，接着快速地将身体摆回到正确姿态，完成转弯中剩下的过程。但是，大多数滑雪者都会在整个转弯过程中受到这种启动转弯的副作用的影响。

7.6 拧转

拧转，是一种在雪板完全脱离雪面的时候，或者在几乎完全平铺在雪面上的时候，转动雪板的机制。当上半身向一个方向旋转的时候，腿部和雪板则自然地会向相反的方向旋转。在很多动物腾空飞起并抓取猎物的时候，就可以观察到他们的身体出现了拧转。对于滑雪者来说，这也是天生就会做出来的动作，常见于蘑菇、地形公园，以及其他很多雪板飞离雪面后的滑行动作上（图7.19、图7.20）。

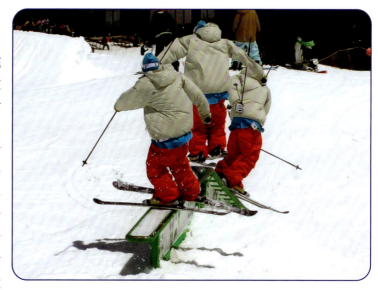

图7.19　滑雪者在铁轨道具上通过拧转的技术转动脚下的雪板。首先，在准备阶段，向希望雪板转向的方向卷紧上半身，一旦雪板腾空，就没有力量阻止雪板的旋转了，他再快速地向反方向拧转上半身，令雪板彻底转过来。从物理力学角度看，基于角动量守恒的原理，这种技术是有效的。

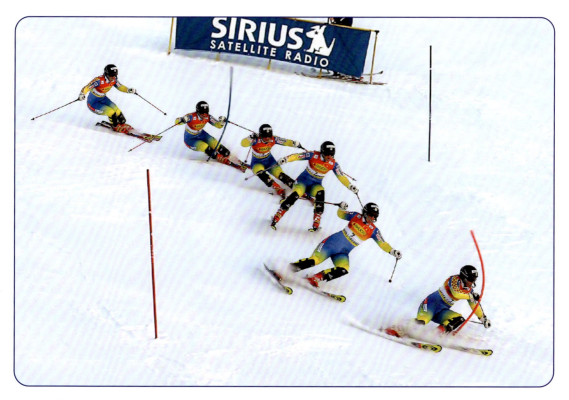

图7.20　在上一个弯结束的位置，瑞典的安尼娅·帕尔森（Anja Paerson）被一个小雪包顶了起来，她通过上半身拧转的动作将雪板转向，以便进入下一个弯。

安尼娅·帕尔森（Anja Paerson）

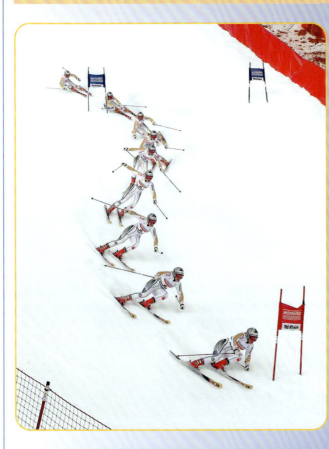

前些年，滑雪比赛的粉丝们见证了两名伟大的滑雪运动员的一系列对抗：瑞典的安尼娅·帕尔森（Anja Paerson）和克罗地亚的加尼卡·科斯泰里奇（Janica Kostelic）。在2001年至2006年的六年之间，包括科斯泰里奇的最后一个赛季，她们两个一共获得了5次世界杯总冠军、5次回转赛冠军、3次大回转杯赛冠军、4次全能冠军。她们两个都是伟大的技术型运动员，但又具有截然不同的风格。科斯泰里奇是个技术完美主义者，她很少在滑降中超越极限，因为这将令其不得不进行姿态调整。而帕尔森则表现得异常勇猛，她经常选择极限的线路，但又有能力从失误的悬崖边上将自己拉回来。这并不是说她行事鲁莽，在赛道上任性而为。相反，她的技术能力极为出众，这正是她有能力应对各种临时状况的关键所在。当她选择了风险较大的路线的时候，滑行的时候会双手前伸，这样，当她遇到不平整的局部地形的时候，她处在一种非常平衡的状态，完全不用担心被抛向空中可能带来的意外。她的力量、敏捷性、技术和战术，令她赢得了40场世界杯比赛。

安尼娅·帕尔森来自瑞典北部紧邻北极圈的小镇Tarnaby（塔尔纳比），那也是瑞典著名前辈滑雪运动员英格马·史坦马克（Ingemar Stenmark）的故乡。正如帕尔森所说：在那里生下来就是要滑雪，所以，我就滑雪了。她在17岁的时候就赢得了第一场世界杯比赛，而且不出所料，她参加的是回转比赛，因为Tarnaby的滑雪设施的规模太小了，仅仅有两条T-bar拖牵。此后，她逐渐在大回转比赛中开始获得胜利。在2005年，如同无数其他伟大的运动员，她开始在速降和超级大回转中取得成功。在2007年瑞典Aare（奥勒）举行的世界锦标赛速降比赛中，她获得了冠军，于是，这使得她成为所有选手中（包括所有男子选手在内）唯一一位在所有五项分项比赛中都收获奖牌的运动员，无愧是一位真正的全能型选手。在这次比赛中，她为她的国家一共获得了5枚奖牌，其中3枚是金牌。

7.7 技术的组合运用

对于雪板的转向，考虑到滑行所面临的具体情况，各种技术都有其优势和弱点。很少有人会孤立地使用某个技术。专业级别的滑雪者会掌握所有本章中介绍的技术，经常在一个转弯内根据需要组合运用多种技术，或者选择最适合的某一项技术，如图7.21所示。

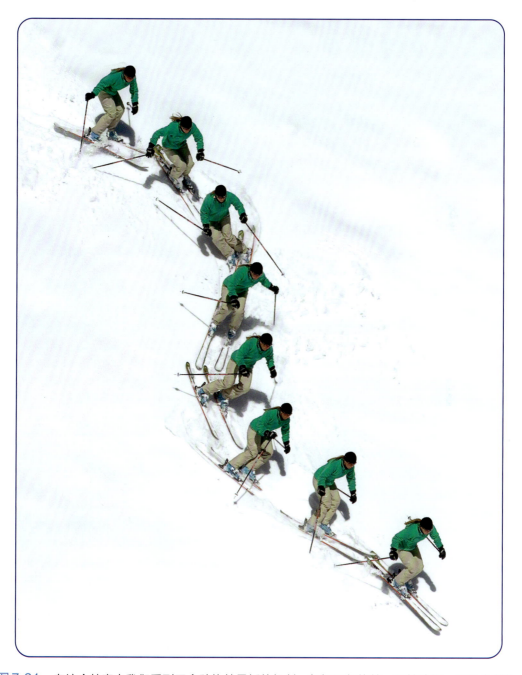

图7.21 在这个转弯中我们看到了多种旋转雪板的机制，包括腿部旋转、预转动作、拦截式点杖，以及一点点上半身旋转的姿态，这些细节互相匹配，相互协调，形成了漂亮的滑行动作。滑雪者：凯特·伯伊德（Cait Boyd）。

第 8 章

雪板用刃

所有的滑雪者很早就知道雪板用刃技能的重要性。但如果问他们如何令雪板转向，许多人都回答不上来。如果问他们如何令雪板立刃，他们立刻会屈曲膝盖。虽然大多数人都会忽视雪板的硬度、腰线尺寸和扭曲硬度等这些细节的作用，但每个人都知道板刃的作用。

在本章中我们将讨论如何控制板刃。在思考这个问题时，你可能立刻会想到如何在硬雪上令板刃抓雪，或者是在蘑菇和不平整雪面上保持立刃。然而同等重要的是，你需要能够松开板刃，令雪板以一种可控的、可预测的方式滑动，在弯与弯之间平滑地换刃，并通过调整雪板的立刃角度来控制转弯半径。

8.1 如何令雪板抓雪

直觉告诉你，立刃决定了抓雪，立刃越高，抓雪效果就越好。此外，有些人可能认为弯曲膝盖朝向弯内，雪板抓雪效果也会得到提高。但这次，直觉是错误的！回顾一下第 2 章中有关雪板抓雪的讲述，雪板只需要在雪面上切出一个小平台，该平台与你重心连线的角度必须是 90 度或者更小，这是确保抓雪的第一个关键因素。当然，板刃也应该是足够锋利的。

第二个关键因素就是在冠状平面上正确地对齐脚踝，以便在进行任何其他滑雪基本动作的时候能够保持和控制雪板的角度。你有没有想过溜冰鞋在冰上的情况？溜冰鞋没有雪鞋那么硬，然而，一个普通的滑冰者随随便便就可以在冰场上滑出一道优美的弧线，相比之下，冰面却是任何一个滑雪者都极不愿意碰到的，即便是优秀的滑雪者，也要费点力气才能在很硬的雪面上平顺地转弯。这其中的区别在于，从冠状平面上看，踝关节与承重边缘（板刃或者冰刀）的相对位置。这个相对位置，与施加在板刃和脚踝上的作用力的对齐，以及它们之间各种不同的组合，就是滑雪中立刃技术的核心。图 8.1 中每个示例都代表了作用力与对齐的一种情况，随着对不同的情况的深入讨论，我们还会再回来参考这些图例。

溜冰鞋的冰刀直接位于溜冰者脚踝中心的下方［图 8.1（a）］。因此，在滑冰的时候，冰面施加在冰刀上的作用力直接穿过溜冰者的脚踝。

相比之下，雪面施加在雪板板刃上的作用力则与滑雪者脚踝的中心偏离了一定距离，这会产生一个试图将雪板放平的扭矩，如图8.1（b）所示。来自雪面的力量为 S，其作用的方向偏向滑雪者脚踝的外侧，这个偏离的距离 r 作为力臂，S 则在脚踝上产生了扭矩（见图8.1中的黄色箭头）。这个扭矩会扭转滑雪者的脚踝，导致雪板趋向平铺在雪面上。r 越长，扭矩就越大。除非雪鞋和支撑脚踝的肌肉完全能够抵消这个扭矩，否则雪板的平台角度就会变大，一旦这个角度大于90度，雪板就会打滑。

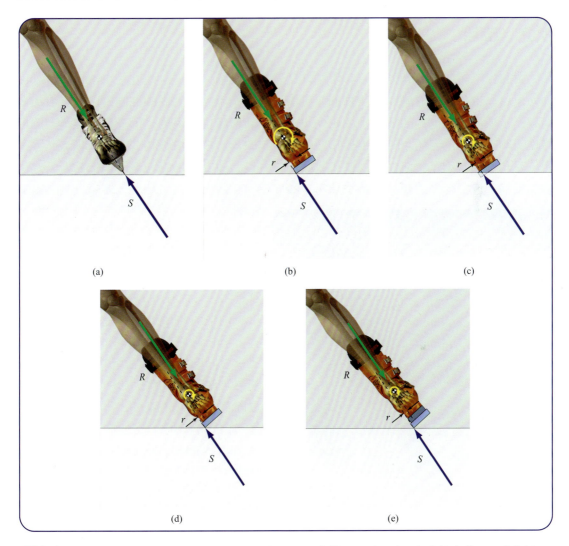

图8.1　溜冰鞋的冰刀立在冰面上或者雪板的板刃抓雪的效果，涉及脚踝与你站立的刀刃或者板刃的相对位置。（a）溜冰鞋的效果非常好，因为在冠状平面上看，冰刀的刀刃正好位于溜冰者脚踝的下方。（b）雪板板刃偏离了滑雪者的脚踝，于是脚踝受到扭矩的作用，趋向于放平雪板，使雪板打滑。（c）在比较软的雪面上，雪板切入雪面更深一些，使得来自雪面的作用力 S 距离脚踝的中心更近一些，减弱了试图放平雪板的扭矩。（d）通过反弓，滑雪者令脚踝更接近来自雪面的反作用力的延长线，这会减弱对脚踝的扭矩，便于板刃抓雪。（e）通过在固定器与雪板之间加装一个小平台，就可以加长脚踝与板刃的直线距离，放大反弓的效果，进一步减弱扭矩。在此图中，滑雪者反弓的角度与（d）中的完全一样，但是脚踝所受的扭矩却更小一些。

综上所述，第二个关键因素就是控制住雪板，令它更像是一只溜冰鞋：尽量让脚踝的中心靠近雪面反作用力方向的延长线，以便尽量减弱施加给脚踝的扭矩，从而实现更好的抓雪效果。这也就是为什么腰窄的雪板比腰宽的雪板的抓雪效果更好的原因。同样道理，雪板在软雪上的抓雪效果更好：当板刃更深地切入雪面，如图8.1（c）所示，相对于脚踝的力臂变短，扭矩减小。接下来将讨论如何用反弓动作来控制脚踝中心与雪面给予雪板的反作用力之间的距离。

8.2 反弓

从冠状平面上看，滑雪者的身体在某几处关节位置呈现一定角度的弯折，都可以被称为反弓。这些弯折的角度涉及脚踝与雪板板刃上作用力的对齐的控制，以及雪板在多大程度上近似于溜冰鞋的效果［图8.1（d）］。我们稍后也会讲到，每一种特定类型的反弓也都有其特定的目的。随着雪板和雪鞋的不断改善，在大多数转弯中，滑雪者所需要的反弓角度都减小了。但物理规律和人体结构并没有改变，所以，有时仍然需要一定程度的反弓。滑雪动作主要涉及两个反弓：膝部反弓和髋部反弓。此外，还牵扯到一点脚踝反弓。

8.2.1 膝部反弓

除了帮助将脚踝与板刃上的受力点对齐之外，膝部反弓对于调整雪板立刃角度和平台角度也起着重要作用。从技术上讲，膝部反弓横向地移动了膝盖，但没有同时移动重心，也没有造成平衡轴的倾斜。在日常生活中，膝部反弓就是向身体内侧压膝盖，对于滑雪者，这是很自然的动作。当他们希望雪板更好地抓雪的时候，也会自然地做出这个动作。

之所以称为膝部反弓，是因为从在冠状平面上看，身体在膝盖的位置弯折出了一个角度（图8.2）。但是从生理上讲，这是股骨头在骨盆中的球窝关节中旋转而产生的效果。实际上，膝盖是铰链关节，无法向身体内侧的方向进行明显的弯曲。髋关节具有更大的活动自由，控制髋关节的肌肉也是强有力的，这可以令滑雪者将大腿向内侧转动，从视觉上，形成了在膝盖位置产生的角度。

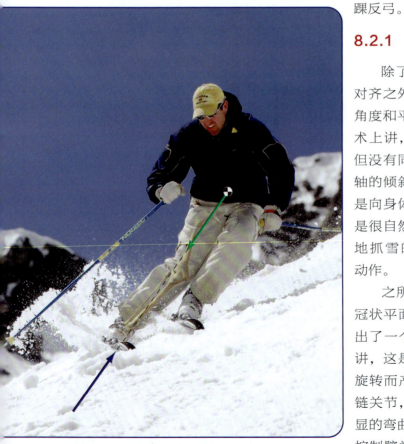

图8.2 膝部反弓。通过将大腿骨向身体内侧旋转，令脚踝离雪面的反作用力的方向更近一些。滑雪者：大卫·奥利弗（David N. Oliver）。

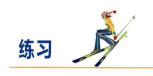

坐在椅子的边缘上，双脚分开约30厘米。脚不动，将一侧的膝盖挪过来，碰到另外一侧的膝盖。这就是膝部反弓。你应该能注意到，脚掌的外侧是翻起来的，内侧着地。相比脚掌的内侧，脚踝更靠近身体内侧的方向。你也可以对比第7章中讲述的腿部旋转（参考图8.3），注意一下两者的不同。

与腿部旋转一样，用于膝部反弓的肌肉也会随着姿势而变化。当腿部是伸展状态的时候，骨盆与大腿骨之间的负责内旋的肌肉（臀中肌）发力，令外侧雪板翻转，内刃抓雪。但是当腿部是屈曲的时候，则是由更加强壮的髋内收肌群完成同样的工作。也就是说，当你处在一种进攻型的低站姿的时候，会更有效地在一定负载下控制雪板的立刃。

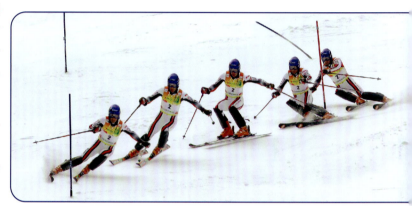

图8.3　让-巴蒂斯特·格朗日（Jean-Baptiste Grange）组合使用了两个很相似的动作：膝部反弓和腿部旋转。

幅度太大的膝部反弓可能会带来很坏的结果。请记住，膝盖是一种铰链关节，如果它承受的力量过多地偏向内侧，那么膝盖就会弯向本来不应该去的方向。比如，在巨大的蘑菇包前做吸收动作的时候，如果膝盖向内侧压得太多，那可能是一个非常危险的动作。对于个人，到底多大幅度的膝部反弓是合适的，则取决于骨骼和肌肉的对齐。从冠状平面上看，假设雪板的平台角度是90度，那么膝盖应该位于板刃切雪的点与重心之间的连线上，或者，稍稍地偏向身体内侧一点，同时，脚踝也应该靠近这条连线。这种对齐，很大程度上是依靠雪鞋的设置来完成的（在第10章中进行介绍）。

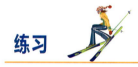

这个练习可以帮助你体会到如何进行膝部反弓，以及为什么会膝部反弓，如图8.4所示。穿着雪鞋站在平整的、硬的表面上。将一只脚悬在台阶的外边，仅仅令雪鞋内侧很窄小的一条边踩在台阶上。接着，将大部分体重慢慢挪到这只脚上，再慢慢地左右移动膝盖。此时，想象着在重心和雪鞋边缘之间有一条连线，当膝盖和脚踝接近这条线，或者远离这条线的时候，你会感觉到施加在膝盖和脚踝上的扭矩的变化，这就是膝部反弓的效果。

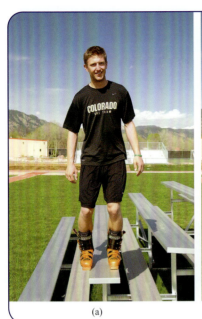
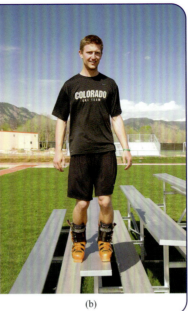

图8.4 通过这个练习可以体会到膝部反弓是如何减弱施加在脚踝上的扭矩的，这个动作会有助于滑雪者坚实地踩在板刃上。

8.2.2 髋部反弓

在第4章中，我们已经讲述过髋部反弓。除了帮助脚踝更靠近来自板刃的作用力的延长线之外，髋部反弓还有更重要的目的：从冠状平面上看，它会将外侧股骨头移向这条延长线，也就是板刃和重心之间的连线（图8.5）。髋部反弓会使股骨头向弯内方向侧移，同时使肩部向弯外方向侧移，以确保重心不会侧移。与膝部反弓相比，髋部反弓并不是一种我们天生就会的动作，许多自学滑雪的爱好者都缺少髋部反弓的技能。如果想迅速提高滑雪技术，多多关注一下你的髋部反弓，会有很大的帮助。但是，这并不是说髋部反弓比膝部反弓更加重要，而仅仅是因为膝部反弓对于很多人来讲是很自然的动作。此外，从第4章中有关反转的讲述中我们知道，结合了反转的髋部反弓在支撑身体的时候会运用身体最强壮的一部分肌肉。

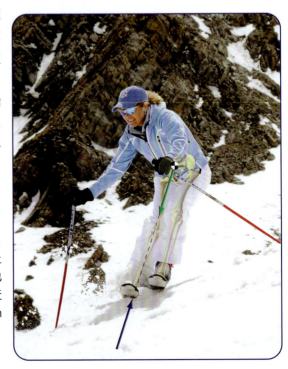

图8.5 髋部反弓。髋关节向弯内方向移动，同时上身向弯外方向移动，令外侧雪板的板刃上受到的作用力方向指向到大腿的股骨头——也就是板刃受力对齐股骨头，同时令脚踝也靠近这个受力方向。滑雪者：艾琳·布朗（Eileen Brown）。

练习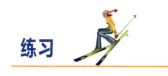

通过这个练习可以体会什么是髋部反弓和反转的动作，如图8.6所示。与体会膝部反弓的练习一样，穿着雪鞋，一只脚站在台阶的边缘上。右手向下摸到右腿膝盖的外侧[图8.6（a）]。此时，你应该有两个感觉：第一，脚踝上受到一点扭力；第二，大部分体重压在了右脚上。这就是最基本的髋部反弓。

现在，松开右手，右臂自然下垂，将左脚向前滑动5～10厘米，然后左手向下触摸右腿膝盖[图8.6（b）]。你应该会感觉到右脚承担了更多的体重，即使增加得不那么多，但也比单纯地向一侧弯腰的动作要多。此刻，你是做了反转的动作。向前移动左脚，并将左臂伸到右侧，从横切平面上看，是将骨盆移动到股骨的上方，腰部向前侧屈曲。接着，如果继续将右腿膝盖向身体内侧偏移一些，直到在右脚脚踝上感觉不到明显的扭矩，此时对你来说，这就是一个合理的膝部反弓、髋部反弓和反转的程度，可以用在受力强大的转弯中。

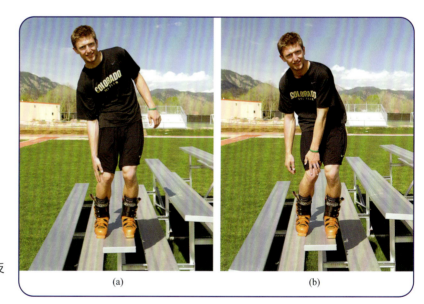

图8.6 体会髋部反弓和反转的练习。

8.2.3 脚踝反弓

某些滑雪者会说，他们通过脚踝反弓来控制板刃。如果某些雪鞋允许脚踝具有这样的活动空间，那么，翻转脚掌，也就是翻转鞋底，会令脚踝更靠近板刃受力的方向，这会有助于雪板抓雪。翻转脚掌的时候，脚连同脚踝与靴筒就会形成一定的角度，就像脚踝楔入了靴筒，使你感觉到雪鞋更紧了。某些世界级的竞赛运动员，包括Bode Miller，为了在雪鞋中给做出这样的动作留出多一点的空间，他们会故意地将雪鞋外壳对应着舟状骨的这个位置扩大一点。但多数最优秀的运动员都更喜欢那种令脚部和脚踝没有或几乎没有移动空间的雪鞋。

8.2.4 组合使用膝部反弓和髋部反弓

在一次完美刻滑的转弯中，膝部反弓与髋部反弓都可以帮助脚踝更靠近雪板受力的方向。髋部反弓有助于令外侧髋关节与该受力方向对齐，而膝部反弓则用于微调雪板立刃角度和平台角度。优秀的滑雪者都会组合使用膝部反弓与髋部反弓，不同人会有不同的比例分配（图8.7）。随着时间的推移，某个比赛运动员反弓动作的风格可能会发生改变，尤其是在该运动员更换了雪鞋品牌之后。

合适的髋部反弓和膝部反弓的幅度因人而异，这与每个人的身体形态有关——躯干上半部和身体中部重量的分布，两个髋臼之间的距离，以及从冠状平面上看，大腿骨与胫骨之间的角度（Q角）。由于女性在这几个因素上的差异变化比较大，所以，相对于男性，其反弓姿态的差异也比较多。

对于小弯，通常依靠腿部旋转。在转弯的开始阶段，你应该会感觉到腿部旋转直接带来了膝部反弓。在经过滚落线后进入转弯的后半段，才会引入髋部反弓，你的双腿继续在身体下方偏转，形成了卷紧的状态，与之相匹配，上半身则主动面向山下方向（图8.8）。

对于中弯和大弯（第130页图8.9），通常不需要过多的腿部旋转，你应该做的是尽早将上半身朝向弯外的方向，在转弯的启动阶段形成反转的姿态。随着进入控制阶段，雪板的负载逐渐增加，将髋部向弯内侧移，同时将肩膀向弯外侧移，接着将外侧膝盖内旋（某些时候，内侧膝盖同时做出这个动作），减小平台角度，对齐脚踝，直到你感觉到板刃非常准确清晰地切入雪面，刻滑出一道弧线。最后，在完成阶段，随着外侧脚向前滑动（板头差减小），髋部反弓和反转都会逐渐减少（参见第4章），在将要过渡到下一个弯的时候，反转将会向相反的方向进行。

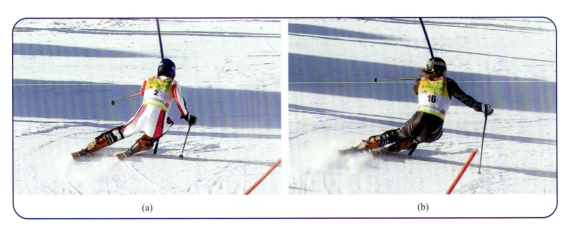

(a)　　　　　　　　　　　　　　　(b)

图8.7　让-巴蒂斯特·格朗日（Jean-Baptiste Grange）和泰德·里格蒂（Ted Ligety）都是世界上最好的男子回转运动员，在反弓姿态上，他们有着明显的不同。相对来讲，（a）格朗日的髋部反弓和反转幅度都比较小，更多地正面朝向雪板方向，膝部反弓的幅度则很大。（b）在同一个旗门的位置，里格蒂则明显有着更大幅度的反转和髋部反弓。在赛道的这个段落，两位选手用时仅仅相差0.1秒，完成整个比赛后的用时差距也仅仅是0.2秒多一点。

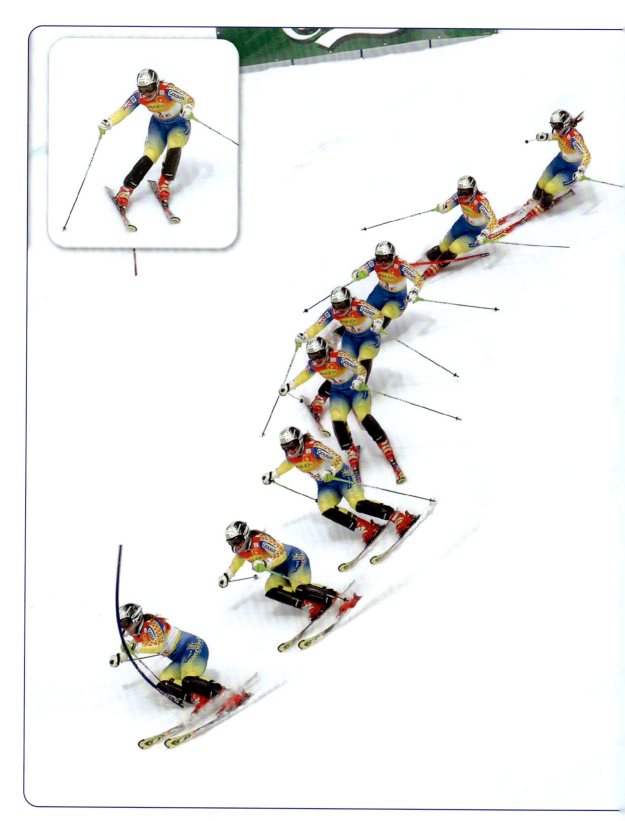

图8.8 在回转比赛线路上,安尼娅·帕尔森(Anja Paerson)逐渐增大髋部反弓的幅度。请注意,髋部反弓和反转也带来了预转(在第7章中讲述过),以便在下一个弯的启动阶段转动雪板。

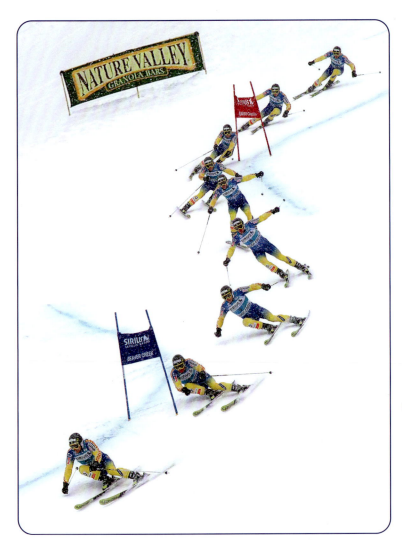

图 8.9 在大回转的线路上,瑞典的弗雷德里克·尼伯格(Fredrik Nyberg)做出了反转的姿态,将髋部和躯干朝向弯的外侧。这使其能够在即将到来的转弯控制阶段将身体对齐到外侧雪板上并建立起平衡。

8.2.5 通过消除反弓来松刃

从20世纪90年代以来,滑雪板的性能不断地得到了改善,因此,令滑雪板按照可控的、可预测的方式滑动就变成了一种重要的滑雪技能。越来越常见的情况是,滑雪者讨论以"搓雪"的方式令雪板滑动,帮助他们在转弯中途临时更改路线,或者降低滑行速度。根据滑雪者前与后平衡的实际情况,在搓雪的时候,可能是整个雪板在侧滑,也可能是过度转向。当雪板平铺于雪面的时候,通过一点髋部或者腿部旋转的动作,也能够令雪板转向。

在传统的老式雪板上,这很容易做到:滑雪者仅仅减弱反弓的幅度,雪板就开始侧滑了。使用现代大头板和更前倾的雪鞋,就要求滑雪者做得更明显:消除反弓,增大滑雪板平台角度。这个技术在蘑菇、回转和大回转比赛以及陡坡滑行上都是很有效的(图 8.10 和第 117 页的图 7.17)。

更常见的是通过将髋部向弯外移动来消除反弓,此时也可能会包含一点点髋部旋转。双腿也可以向弯外旋转,消除在膝部的反弓。

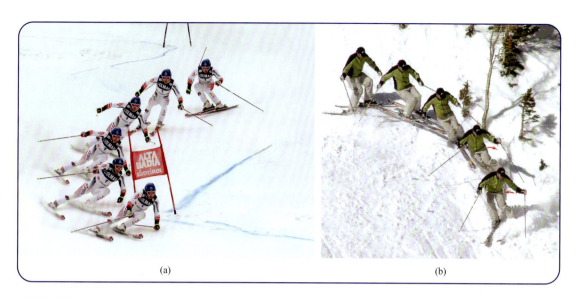

(a)　　　　　　　　　　　　　　(b)

图8.10　在需要侧滑的时候令雪板侧滑是一项重要的技能。（a）在第三帧和第四帧中，本杰明·雷希（Benjamin Raich）将髋部向外侧移动，令雪板侧滑，在一定程度上降低了速度。接着，在第五帧中，他将髋部收回来，继续保持雪板的抓雪能力。（b）这个滑雪者在烂雪上滑行的时候做了类似的移动髋部的动作，在这个场景中，他的目的是侧滑到一个合适的位置，再做出切刃刹车，或者点刹转弯的动作。滑雪者：丹·埃根（Dan Egan）。

8.3　雪板设计和固定器提升器为用刃带来的效果

19世纪60年代，挪威的桑德·诺汉（Sondre Norheim）制作了带有腰线弧度的Telemark雪板，腰宽70毫米，并使用这种雪板参加了比赛（据传这是第一种带有腰线弧度的雪板，但事实并非如此）。在20世纪70年代，雪板变得略窄了一些。当时首屈一指的回转比赛运动员罗西尼奥·特拉托（Rossignol Strato）的雪板腰宽为68毫米。在2008—2009赛季，世界杯回转赛事的比赛用雪板的板腰最窄可以是63毫米。竞技雪板的板腰越窄，其效果就越类似溜冰鞋，如本章前面所述。（如今，出于安全方面的考虑，Fédération Internationale de Ski，缩写FIS，也就是国际滑雪联合会，国际滑雪赛事的官方机构，规定了比赛用雪板的最小宽度，回转竞技板的长度，大回转、超级大回转和速降比赛中所使用雪板的最小转弯半径。）一方面，雪具制造商和运动员不断地督促FIS修订这些规则；另一方面，比赛中还是经常会碰到某个选手仅仅因为板腰窄了1毫米而被取消比赛资格或者比赛成绩的情况。实际上，某款世界杯竞赛用雪板的使用寿命只是取决于在不违反规则的前提下能够使用多少次（图8.11）。

将固定器安装在固定器提升平台或者减震板上（用于改善竞技板的震动特性），通过拉远脚踝与板刃的距离而改善了用刃的效果（图8.12）。图8.1（e）中所示的，就是在固定器下安装一个小平台，用以抬高雪鞋鞋底与雪面的间距。如果脚踝中心更加接近来自雪板的作用力，那么施加在脚踝上的扭矩会进一步减弱，这种方法被称为在板刃上加杠杆。

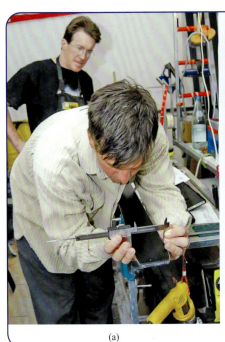
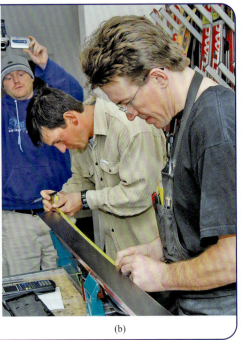

图 8.11 FIS官员定期测量世界杯比赛用雪板的尺寸，确保它们符合竞赛规定。在照片中，正在检查速降雪板的三维尺寸（转弯半径），确保它们不小于规定的参数。

除了规定雪板的宽度之外，同样出于安全的考虑，FIS还限定了雪鞋鞋底距离雪面的高度。于是，雪鞋制造商就为他们的赞助运动员制作了鞋底更厚的雪鞋，这同样可以提高杠杆效应。作为回应，FIS再次更新了规定，增加了对鞋底厚度的限定。

比赛选手和规则制定者都会非常严格而谨慎地进行精确的测量（图8.13）。在2009年FIS世界锦标赛的超级混合赛事中，虽然泰德·里格蒂（Ted Ligety）非常看重这次比赛，但是因为他的雪鞋鞋底与雪板表面的间距超过了限定0.15毫米，于是就被取消了比赛资格。正如里格蒂所说的，"巡回赛的每个选手都认为这些规定限制了比赛成绩，因为每一毫米的变化都带来角度的变化，并影响到如何发挥雪板的性能。"

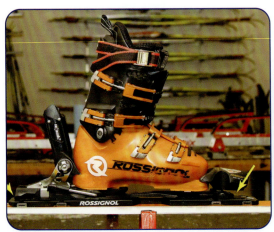

图 8.12 位于固定器下的小平台可以加大滑雪者脚踝与板刃的间距，这将放大反弓的效果。

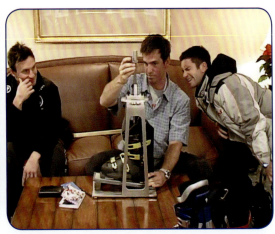

图 8.13 这个装置正在用于测量世界杯比赛选手的雪鞋的鞋跟厚度。在比赛规则中，对于脚后跟与雪鞋鞋底的间距有着严格的限制。

8.3.1 当代滑雪用刃技术

几十年来，雪板、雪鞋和固定器的进步使竞赛选手可以刻滑出更小的弯型，但也要求滑雪者承担更大的离心力。从整体上看，滑雪者的侧倾越来越多，但膝部反弓则呈现减弱的趋势（图8.14）。有意思的是，髋部反弓似乎没有什么变化。应该强调的是，今天对于优秀滑雪者的技能和动作要求与三十年前是一致的，但对一些动作在幅度上的要求改变为细微而精细的控制。

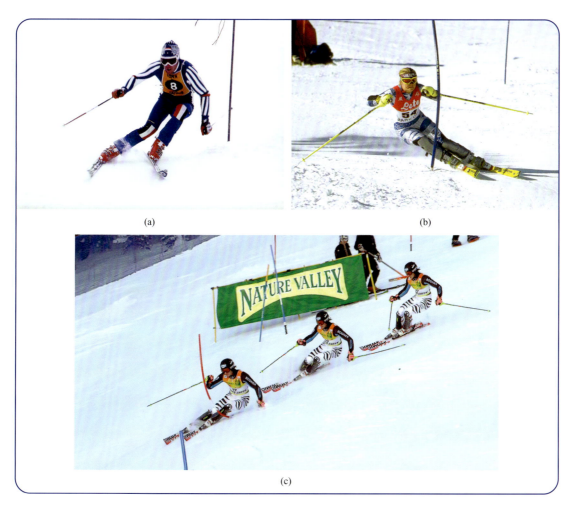

图8.14 （a）1976年，意大利的古斯塔沃·奈尼（Gustavo Thoeni），被认为是同时代技术最好的滑雪者。20世纪70年代，奈尼在赛场上鲜逢对手，直到英格马·史坦马克（Ingemar Stenmark）开始参加世界杯巡回赛。（b）1997年12月，美国的莎拉·斯盖尔博（Sarah Schleper），在比赛中她使用的是当时最新式的传统回转雪板。与奈尼相比，斯盖尔博的膝部反弓小了很多，髋部反弓也小了一点点，但具有更大幅度的侧倾，更高的立刃角度。（c）2006年12月，德国的费利克斯·内瑟（Felix Neureuther）。从图中我们可以看到减弱膝部反弓的趋势，髋部反弓也稍微小了一点，但有更明显的侧倾和立刃角度。内瑟是德国优秀滑雪大师克里斯蒂安·内瑟（Christian Neureuther）和罗丝·米特迈耶（Rosi Mittermaier）的儿子，作为使用新式大头板参加回转比赛浪潮中的一位新星，他已逐渐步入参加世界杯比赛的顶级选手的行列。

泰德·里格蒂（Ted Ligety）

美国的泰德·里格蒂（Ted Ligety）是第一批在青少年时代就使用现代大头板滑雪，并参加世界杯比赛的运动员。他出生于1984年，与同时代的让-巴蒂斯特·格朗日（Jean-Baptiste Grange）、费利克斯·内瑟（Felix Neureuther）和简斯·比格马克（Jens Byggmark）一起，将技术型赛事的创新和激情推向了新的高度，为这项运动吸引了更多的选手和爱好者。

作为犹他州帕克城滑雪教育基金组织培养的运动员，他在第一个世界杯赛季就得到了积分，并以其在最硬雪面上激进的侧倾和超高的立刃角度，赢得了赛事分析专家们的注目。在里格蒂第二个完整的世界杯赛季中，他获得了更多的关注，他在四次比赛中进入前三名，在多次回转比赛中进入前十。在2006年意大利都灵冬奥会中，里格蒂获得了混合比赛的金牌，遂为广大观众所熟知。在2006—2007赛季，他开始在大回转比赛中找到自己的位置，次年就赢得了世界杯大回转冠军。

在世界杯竞赛的前几年中，里格蒂似乎非常关注高立刃和超紧凑的弯型，但不是都能获得满意的结果。在那之后，他的滑雪技术发生了改变，他在转弯过渡阶段更加向前扑，令其能够以非常小的初始转弯角度在转弯最开始的一瞬间就开始刻滑。他仍然保持着半径非常小的转弯弧线，其侧倾幅度几乎比其他所有人都更大，在回转比赛中经常看到他的雪杖护手会触及雪面，为身体提供短暂的支撑。

里格蒂是那种非常乐于参加竞赛的运动员。他具有乐观的态度，与许多同场竞技的运动员都是要好的朋友。这种放松的态度可能是里格蒂往往在第二轮比赛中表现优异的原因之一。他经常在第一轮比赛落后，而在第二轮中反超。暂时的落后，反倒让他产生了更强的获胜欲望。

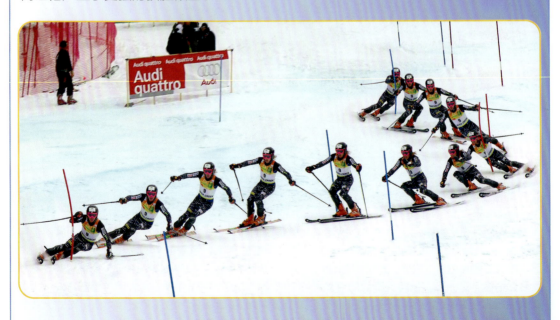

第 **9** 章

侧向平衡

如果让我挑出一种适用于所有滑雪者——无论他们自身有多大差异——都普遍适用而极其重要的技术的话，那就是他们如何平衡来自雪面的侧向作用力，特别是使他们转弯的那部分分力的技术。新手们通常会大大地分开双脚来滑雪，因为他们无法控制侧向平衡。而那些专家级的滑雪者则可以根据情况任意变换他们站姿的宽窄，如果需要，甚至可以将平衡全部施加在一只雪板上。许多水平处于完全初学与专家级之间的滑雪者则认为，只要将双脚并拢在一起，那么技术就会提高，因为他们认为自己显然缺乏这样的技能。从某种角度看，这也没错：以一种很窄的站姿来滑雪，的确需要非常好的侧向平衡的能力。但在实际操作中，专注将双脚并拢在一起的滑雪练习根本无法帮助你提高这方面的能力。相反的，真正有效实用的方法是，你的双脚应该分开至少一拳的距离，同时双腿各自独立运动。这样才能提高侧向平衡能力，进而提高你滑雪的整体水平。

9.1 平衡离心力

在第一章中我们已经看到了一些例子，只要作用在重心上的所有力可以相互抵消，该物体就是稳定的。在这些例子中，单板和双板滑雪者只受到了两个作用力：重力将他们向下拉，地形公园的铁轨将他们向上推。其中的关键就是这两个力是否准确对齐，以及重力是否穿越了滑雪者的支撑面（铁轨）。

再回顾一下第 13 页的图 1.12(a)。在转弯的时候，另一个作用力开始发挥重要作用：来自雪面的侧向作用力使得你可以转弯，这就是你感受到的离心力。离心力和重力都作用在你身上，它们的合力作用在重心位置上，其方向是倒向弯内方向的一条直线，这条直线就是平衡轴。重力是恒定不变的，但是如第 41 页图 3.9 所示，离心力是不断变化的，也就是说，施加在你身上的合力是不断变化的。转弯半径越小，离心力越大，倾斜的合力也就越大。为了保持稳定，合力（R）必须穿越你的支撑面，也就是雪板范围内的区域，这意味着你的重心和平衡轴都要向弯内倾斜。

如果是宽站姿，那么就有了很大的余地，滑雪者能够比较轻松地将合力保持在支撑面之内。如果使用窄站姿，那么支撑面就会变小，此时，你不得不更准确地评估将会受到多大的离心力，向弯内倾斜身体的角度和时机也要更精确，以便重心和脚部能够与合力精确地对齐。

在转弯中影响到离心力大小的因素很复杂，包括雪况、雪板的设计、雪板的转向角度和立刃角度等，还有很多很多，这仅仅是其中几个。每一位滑雪者都会在某一瞬间感知到力量的大小，但问题是，缺乏经验的滑雪者不能准确预判在转弯的各个时间点上会受到多大的离心力，也不会知道施加在重心上的合力的方向。于是，为了提高保险系数，他们采取了比较宽的站姿，首先是八字形，之后是比较宽的平行式。在每次转弯的时候，他们的内侧腿都会承担大部分的体重，并只是简单地等待外侧雪板逐渐产生侧向的作用力。随着获得的经验越来越多，滑雪者开始尝试越来越窄的站姿，因为他们对离心力的预判能力有了很大提高，已经能够很好地衡量合力与平衡轴的方向。

练习

在通常的运动技能领域，谈到判断离心力，以及如何与之取得平衡，最好的老师就是经验。大多数滑雪者获得经验的方法就是进行成千上万次的转弯。如果你肯花时间做一些简单的练习，如图9.1所示，就能够更快地获得相应的经验。这些练习适合于所有已经能够进行平行式转弯的滑雪者。

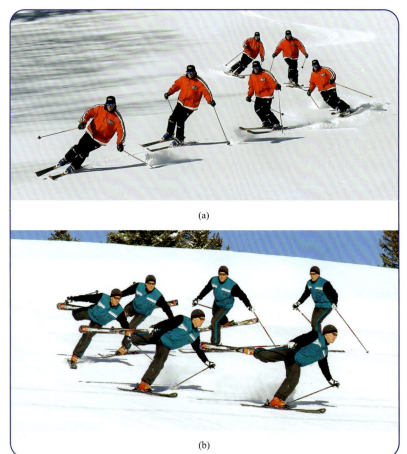

图9.1 提高侧向平衡能力的练习。（a）单脚滑行。滑雪者：菲尔·马赫（Phil Mahre）。（b）飞燕式。滑雪者：瑞克·劳赫（Rick Rauch）。

- 单脚滑行 [图9.1（a）]。抬起一只脚，仅仅用另外一只脚滑行，经过5到6个弯后，再换脚继续。
- 用内腿雪板转几次弯，抬起外腿雪板离开雪面。
- 飞燕动作。在熟练掌握了单脚滑行后，身体前倾，将悬空的雪板向后上方抬起[图9.1（b）]。
- 节奏加快的转弯。先以同样的节奏转四个比较舒缓的弯型，当速度逐渐快一些后，来一个很急促的小弯。之后，重复。
- 急停。在平缓的雪坡上，笔直地向山下的方向滑行一小段，然后枢转雪板，使其横在面前，刹车，在尽可能短的距离内停下来。
- 转弯之间用横切来衔接。在中级或者高级道的陡坡，人非常少的环境下，在转弯过渡阶段，穿过滚落线，继续横切一段，然后再转下一个弯。这样，相对于滚落线，两侧的弯型是不对称的。

9.2 内脚和外脚的平衡

滑雪最重要的基本技能之一就是能够平衡在外侧雪板上，在转弯的时候，作用力平衡在外脚上的比例大概在90%～100%。对于许多滑雪者来说，这种平衡能力并不是与生俱来的，尤其是碰到令人害怕的环境状况时。所以，值得多多关注这个技能。

在现代大头板普及之后，最优秀的竞赛运动员开始更多地关注内板在转弯时的作用。然而在此之前，他们的侧向平衡主要是依靠外板来实现的，几乎在每个转弯中，他们都会将全部体重平衡在外板上（软雪和平坡是例外）。为了在硬雪面上滑出小弯，他们不得不将所有能承受的压力都放在外板上。

现代大头板的设计令我们能够以之前从没有过的方式来利用内板，其主要原因是由于雪板腰线的弧度设计，使我们在压弯外板、转向（尤其是对于刻滑）的时候并不需要再将全部体重压在上面。这里，特别要注意的是，外板和内板有不同的作用，试图令它们总是做同样的事情，其实反而限制了内板和外板的作用。

那么，如何来判断滑雪者将多大比例的体重施加在了内板上呢？最直观的办法就是比较内板和外板分别呲起来多少雪。雪板是否在雪面上滑出一道痕迹，或者雪板是否弯曲得更多，这些都无法给出足够的信息。仅仅将滑雪者10%的体重施加在内板上，就足以令雪板弯曲，并在雪道上留下一条轨迹，而此时滑雪者的90%的体重是施加在外板上的。

9.2.1 使用外板的重要性

我记得，从20世纪50年代中期我开始学习滑雪以来，教练和滑雪指导员都在提醒着："请站在山下板上！"（我相信，之前几十年，他们也是这样说的。）而现在，建议这样说："请站在外板上。"（图9.2）

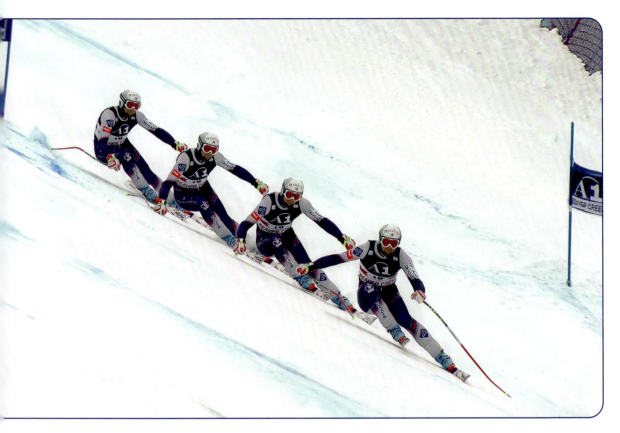

图9.2　越是难滑，越要坚定地站在外板上。在Beaver Creek的Birds of Prey赛道上，列支敦士登的马可·布克尔（Marco Buechel）高速冲下陡坡，在硬得像石头一样的雪面上转弯时，他将体重施加在外板上，以便控制住他的滑行路线。

帕特里克·罗素（Patrick Russel）是20世纪70年代早期最优秀的回转和大回转比赛选手之一，他说，滑雪中最重要的就是不断地从外脚到外脚地滑行。马克·吉拉尔德利（Marc Girardelli），唯一一位囊括五次世界杯总冠军的运动员，也是当时最优秀的滑雪者之一，他表示，一旦你能够完美地平衡在外板上，其他一切都会随之变得完美。

自从现代大头板面市以来，其特有的抓雪和刻滑能力令优秀的滑雪者在内板的使用上变得更加自由，这也成了教练、滑雪指导员和众多喜欢钻研技术的滑雪爱好者之间的热门话题。但无论滑雪者如何使用内板，令滑雪者转向的主要角色仍旧是外板。在我所咨询过的所有世界杯运动员中，没有任何人声称他们会有意地令内板承重30%～40%，大部分都会大大低于这个比例。与几十年来的共识一样，他们仍然认为外板才是那个"干活"的雪板：是它与雪面接触产生了转弯的力量。这些运动员的教练们也都同意这个观点。

将你的体重放在山下板上——应该说外板上，其重要优势之一就是这可以最大限度地提高你的抓雪、在硬雪上刻滑的能力。即便当最大化抓雪能力不是一个问题的时候，从人类身体结构上看，将大部分体重放在外板上也是很值得的，因为我们使用外腿支撑身体以便平衡侧向作用力的能力天生就优于内腿，我们身体的骨骼与肌肉的结构就是为了这个而优化的。这就是为什么在图9.3中，足球运动员想要冲向右侧的时候，会将左脚踩在地面上。如果我要求你向你的左侧跳得尽量远,那么你会很自然地使用右脚当作起跳脚,而左脚作为落地脚,如图9.4所示。此时,如果用左脚起跳,右脚落地,那么会非常笨拙,而且也很不自然。

侧向的跳跃从很多角度看都类似于你从一个弯滑到下一个弯,而且,与从外脚跳到外脚会具有更大的力度和更好的平衡这个道理一样,当你将大部分体重平衡在外板上的时候,转弯的效果会更好。

假设站在外脚上,那么滑雪者受到的作用力是由这只脚的内侧边缘来承担的,从身体内侧向外侧方向观察,这部分的骨骼相对较大,并且呈拱形排列,可以负担比较大的载荷。如果站在内脚上,那么会利用这只脚外侧小脚趾的部分承担负载,从身体外侧向内侧观察,这里显然不具备刚才提到的那些特征。将平衡主要放在外板上还有一个战术上的优势:那就是,如果外板打滑,或者是你高估了转弯时需要的内倾的程度,那么内板就是一个备份,这时它就可以起到一定的支撑作用。

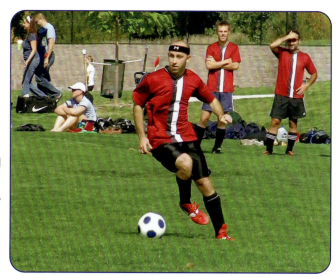

图9.3 在这个足球运动员希望向右侧移动的时候,他很自然地伸出左腿,向左侧发力蹬地,该姿态很容易使其获得足够的力度、稳定和控制。

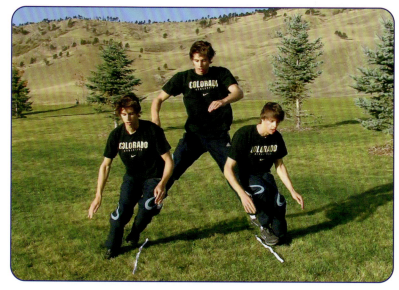

图9.4 一个人从左侧跳到右侧,再跳回来,他会很自然地使用外腿发力,再使用外腿落地。

9.2.2 使用内板的好处

还有一些其他的因素也同等重要，比如，将身体部分重量放在内板上并积极地使用内腿就具有一些实实在在的好处。在大多数情况下，这些好处来自于特别适用于使用内板和内腿的场合，而不是试图令内板像外板那样运作。正如教练员和运动员告诉我的，你可以使用内板，这样外板会干得更出色。

（1）稳定和支撑髋部　在内板上施加一点力量，比如体重的5%～10%，可以在各个方向上显著地提高髋部的稳定性，便于你更精确和精细地控制外板和平衡在外板上的力量。

你自己可以通过一个简单练习来验证这个道理。站在一只脚上，另外一只脚离开地面，尝试做几个滑雪的典型动作。比如上下移动，前后移动。假装你在滑行中逐渐立刃，然后又放平雪板。接着，将另外一只脚轻轻地点在地上，重复做这几个动作，你应该立即会感觉到更容易控制了。

在内板上施加一定压力也有助于髋部的对齐和反弓。如第四章所述，通过髋部反弓可以对齐重心与外侧腿的股骨头，从冠状平面上看，需要骨盆向外侧倾斜一些。用内腿支撑骨盆内侧将会有助于控制这个对齐。

（2）在进入滚落线的时候提供支撑　在比赛中，运动员会在入弯的时候短暂地利用内板提供一些支撑，直到正式切入外板的那一瞬间。此时，滑雪者的重心正在向新弯的弯内一侧移动，外板正在向新弯的弯外一侧移动，接着，在进入刻滑之前，滑雪者需要具有足够的内倾和立刃角度。在这段时间中，滑雪者有可能需要一点支撑力，避免向内侧倾斜的速度过快过远，于是，内板就体现了其价值。在某些情况下，内板可能会在雪面上放得很平，这样会有一点刮擦雪面搓雪的效果，或者是转向的效果。滑雪者也可以将内板立刃，直接获得转向的效果。通常，入弯时机太早，或者在过渡阶段身体倒向新弯的弯内过多的时候，会需要这样的动作，请参考图9.5。

（3）在高负载的刻滑转弯中提供支撑　现代雪板便于我们以非常小的转弯半径刻滑，此时会产生非常大的离心力。专家级的滑雪者通常能够以45度的立刃角度刻滑，这会产生$1.4G_s$的离心力，大约是超过其体重40%的力量。如果滑雪者完全平衡在外板上，那么就类似于在每个转弯中做一个自己体重40%的单腿腿举。世界杯选手经常会达到60度到70度的立刃角度，使其要承担$2G_s$到$3G_s$的力量。这就类似单腿腿举自己身体重量或是两倍的重量。单纯依靠一条腿来承担如此大的力量而不被完全压塌就已经是不容易的事情了，更何况还要同时控制雪板的立刃角度与雪板前后压力分布，在屈曲和伸展的过程中应对各种各样的地形变化，不仅要精准，还要精细，那是异常困难的。此时，利用内腿协助支撑是很重要的。

（4）转弯半径的控制　改变滑雪者在内板上分配体重的比例可以用于调整转弯半径。回顾一下第2章，我们讲过对于特定雪板，其刻滑转弯半径与滑雪者的滑行速度紧密相关，滑雪者通过膝部反弓能够对其稍作改变。这个分析是基于这样的假设，即滑雪者的体重全部放在外板上。如果雪况允许外板承担略微少一点比例的体重，那么滑雪者就有可能通过将平衡向内板偏移一些，而令外板滑出更小的转弯半径。其原因是，当滑雪者

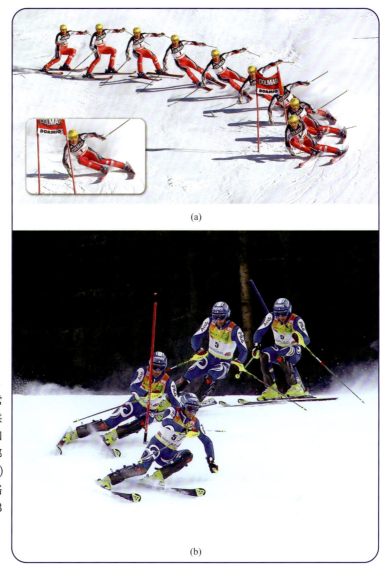

图9.5 顶级运动员经常会在入弯的时候用内板提供部分的或者全部的支撑，如（a）奥地利的赫尔曼·迈耶（Hermann Maier）和（b）意大利的曼弗雷德·莫尔格（Manfred Moelgg）（2008年世界杯回转赛冠军）。

的重心更向弯内偏移之后，内板承接更多体重，外板的立刃角度就可以提高了，更高的立刃角度可以令雪板弯曲得更多一些［第26页图2.11（a）］，也就形成了更小的转弯半径。

在这里，有两点必须要澄清。首先，仍然是外板进行刻滑。内板的立刃角度远远小于外板，所以无法刻滑出一条完美的弧线。其次，必须具有足够大的力量令外板板刃陷入雪面并维持抓雪的状态（第21页图2.4）。假设你以团身的姿态滑行，向身体侧面伸出一只脚令雪板立刃，同时另外一只脚保持在身下并承担一半的体重，此时使用的就是上面讲到的技术。这个技术可以用在许多转弯中，在第68页图4.19中就可以看到林赛·沃恩（Lindsey Vonn）使用它启动转弯的例子。

（5）触发机制　一些专家级滑雪者和运动员表示，在转弯开始阶段积极地旋转内腿也是一种有用的技术，如图9.6中伊维察·科斯特里奇（Ivica Kostelic）的动作。这个动作带来的好处并非是有益于内板的转动，而是触发了一系列动作，令滑雪者可以在转弯的初期建立合适的内倾、立刃角度和向前的压力。

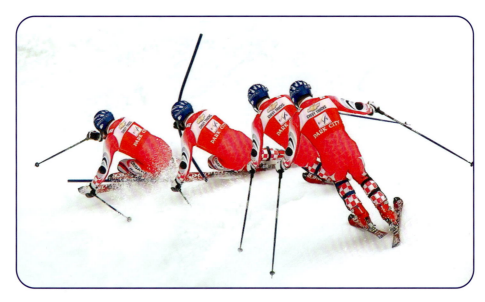

图9.6 伊维察·科斯特里奇（Ivica Kostelic）将内板转向新弯。这个例子就是某些滑雪者发现的觉得有用的触发机制。

9.2.3 头部和手臂位置的重要性

如果在滑行中内侧手臂是下垂的，那么会减弱在外板上的平衡，这是一个常见的错误。另外一个错误就是抬高外侧手臂，通常会带来同样的问题。仔细观察一下世界杯运动员的表现——特别是在最难的转弯处——即可发现，他们内侧的手至少与外侧的手是等高的，并且是朝着相同的方向伸出去。世界上最优秀的滑雪者都会寻求平稳的、水平的手臂姿态（图9.7）。对于那些手臂来回摆动的滑雪者，稳定手臂位置后会使其滑行得更好一些。限制手臂的移动是所有优秀滑雪者的基本训练之一，通过无数次的滑行，会逐渐形成平稳而平衡的双手的姿态。

在滑行中，至少应该始终保证内侧手是在视线范围内的，这样便于你判断手的位置。更好一点的情况是，保持双手在同一水平线上，小臂平行于雪面。应避免这样的动作：将外侧手臂伸出去准备点杖，但同时内侧手臂下垂。这会令外侧的肩膀和髋部向前顶，导致外板放平而减小立刃角度。如果你的手臂总是抬起来的、水平的、在你的前方，那么在不大幅度移动手臂的前提下即可在正确的时间、正确的位置下点杖。

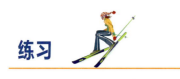

这个练习便于你逐渐养成平稳而有力度的手臂姿态：将一条1.5米长的细绳系成一个绳圈，将双掌插在绳圈中，双手分开，拉平绳圈，滑行（图9.8）。绳圈有助于你将双手放在适当的位置，而且不会下垂手臂。每天进行几次这样的滑行，将会显著提高手臂的稳定性与侧向平衡的能力。

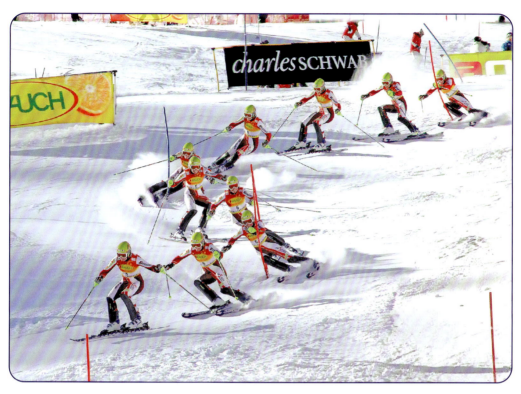

图 9.7 奥地利的玛莉丝·席尔德（Marlies Schild）的双手水平地保持在身体前方，协助她控制着侧向平衡。在当时的世界杯回转赛中，席尔德是仅次于加尼卡·科斯泰里奇（Janica Kostelic）的优秀选手。她的技术与科斯泰里奇有很大不同，特别是她的反弓，其主要原因是两个人身体上的差异。

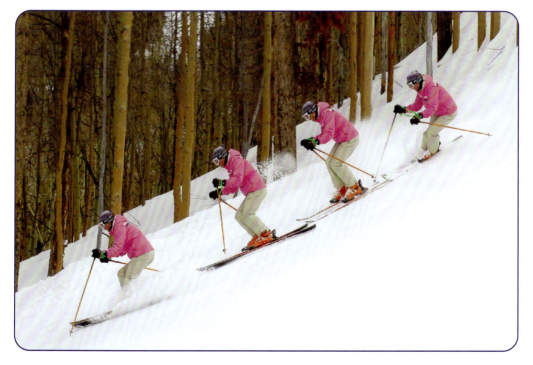

图 9.8 用绳圈套在双手上滑行是训练手臂位置的极好方法。滑雪者：卡罗尔·莱文（Carol Levine）。

9.3 弯型的连接：过渡阶段的挑战

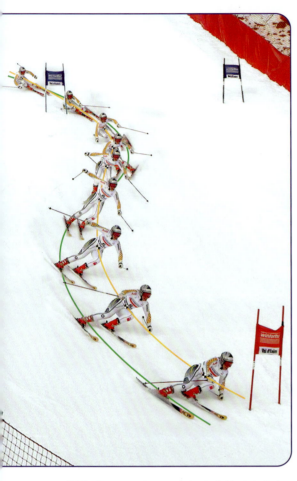

图9.9 滑雪者必须向每个弯的圆心方向倾倒，以平衡来自雪面的侧向作用力。滑雪者的重心所经过的轨迹必须在过渡阶段越过滑雪者的脚部。滑雪者：安尼娅·帕尔森（Anja Paerson）。

在从上一个弯转进下一个弯的过渡阶段，离心力改变了方向。因此，当你向左边转弯的时候，你的重心必须挪到右脚的内侧，而当你向右边转弯的时候，你的重心必须挪到左脚的内侧（图9.9）。在以八字或者很宽的平行式站姿滑雪的时候，达到这个要求很容易，因为重心总会是在两脚之间。但是，当两脚的间距接近髋部的宽度，甚至更窄的时候，滑行就变得有点困难了。因为在每次转弯的时候，重心都要穿过两脚之间，相当于重心持续地在左右两边切换移动（荡来荡去），这需要你有足够好的预判和技术。实际上，这是要求你脱离平衡状态，进入一种不平衡，并控制住自己身体倒下去的幅度。这种能力，滑雪指导员称之为上穿越（crossover），是你的滑雪技术提升至高级的重要标志。

9.3.1 雪板设计对于过渡阶段的影响

随着设计水平的提高，雪板能够承载更大的力量，滑出更小的转弯半径，但在转弯之间的过渡阶段也出现了一些需要注意的问题：滑雪者重心移动路径与脚部移动路径之间的夹角变大了，当滑雪者的重心从脚部上方越过去继续冲向山下的时候，其移动路径变得更加陡峭（图9.10）。这使得过渡中所有的事情都变得更加动态，更加重要。同时，也使过渡成为现代滑雪技术的核心问题。

9.3.2 连续转弯技术的常规进阶过程

从多种角度看，滑雪水平逐渐提高的过程，就是在越来越复杂、越来越困难的情况下，学会在弯与弯的衔接过程中控制重心的侧向移动与平衡的过程。

常规的进阶过程就是从八字站立转弯开始，逐渐到达平行式转弯。从20世纪20年代以来，这一直是滑雪指导员教学计划的重要组成部分，也就是在从一个弯到下一个弯的时候，逐步体会侧向平衡，逐步提高控制重心的侧向移动的能力（图9.11）。

在人们初次学习滑雪转弯的时候，他们将雪板摆成八字型，这样在弯与弯的连接中就不用将重心从脚部上方越到另外一侧（第146页的图9.12）。

第 9 章 侧向平衡 145

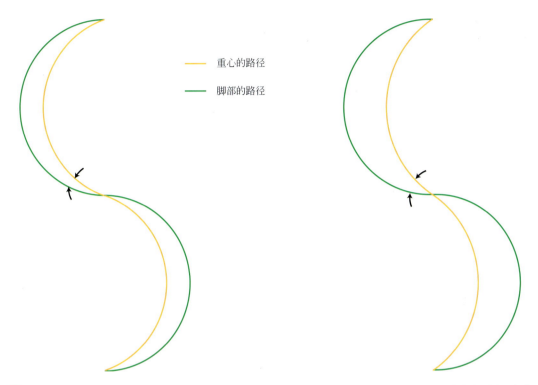

图 9.10 刻滑转弯半径越小,滑雪者的侧倾幅度越大,在转弯过渡阶段,重心移动路径与脚部移动路径之间的夹角也就越大。

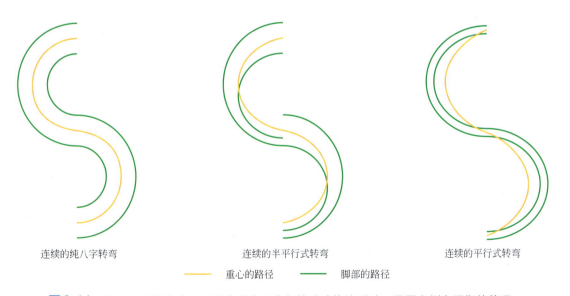

图 9.11 在不同的转弯中,滑雪者重心和脚部的移动轨迹反映了滑雪者侧向平衡的状况。

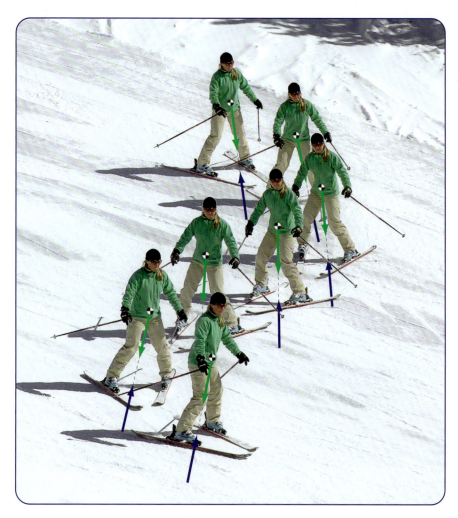

图9.12 在八字转弯中，侧向平衡非常容易控制：在弯与弯之间，滑雪者的重心不会越过任何一只脚的上方。滑雪者：凯特·伯伊德（Cait Boyd）。

在学习弯与弯衔接技术的过程中，接下来的一步就是如图9.13中所演示的，在开始新弯的时候，将即将成为外侧的雪板（新外板）向外侧推出一步，以便令重心越过脚部的上方，这也是最简单最容易实现的方法。这个动作被称为"山上板外推"，可以使滑雪者安全可靠地向弯内倾斜（相对于新弯外板），并建立转向角度。

然而在学会了这个动作之后，大多数的滑雪者在其后的滑雪生涯中，都会尽量避免做出这个动作。许多的优秀滑雪者都会因为在转弯时出现了山上板外推（半平行八字转弯）的动作而自责不已，他们希望自己能够以完全平行的双板来滑雪。于是，一些滑雪指导员认为，滑雪者从最初就不应该学习这种转弯方法，还有其他的方法能用来学会滑雪，而这些方法根本不需要滑雪者做出这样的山上板外推转弯的动作。他们觉得这种转弯方法非常不好，一旦学会了，产生了依赖性，会很难纠正过来。

的确，某些滑雪者不需要首先学习半平行八字转弯或者纯八字转弯就可以学会平行式转弯。但也有许多人无法这样，对于这些人，先学会半平行八字转弯就没有任何不妥之处。中级水平的滑雪者无法逃出半平行式转弯的问题并不是转弯动作本身，而是他们

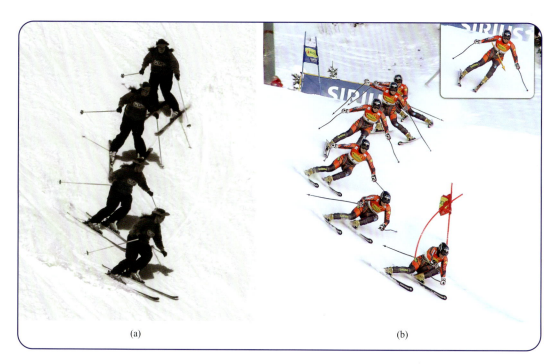

图9.13 通过将山上板（新外板）推出外八字，滑雪者以山下板作为主要支撑，在建立一个初始转向角度的同时，重心移动向新弯的弯内方向，形成了相对于新外板的内倾姿态。(a) 这名普通滑雪者保持重心与山下脚一起移动，山上板则外推呈八字形。(b) 这是西班牙的玛丽亚·何塞·里达（Maria Jose Rienda）在科罗拉多州的Aspen赢得了世界杯大回转冠军的比赛画面。与(a) 中滑雪者的姿态对比就可以看到，里达在入弯的时候同样外推山上板形成八字，但同时她的重心向侧面移动，并越过了她的山下脚。这是一种更高级、更理想的半平行转弯。

没有学会其他更高级的技术，比如这种更高级一些的山上板外推的技术：在外板摆出八字后，伴随着的是重心从脚部上方越过去［图9.13（b）］，这是目前世界上最优秀的滑雪者们经常使用的重要而不可或缺的技术。

　　为了超越普通的半平行八字的水平，你必须知道如何在上一个弯的完成阶段中就准备衔接好下一个弯的启动阶段，也就是处理好过渡阶段的动作，而不是在彻底滑完一个弯之后，再重新开始滑下一个弯。衔接上下两个弯的关键就是利用上一个弯滑下来的动态帮助你的重心切换到脚的另外一侧，以便开始下一个转弯。更具体地说就是，必须能够在上一个弯结束的时候以一种精确可控的方法有意将自己从平衡状态中摆脱出来，然后在下一个弯的控制阶段顺利地再接住自己，重新进入新的平衡。

9.3.3 坠入新弯

　　如图9.14所示，学习平滑地衔接平行式转弯的关键与学习走路很相似：都会涉及一个不平衡的时间段。蹒跚学步的幼儿在迈出第一步的时候是先向前倒，然后伸出脚，支撑住自己，我们都是这样学会走路的。渐渐地，动作越来越熟练，不平衡的时刻几乎没有了。不管怎样，我们每迈出的一步都是从一个可控的前倾开始的。

　　从一种稍窄的站姿来开始一次平行式转弯的时候，你也需要学习做一次可控的倾倒。幼儿是向前方倾倒，指望着地面为前伸的脚提供支撑。而你则会向新弯的弯内方向倾倒，

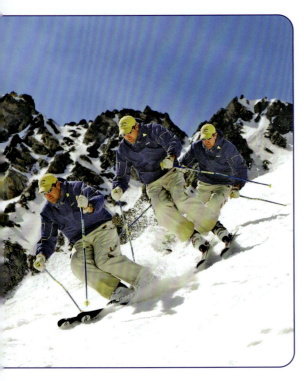

图9.14 为了衔接平行式转弯，滑雪者的双脚必须同时与重心互换相对位置。滑雪者：大卫·奥利弗（David N. Oliver）。

期望转弯的离心力，以及当雪板扎实地顶住雪面后所受到的侧向作用力，为你提供支撑。

在弯与弯之间的横切滑行，就像是走路的两步之间，当两只脚靠拢在一起，身体站直的一瞬间。当你持续不间断地移动，一步接一步，一个弯接一个弯，动作就变得流畅了。好的滑行，无论是在蘑菇、烂雪还是回转赛道上，不是看一连串的独立的转弯——弯与弯之间的连接路径是直线或者是带有折角——而是带有多段不同弧度圆弧的一整条曲线，每段弧线之间都没有明显的断裂。

你必须能够使自己脱离现有的平衡——这也是最难做到的——从旧弯中翻出来，越过雪板，倒向新弯的圆心（山下方向）。倾倒的速度和具体的方向涉及太多不同因素，需要凭借经验才能认识和判断。

但是，失去平衡是初学者努力想避免的事情，这也就是为什么滑雪者学习平行式转弯的时候会害怕的原因。而对于另外一些滑雪者，他们能够判断即将应对的离心力会有多大，何时出现。这个能被预期的、将会到来的不平衡正是滑行中最美妙的瞬间：失重般地飞进下一个弯的感觉！

当你开始在转弯中尝试瞬间不平衡的动态过渡的时候，滑雪也就开始变得更加有趣了。这是通向高效能滑行的一扇大门，并且始终是专家级别滑雪者和运动员最关注的细节之一。

9.3.4 过渡阶段的预判

如前所述，走路的每一步都要先向前倾倒，再伸出腿，用脚着地。跑步更高级一点，但基本差不多。每迈出一步，你都要预先判断脚应该踩在哪里，这样着地后才能取得平衡，并借助动量将自己送入下一步。想象一个类似但难度更大的运动，在山间小路或者河床上跑步，从一块大石头上跳到另外一块上，眼睛关注前方的路线，迅速地估计这一次需要跳多远，方向如何，是否能恰好落在合适的位置上。

同样，这也是在进行动态的平行式转弯的时候，你必须要面对的问题。因为一旦身体开始向前翻入新弯的弯内方向，你自己就几乎无法再阻挡这次移动了。所以，你不得不在过渡的一开始就计划好所有的细节，以合适的内倾、合适的前与后平衡、合适的反弓，以及合适的初始转向角度（图9.15），在合适的位置、合适的时间将雪板切入雪面。

确实，这里有太多必须要做对的细节！真要能瞬间做出判断，并达到这些要求的话，就需要提前了解雪面对你的雪板和你的滑行产生的动量将会产生什么样的反馈，需要多

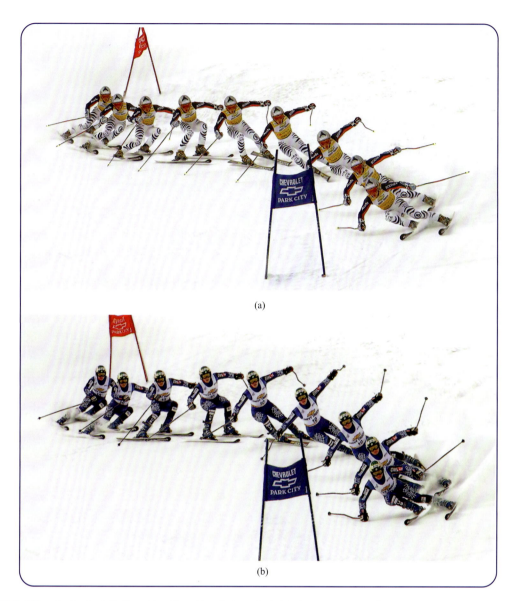

图 9.15　在（a）中的第二帧，德国的玛缇娜·埃尔特（Martina Ertl）已经确信她应该在前方哪个位置开始下一个弯的刻滑。从第三帧到第七帧，她的身体从雪板一侧翻到另外一侧。在第八帧，她以合适的内倾、向前的压力和初始转向角度开始了新弯的刻滑。但从姿态上，内倾幅度稍大了一些。在（b）中，美国的莎拉·斯盖尔博（Sarah Schleper）的判断不太准确，致使其在雪板切入雪面的时候身体内倾幅度过大。

长时间才能为雪板的抓雪建立足够的压力，以及许多其他的因素。而只有大山，只有雪坡，只有雪，才能让你通过无数次的转弯逐渐掌握这样的技术。

　　让我再强调一下：在开始过渡之前，就应该进行预先的判断。你需要查看下一个弯的情况，决定好你想让身体向哪个方向前进，再想办法让身体真的向这个方向移动。水平不错的滑雪者无法演进为更优秀的滑雪者的最常见问题也许就是：误判了下一个转向的位置，或者是不能使用正确动作滑入下一个弯。

　　预判的问题通常与轻身的问题紧密地联系在一起。如何处理虚拟蘑菇，是否伸展轻

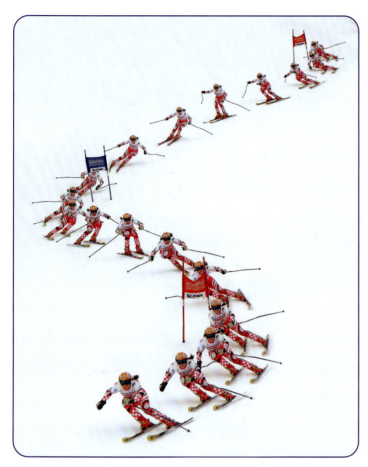

图9.16 在第一个和第二个转弯之间的距离令加尼卡·科斯泰里奇（Janica Kostelic）在过渡阶段做了一下伸展动作。而第二个与第三个弯之间的距离变短，同时，从第二个弯出来的速度又太快，科斯泰里奇就必须做屈曲的动作，防止在进入第三个弯的时候滑出去太远的距离。

身（上轻身），抑或屈曲轻身（下轻身），幅度多大，这些都取决于从过渡的一开始到下一个弯的控制阶段有多远，以及你在此期间的移动速度。在过渡中，你无法完成任何真正的转向。所以，如果你想尽快地进入下一个弯，那么就需要借助吸收虚拟蘑菇的动作来尽可能地缩短过渡的时间。

如果在滑行中还有一点距离可以利用，那么可以稍做一下伸展放松。这可以让紧张工作的肌肉松弛下来，排除乳酸，也可以借机做一下深呼吸。此外，做出正确预判的技巧是，看准在新弯中的哪个位置开始控制阶段（图9.16）。

9.4 过渡的技术

有多种进行上穿越（也就是将重心和脚的位置互换）的技术，一个专家级别的滑雪者将会在自己一整天的滑雪中用到所有这些技术。即便在一次单独的转弯中，也经常会涉及多个技术。熟悉它们的各个细节，在滑行的时候信手拈来，正是出色的滑雪能力的标志。

（1）**脚的移动放慢，或者更急促地转弯** 任何会使脚的移动速度慢于上身的动作都可用于实现上穿越（图9.17）。比如在蘑菇地形中，当你完成一个转弯后，你的脚会慢下来，而同时，身体的其他部分继续移动，于是，重心和脚交换了位置。

再如，在转弯的最后，来一个急促地切刃，其效果与上面讲的也一样。另外一个例子就是"预转"，在20世纪50到70年代，这是滑雪学校都会讲授的、至今仍然被滑雪者所使用的技术。预转是一种策略，在横切滑行为下一个弯做好准备的过程中，首先做一个很小的向山上的急弯，动量会把滑雪者的身体带过雪板，送向新弯的圆心。仔细观察一下周围的滑雪者，你会在很多转弯动作中发现这种策略。

许多滑雪者在弯与弯之间会做出山下板外推的动作，其主要目的也是让脚的移动慢下来。这个山下脚八字、滑雪者身体继续保持移动的情况就是一只雪板的预转。

对于刻滑，也可以在不降低脚的移动速度的前提下，通过预转来完成一次上穿越。在转弯的结束阶段，滑雪者再向前压一点，或者反弓更大一些，或者两者均加大幅度，迫使自己滑出一个更加急促的转弯。上半身的移动轨迹是一个更平缓的弧线，从脚的上方越过，冲入新弯的弯内。请仔细观察图9.18中的第五帧，曼努埃拉·莫尔格（Manuela Moelgg）将她的左膝向内转了一点，使雪板转向更急促，于是，身体略有失去平衡般地甩向弯外一点点，但这却帮助她迅速地翻越雪板，倒向了下一个弯。在第149页的图9.15（a）中的第三帧画面，玛缇娜·埃尔特（Martina Ertl）做的也是同样的动作。

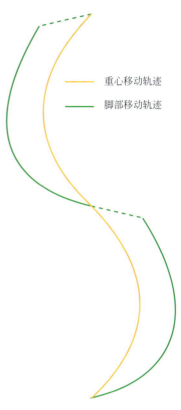

图9.17 通过放慢脚部移动速度，或者在转弯结束的时候脚部转向得比上半身更急促，便于重心从脚部上方越过去。

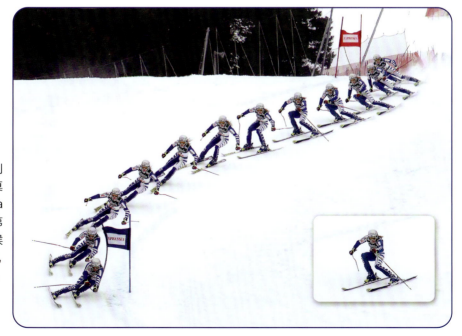

图9.18 意大利的曼努埃拉·莫尔格（Manuela Moelgg）在第五帧画面的时候加强了膝部反弓，开始了过渡阶段。

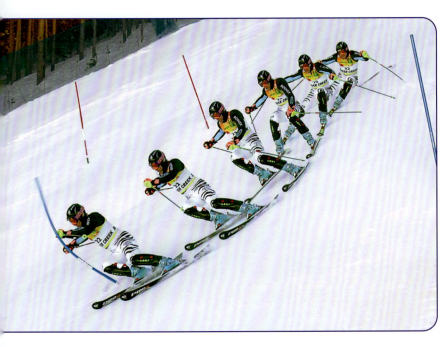

图9.19　在第二帧画面中，德国选手阿洛伊斯·沃格尔（Alois Vogl）已经将右侧雪板抬离了雪面，身体开始翻向他的右侧，倒向新弯的圆心。这也就建立了正确的内倾，便于新外板在第六帧的位置准确地切入雪面。

（2）去除山下板的支撑　在横穿雪坡的时候，可以想象得到，你的大部分体重都会放在外脚上。如果直接抬起山下脚呢？你肯定会摔倒在雪坡上。在绝大多数的中弯滑行中都会看到这种必不可少的技术，它也常用于小弯滑行。在转弯的结束位置，你的大部分体重都放在山下板上，这是一种平衡状态。接着，你转而站在山上板上，或者抬起山下板（图9.19），或者屈曲山下腿。此时，你的重心会倒向新弯，新外板——也就是你刚才踩下去的雪板——翻转过来，内刃抵住雪面。在雪板换刃的时候，继续扭转雪板，建立滑入新弯的初始转向角度。

（3）屈曲　在第6章中，我们讨论过被动屈曲与主动屈曲的技术（在蘑菇滑行中常称为被动吸收与主动吸收），在转弯的完成阶段实施该技术的时候，会令重心的移动轨迹从双脚的上方穿越过去。在完成阶段中，如果你放松大腿、臀部和下背部的肌肉，或者是收缩髋部屈肌，就可以快速地屈曲膝部和腰部。在这个时刻，雪面不再会将上半身向上托起。身体主要部分不再受到这个外部作用力的影响，那么身体就不会随着雪板滑行的弧线移动，而是受到动量的作用沿直线移动。但是，雪板仍然是接触在雪面上的，所以雪板还是继续转弯，双脚也会跟着雪板进行弧线移动。于是，两个情况综合起来，你的上半身从双脚的上方越过，向新弯的弯内方向移动；或者反过来讲，你的双脚从身体下方滑过，结束了旧弯（图9.20）。

在屈曲的时候，你会立即感觉到自己从旧弯中释放了出来。你的身体从双脚上方飞向新弯，而且有一种加速的感觉，虽然实际上并没有加速。如果动作合理，你会感觉到上半身正好开始进入新弯，同时双脚正好是在结束旧弯。

使用新一代的雪板，我们能够滑出比以往更小的弯型，更急促的刻滑转弯，这些都需要在每次转弯中做出更大幅度的内倾。这样的转弯形成了巨大的虚拟蘑菇，需要更大幅度的伸展与屈曲。基于这些因素，近些年来，在过渡阶段的屈曲和在接近滚落线时候的伸展受到了越来越多的重视，已经逐渐成为所有刻滑转弯的基本技术。

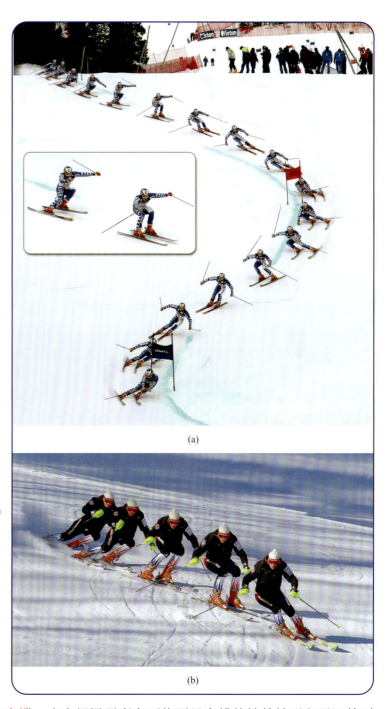

图9.20 通过屈曲动作进入转弯的过渡阶段适合于所有半径的转弯。在（a）中，意大利的马西米利亚诺·布拉多内（Massimiliano Blardone）使用该技术滑过两个大回转的转弯。而在（b）中，英国的世界杯选手凯米·阿尔科特（Chemmy Alcott）同样使用屈曲动作在两个半径更小一些的回转转弯中完成了快速的过渡。

（4）**通过点杖获得侧向支撑** 当高级滑雪者在面临更具有挑战性的地形和雪况的时候，他们经常会失去信心，无法坚定地将重心从双脚上方越过去，其主要原因是因为在穿越的瞬间，身体是处在不平衡的状态下的，地形和雪况又增加了恢复平衡的难度。于是，他们经常会在继续保持平衡在山下板的基础上，山上板外推，雪板呈现八字，以此来做出一些补偿，获得更稳定一些的站姿。另外一种常见的，但是更差的动作则是，迅速地枢转雪板，在雪面上侧推，同时还可能上身旋转。这个动作会迅速建立侧向作用力，使滑雪者得以处于平衡状态。但是，这都不是什么好办法。

马里奥·马特（Mario Matt）

尽管自1999年以来，现代大头板已经在滑雪教学领域被广泛接受，但你很可能没想到，这种新型的装备在世界杯比赛上却还没有流行起来，很少有顶级运动员会在世锦赛上使用这种雪板参赛。在当时，普遍的观念是：新的、短的大头板在比较平缓的地形和软雪上是很合适的，但无法应对超级陡坡和硬雪的环境。

然而在次年12月，事情发生了戏剧化的转变。赛场老将芬恩·克里斯蒂安·亚格（Finn Christian Jagge）决定尝试使用新款雪板参加世界杯回转比赛，并在具有超级陡坡路段的Madonna di Campiglio站取得了意外的成功。瞬间，新款大头板就获得了认可，而且所有运动员都开始钻研这个新产品。

正当这些老将们适应新装备的时候，马里奥·马特杀入了世界杯。作为年轻选手，他已经非常了解新型雪板了。他在第二次参加世界杯比赛的时候，就赢得了奥地利Kitzbühel站的冠军，接着是奥地利Schladming站的回转赛的胜利。整个赛季，他共计四次登上领奖台，实现了一个非常不错的开局。

马里奥·马特的滑行路线和技术与其他人有着明显不同。常规技术通常是轻柔地入弯，然后急速发力加压，在接近旗门附近会出现短暂而明显的控制阶段。相比之下，马特在转弯的过渡阶段使用屈曲动作，经常还伴随着主动的收缩动作，这使其能够比其他人更早地立刃和为雪板加压。另外，他的站姿比较宽，能够在过渡阶段就获得更大的立刃角度和更大幅度的内倾。其结果就是，马特在过渡阶段所用的时间更少，控制阶段所用时间更长，刻滑的效果更佳。许多人都认为这样滑出来的轨迹类似于非常小的大回转转弯的弯型。

马特一直在回转比赛中占据着顶级选手的位置。在其十年世界杯生涯中，他赢得了10次冠军，两次世锦赛回转比赛冠军［在那个时代，另外唯一一位获得了超过一次世锦赛回转冠军的男子选手是英格马·史坦马克（Ingemar Stenmark）］。

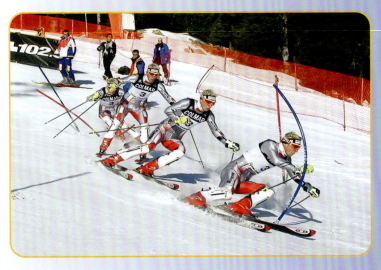

马特的滑行非常精确而且可控。与许多其他顶级滑雪者相同，他的双手的位置非常稳定，平齐地保持在身体前方。在观看他滑雪的时候，你会感觉到他的动作非常清晰，充分展现着现代大头板的优势。

一旦你允许自己身体的动量将身体带过雪板进入新弯，那么在雪板抓雪之前，只有一种方法可以控制身体的侧向移动，就是触雪的点杖。某些点杖不合理、不稳定的滑雪者无法顺利做到这一点，因此在陡坡、复杂地形上会感觉到麻烦、不自在，而且，他们还经常会在开始入弯的时候山上板外推呈现八字。

正确点杖提供的支撑可以令你的身体顺利地进入新弯，而不会出现幅度过大的问题。如果身体向新弯的方向前进得过多，雪杖将会在此时提供一些支撑，避免这个问题。这需要在转弯最开始的时候实点雪杖，杖尖（或者雪托）真的触碰到雪面，获得反作用力（图9.21）。

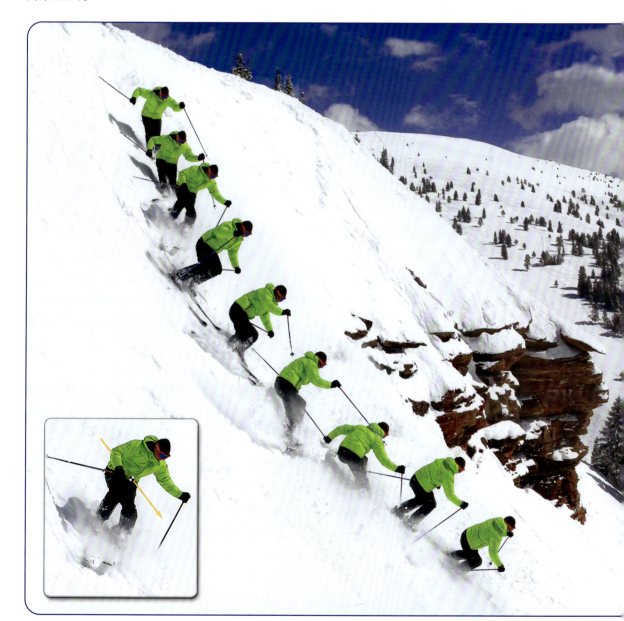

图9.21　在陡峭的雪坡上，一次有力可靠的点杖能够提供有效的侧向支撑，令滑雪者信心十足地将身体重心越过双脚上方。滑雪者：查理·斯托克（Charley Stocker）。

通常，在陡坡上进行非常小的转弯的时候，熟练的滑雪者会迅速地将上半身越过双脚上方，向新弯弯内方向移动，接着依靠点杖阻挡身体过度的向前，上半身几乎是暂时停靠在雪杖上，在穿过滚落线的时候双腿枢转已经脱离雪面的雪板，实现转向。如第7章中所述，雪板脱离雪面，并以一定角度实点雪杖，滑雪者甚至可以将雪板枢转180度。这是在超陡坡上滑行的一种重要技术（请参考第204页的图14.5）。

（5）选择你自己适用的技术　　当你读到此处的时候，需要注意，令身体越过双脚上方进入新弯的技术有很多种，而针对每次转弯最适用的技术都不见得仅仅是某一种技术。在相同情况下，两位顶级滑雪者经常会使用两种不同的技术，如第50页图3.21所示，在该图中，本杰明·雷希（Benjamin Raich）做出伸展动作，而马西米利亚诺·布拉多内（Massimiliano Blardone）做出的是屈曲动作。与旋转雪板的多种技术一样，滑雪者在单独一次转弯中有可能会组合运用本章中提及的多种技术，比如在尽快结束旧弯的同时将山上板主动外推一点点。成熟的滑雪者掌握着多种技术，并能够在瞬间选择某种技术，或者综合使用多项技术，使其滑行呈现一种即兴发挥的意境，这也令每个人都具有了各自的滑行风格。

第 10 章

雪鞋

大部分人都对雪板持有浓厚的兴趣。每年都会发布许多新型号的雪板，使用新的科技，新的涂装，它们比旧板看上去更酷。你和朋友们会坐在缆车上讨论这些雪板，也会在聚会聊天的时候交流心得。相比之下，雪鞋就显得寂寞得多，它们每年的更新都不是那么显著，甚至几十年都是如此。在雪具店中，与雪鞋技师讨论你的雪鞋的时候，就好像与矫形外科医生在讨论膝关节的事情，远远比不上讨论雪板来得有趣。

然而，毫无疑问的是，雪鞋对滑雪效果的影响要比雪板和其他装备更加重要。很多滑雪者都说，宁可航空公司把托运的雪板弄丢了，也绝不能丢了雪鞋。因此，尽管需要花费一些时间才能买到最适合自己的雪鞋，还要请技师进行必要的调整，使其尽可能地适合你自身的情况，但是，这一切工作都是非常值得的。有些人认为，雪鞋带来的性能与舒适性不可兼得，这是完全错误的观念。

有些滑雪者忽略了雪鞋的意义，他们觉得自己的鞋穿起来还比较舒适，而且可能恰好也滑得不错。但是，如果你真的希望滑得更棒一些，就应该认真地看待雪鞋，甚至是买一双新的。（仅仅在雪具店中试穿一下，是很难发现该款雪鞋在设计上的改进的。）在本章中，我们将讨论关于雪鞋设计与调整的方方面面，这些信息有助于你尽可能地利用好雪鞋的功能。雪鞋中的某些特性是不能被改变的，某些则是你可以自己试验的，还有一些特性的最佳化需要优秀雪鞋技师的专业知识和工具来实现。

10.1 雪鞋就是雪板的一部分

当雪鞋踩进固定器后，它就成为了雪板的一部分。与一双普通的徒步运动鞋完全不同，雪鞋是你操控雪板的把手。你的双腿和双脚推动雪鞋的某个部分，就如同扳动这个把手，从而实现对雪板的控制。比如，在立刃的时候，你的腿部顶靠住雪鞋的侧面。而如果是希望调整沿雪板长度方向上的压力分布，你的腿部则会顶靠住雪鞋的前面或者后面，在图 10.1 和图 10.2 中显示了一些例子。当我们观看高手滑雪的时候，经常会被他们身体其他部分的动作所吸引，而忽略了对雪鞋的重视。面对一些漂亮的转弯，我们应该开始关注脚下的部分，这里有很多门道。

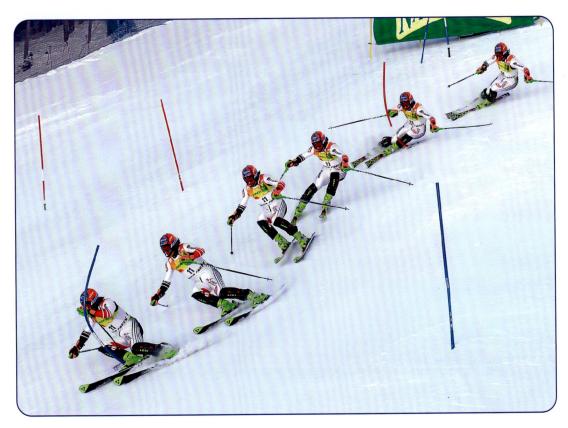

图 10.1 雪鞋是操控雪板的把手。在第三帧中,马里奥·马特(Mario Matt)用小腿顶靠雪鞋的侧面,令外板立刃。接着,在第五帧进入新弯的时候,他用左腿胫骨顶靠左脚雪鞋的鞋舌的内侧,令雪板抓雪,并开始转向。

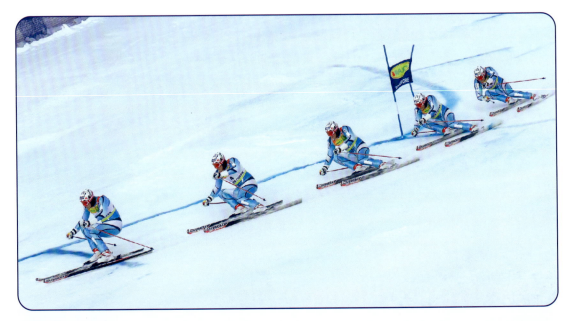

图 10.2 阿克塞·兰德·斯文达尔(Aksel Lund Svindal)靠住雪鞋靴筒的后侧,将压力推向外板的板尾,帮助雪板从雪面中释放出来。

10.2 买对雪鞋

如果将一个滑雪者与一辆跑车相比较，我们可以这样说，滑雪者的上半身就是跑车的车身和底盘，雪板就是车轮，双腿和双脚就是将车轮与底盘连接在一起的悬架和转向部件。

如果悬架和转向部件没有经过正确的调校，那么汽车就不可能正常行驶，对于滑雪者，道理是一样的。你的雪鞋决定了雪板和你的身体之间的机械关系，雪鞋提供了一个平台，使你可以用双腿和双脚来操控雪板（图10.3）。一辆日常乘用车通常只需要开到汽车维修保养的店铺，做一下动平衡校准，这辆车就可以正常驾驶了。但是对于赛车就不同了，为了能够达到最佳性能，它的悬架必须进行仔细的调整和校正。同样的，休闲滑雪者的雪鞋，假设在商店里购买的时候，销售员或者雪鞋技师针对滑雪者个人的情况，帮助其选择了正确的款式和鞋号，在进行一些最基本的设置后，就可以应付日常的滑雪需求了。但是，如果你真的很在意这项运动，希望滑得更好，发挥出自己最好的水平，那么就必须花一些时间来调整和优化你的雪鞋。

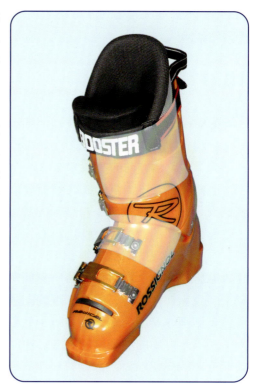

图10.3　雪鞋是控制雪板的把手。图中显示了雪鞋提供了最多控制的部位，它们是雪鞋合不合脚的最重要的部位。

找到一个靠谱的雪鞋技师是重要一步。你可以咨询滑雪指导员，让他们为你做出推荐。如果在你周围或者滑雪的地方有比赛俱乐部，那么就咨询一下队中的教练，得到参考信息越多越好。无论找到哪个技师，都应该得到一个经过调校后雪鞋真的会合脚的承诺。要警惕那些在一次调校中对雪鞋做过多调整的方案，这与找个裁缝改衣服不同，雪鞋的调校应该是逐步进行的，需要你有试穿和滑行测试的时间。当然，如果你觉得不满意，那么换个技师即可，不用觉得不好意思。

雪鞋穿起来后必须一点也不疼，而且要舒适，否则就没法正常地滑雪。许多滑雪者都仅仅满足于这个简单的要求，而你，显然要更进一步。你需要对雪鞋外靴几何尺寸的某些重要参数进行细微的调整，这些事情可以自己做，但如果与雪鞋技师一起完成，效率会高很多。首先，选择合适的款型，这是最重要的第一步。一个真正值得信赖的雪鞋技师会先判断在整个雪具店中是否有最适合于你的雪鞋，如果有，是哪种，如果没有，在什么地方能买到它。你可以到别的地方买到合适款型的雪鞋，带回到店里来，再让雪鞋技师再帮助你进行雪鞋的调校。

对于青少年的雪鞋要特别注意：一定要买现在就合脚的，不要买大一号的，不要计划着等孩子长高了，还能继续穿，过大的雪鞋是掌握滑雪技术的巨大障碍。此时，本来正确的动作得不到应该得到的效果，于是孩子们就不得不学习另外一些自我感觉能滑好的动作。而一旦在适应雪鞋的过程中养成了不好的习惯，那会让日后掌握正确的技术变得异常困难。

10.3　硬度

　　如果说的是雪鞋侧向的硬度，那么硬度大一些是很好的，通常更硬一些会显得更好一些，尽管那并不是必需的。但如果说的是雪鞋前面的硬度，那么事情就复杂多了。从此处起，我将雪鞋前面的硬度简单地称为雪鞋的硬度。

　　很多人都会不自觉地购买前面硬度过高的雪鞋，因为硬度越高，款型就越高级，而我们大多数人都希望买一双高级的雪鞋。如果雪鞋硬度是可以调整的，那就还好。但如果不能，那买的时候就要特别小心了。此外要注意，雪鞋在室外寒冷的气温下，其硬度肯定会比在温暖的雪具店中要更硬一些。在理想情况下，雪鞋前面的鞋舌应该妥帖地与胫骨触碰在一起，在雪鞋屈曲（靴筒向前方倾斜）的时候，硬度逐渐增高。在脚穿入雪鞋、胫骨靠在靴筒上、屈曲脚踝的时候，靴筒硬度绝不能感觉像石头那么硬。年龄小的滑雪者更要注意避免穿太硬、限制他们脚踝活动的雪鞋。青少年滑雪者自身的体重不够大，还不足以屈曲高硬度的雪鞋。更重要的是，从技术上讲，相比那些专门为他们的年龄而开发的高性能雪鞋，穿着允许脚踝具有更大活动范围的雪鞋，青少年滑雪者会滑得更好，对技术的发展也更有利。

　　说到此处，有一点需要说明，一个好的雪鞋技师能将一双前面硬度过高的雪鞋调整得软一些，但是如果反过来，想提高本来比较软的雪鞋的硬度就比较困难。因此，如果你对硬度有点拿不准，那么可以买硬度稍微高一点的雪鞋，但是不要过头。雪鞋前倾屈曲的幅度，与你个人的身体类型、滑行风格和滑雪技术都有关系。

　　（1）个人的身体类型　一般来说，滑雪者越高大，雪鞋就需要越硬一些。如果髋部比躯干上部占有更多的体重，那么就要考虑软一点的雪鞋，因为这种体形会令前倾的精确调整变得难度更大（参考第163页的"前倾"）。相比之下，如果髋部比较瘦小，同时肩膀比较宽阔，则允许有更多选择。如果是大长腿，那么穿硬一点的雪鞋很可能没什么问题。但是你要知道，某个雪鞋厂家的某款雪鞋的硬度往往会随鞋号的变化而变化。某个尺寸的靴筒通常可用在不同鞋号的雪鞋上，而鞋号较小的雪鞋往往比鞋号大一点的雪鞋偏硬一点。

　　（2）个人的滑雪风格　如果你经常是在巡山、滑的速度比较快、经常滑很软的雪，或者滑的是深蘑菇地形，那么稍软一些的前部屈曲硬度的雪鞋会更适合一些。许多比赛运动员会在速降比赛中选用比回转和大回转比赛更软一点的雪鞋，而许多蘑菇比赛选手会选择硬度更低的雪鞋。

　　如果你经常在硬雪面上滑行，很喜欢滑小弯和急促的转弯，那么雪鞋前部比较硬一些就会带来很大帮助，但同时，这也需要更精湛的技术。硬度高的雪鞋在硬雪面上会带来性能上的提升，在软雪或者其他雪况中，尤其是蘑菇，却会带来很多困难。

（3）个人的滑雪水平　除非你是个人经验非常丰富的专家，否则不要选择雪具店货架上硬度最高的雪鞋。相对来说，一双稍软一点的雪鞋会令你滑得更好一些。但是，如果雪鞋前部太软，或者是硬度参数远远低于你的滑雪能力，那也会带来很差的体验，尤其是在硬雪面上。

常规的高性能雪鞋依靠雪鞋本身的变形来控制雪鞋前部的硬度，它的机理是：当滑雪者的腿部顶靠靴筒前部的时候，靴筒发生了变形。从雪鞋上方向下观看，靴筒部分不是正圆的，是椭圆形的。当靴筒前倾的时候，会向下压迫脚背附近的外靴，根据雪鞋设计，也有可能将脚后跟上方的外靴后脊向前拉。扣紧雪鞋的靴扣会令外靴更难变形，也就令雪鞋硬度提高了一点。外靴对变形的抵抗能力正是竞赛用雪鞋的设计核心，但不幸的是，这会让你的脚很难穿进雪鞋内。

雪鞋的前舌也很硬，可用于微调雪鞋的整体硬度。如图10.4所示，将雪鞋的绑带系在内靴鞋舌上，而不是外靴靴壳上。这样，通过压缩和变形鞋舌，相比直接将绑带系在雪鞋外壳之外，可以获得更富于渐进式的硬度。在一些专家级别的滑雪者或者运动员中，流行使用一种弹性"增压"绑带，用于替换常规的粘贴绑带，这令雪鞋前倾硬度的控制有了进一步的提升。增压绑带不依靠鞋舌压缩的阻力或鞋舌的变形来控制硬度，而是通过将绑带拉紧到一定的张力。目前，至少有一家雪鞋厂家在其几款雪鞋上安装了这种原理的增压绑带。

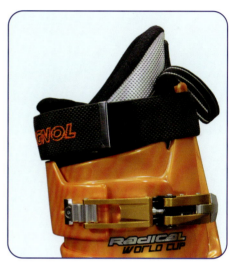

图10.4　雪鞋最上方的绑带收紧的是鞋舌，而不是靴筒的前部。这样，从外靴到鞋舌就能得到一种渐进式的弯曲变形。

10.4　鞋垫

实际上，转弯中的所有力量都会通过双脚下的鞋底进行传递。因此，雪鞋的鞋底是否适合你的脚型自然就变得很重要了，这也是为什么你应该考虑为雪鞋定制一副鞋垫（图10.5）。

如果雪鞋底部配合了脚底的形状，那么当每次转弯中脚下的力量不断变化的时候，双脚和脚踝就会避免过度翻转、压平或者弓起。你可能也会发现，即使不将鞋扣和绑带系得很紧，也能获得更好的滑行效果。

与雪鞋的成本相比，定制鞋垫不算太贵，配合得很好的鞋垫可以用很久，还能给下一双雪鞋继续使用。但要注意的是，一定要请一个富有经验的技师来帮你定制鞋垫。

如果你的脚有些更特殊的问题，比如高弓足、锤状趾，或者慢性脚踝不稳等，那么可以考虑让有资质的专家给你制作一副适用于雪鞋的矫正器。请注意，某些雪具店会语焉不详地说他们可以帮你定制矫正器，但实际上，只有具备相关资质和资格的医生或者专业人士才能合法地声称他们可以制作矫正器。

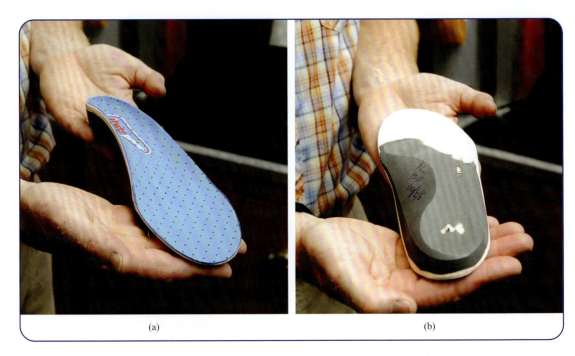

(a)　　　　　　　　　　　　　　(b)

图10.5　一副高质量的定制鞋垫可以提高你的滑雪水平，也会改善穿着雪鞋的舒适度，一副鞋垫甚至可以给好几双雪鞋使用。（a）鞋垫的弧度精确匹配了脚弓的形状，提高了滑雪者平衡受力的能力。（b）鞋垫的上表面是配合滑雪者脚型的形状，而下表面是平整的，所以在雪鞋内部是不会来回晃动的。

不同的鞋垫有软硬的区别，在滑行时允许脚部和脚踝的活动范围也有不同。某些滑雪者的双脚很健壮，发育得非常好，他们喜欢在滑行中主动控制双脚和脚踝的对齐关系，觉得不需要依靠鞋垫提供额外的支撑。比如伯德·米勒（Bode Miller）等赢得了世界杯冠军的滑雪运动员，就觉得讨论鞋垫完全没什么意义。但戴伦·拉夫斯（Daron Rahlves），他就偏好那种除了能够轻微摆动脚趾之外，最好其他动作都不能做、极度贴合自己脚型的鞋垫。综合来看，大部分滑雪者使用中等支撑力度的鞋垫都会得到很好的效果。

滑雪者到底需要什么硬度和支撑特性的鞋垫？这个问题没有一个简单而直接的答案，完全因人而异，一个优秀的雪鞋技师能够给你最可靠的建议与协助。以下是决定了鞋垫能够为你提供多大支撑的因素。

- 鞋垫的材料。
- 在鞋垫定型的时候，施加在双脚上的压力。大多数鞋垫都是你正在坐着的时候进行定型的，要么双脚几乎不受力，要么是坐在椅子边上，双脚承受一点点力量。只有使用专门的设备，才能在你站立的时候对鞋垫进行定型。
- 鞋垫底部是否被研磨平整。研磨平整的鞋垫的鞋跟部位是平坦的，在雪鞋里边不可能产生晃动［图10.5（b）］。大多数滑雪者最好都使用研磨平整的鞋垫。

当双脚在雪鞋中，脚踝向前屈曲的时候，膝盖很可能不会笔直地向前移动，稍微有一点角度上的偏差是可以接受的，但如果能矫正为笔直方向的移动，那就更好了。对大多数人来说，膝盖都会偏向内侧一点点（图10.6），但也有人会偏向外侧。虽然脚踝是一个很复杂的关节，但是雪鞋的设计令脚踝被简化为一种简单的铰链结构。如果铰链放置妥当，它的旋转轴会位于冠状平面上，平行于雪鞋的鞋底，此时，在脚踝闭合（背屈）的时候，膝盖是笔直地向前移动的。但是，铰链的轴经常可能会偏差几度，雪鞋也不能进行适度的弯曲，此时，膝盖就有可能不是笔直的移动了。

通常，仅仅将鞋垫向内或者向外倾斜几度即可调校好脚踝的铰链轴的对齐。最简单的方法就是找一条坚固平整的材料，将其贴在鞋垫某一侧的边缘上。贴在鞋垫的内侧上，可以矫正膝盖偏向内侧的移动，贴在鞋垫的外侧上，可以矫正膝盖偏向外侧的移动。

对于大多数看重性能的滑雪者来说，定制鞋垫都是调校雪鞋中的重要环节。但这离一双完美的雪鞋还有一定距离，其他的工作还包括雪鞋两个关键角度——前倾与侧偏——的组合调校。为了达到最完美的滑行性能，这些参数必须精确配合。

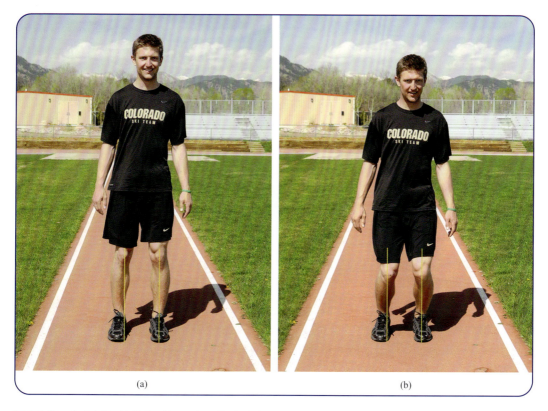

图 10.6　在背屈踝关节的时候，有人的膝盖会向内侧偏移，有的则会向外侧偏移，照片中是有一点点向内侧偏移。此时，调整冠状平面上鞋垫的斜度，则可以令膝盖笔直地移动。你可以在鞋垫底下（或者外靴内底的上面）粘贴上薄薄的橡胶条或者塑料条即可完成这个调校。

10.5　前倾

如在第4章的小腿角度中所讲述的，雪鞋靴筒前倾的目的是为了防止滑雪者在大幅上下移动的时候影响到前与后的平衡，如图10.7所示。正确的前倾角度对于良好的滑行至关重要，尤其是在蘑菇地形和比赛赛道。如果试穿新鞋，你应该立即用稍后讲到的简

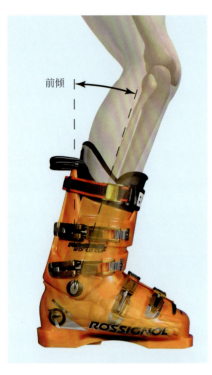

单方法来检查雪鞋的前倾角度，并正确地进行调校。滑雪者的身体类型决定了他需要多大的前倾角度，重点要考虑的特征包括：滑雪者的大腿骨和躯干所占身高的比例，大腿、髋部和躯干的重量分布，以及小腿肌肉的形状。在滑雪者做出屈曲动作的时候，大腿比较长的话，滑雪者的重心趋向后移，如果大腿和髋部的重量比较大，那么也会产生同样效果。相比之下，躯干比较长、胸部和肩膀的重量比较大的话，重心将趋向前移。小腿肌肉发达，会令小腿前倾，小腿肌肉不发达，重心则更趋向垂直方向移动。

图10.7　在矢状平面中，靴筒中线和垂直方向的夹角就是雪鞋前倾的角度。每个滑雪者穿着的雪鞋的前倾角度是否正确，取决于个人身体特征，而不是其滑雪水平。前倾角度适合于你自己是非常重要的。

练习

自我测试雪鞋前倾是否合适的练习非常简单，参见图10.8。穿好雪鞋，扣紧靴扣，特别是最上方的绑带要紧一些，就像你要进行比较激进的滑雪转弯的样子。然后，站在平坦而水平的地面上。现在，下蹲，在失去平衡之前，看看能下蹲到什么程度。注意，一定要将手向前伸，与肩膀平齐。合适的效果如图10.8（a）中所示，股骨平行于地面，并且可以比较舒适地保持前后平衡。如果不能蹲到这样低，就说明雪鞋需要更多的前倾角度。如果你能蹲得更低，那么雪鞋的前倾可能是有点过了。你还可以在脚尖下面，或者脚后跟下面，垫高一点点，如图10.8中的（b）和（c）所示，比较一下不同的前倾角度对平衡的影响。这些测试中关键的变量是小腿与地面的夹角，由于雪鞋对脚踝活动范围做出了限制，这个角度就是对其作出的补偿。

在图10.8的（a）中，滑雪者的髋部与膝部的连线水平于地面，如果你在这样的姿态下无法保持平衡，那么需要增加雪鞋的前倾，直到你能保持平衡为止。如果雪鞋上就有调整前倾的小机关，那么就用它进行调整。否则，可以在小腿和靴筒之间插入某种坚韧材料制作的垫片——折叠起来的地图、橡胶或者软木垫片——以增加前倾角度（图10.9），垫片的厚度可以厚一些，比如超过6毫米。与其他雪鞋调校的方法一样，调整得过度一点，再比较调整得不足的情况，才能知道什么是最合适的状态。

第 10 章 雪鞋　▶ **165**

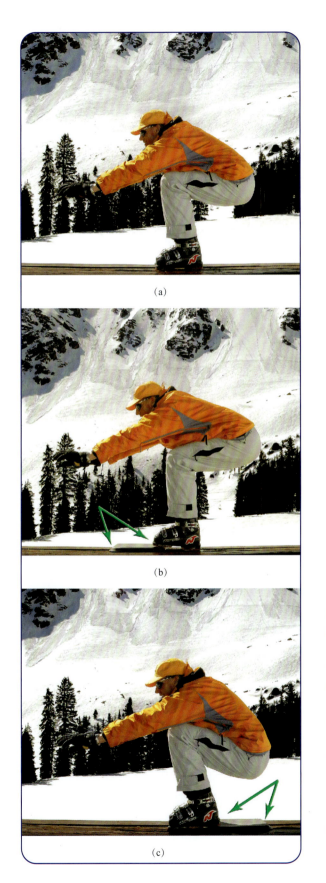

图 10.8　尽量下蹲，但坚持不向后倒下。图中滑雪者的动作展现了雪鞋前倾对于垂直方向上的运动范围的影响。在（a）中，雪鞋平踩在地面上，滑雪者屈曲到比较低的姿态，并保持着前后平衡，这说明雪鞋前倾角度是合适的。另外两个测试是，将一个餐盘垫在脚尖或者脚后跟的下方，这样可以将雪鞋前倾的幅度减少或者增加大约4度。在（b）中，托盘垫高了脚尖，靴筒没有足够的前倾，使滑雪者无法下蹲得足够低。在（c）中，托盘垫高了脚后跟，滑雪者可以蹲得很低，并同时保持好前后的平衡。

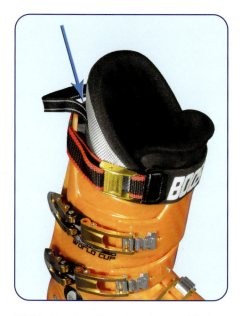

图10.9 在雪鞋后方的内靴和外靴之间插入垫片，可以用于增加前倾的幅度。垫片可以用地图或者类似的材料进行制作，也可以购买专门为此而设计的垫片。

接着，就要到雪坡上进行滑行，测试不同雪鞋前倾的感觉，直到找到你觉得最舒适的。注意，在滑行的时候需要作出大幅度垂直移动，比如滑蘑菇地形，这样才能作出正确的测试。如果滑雪者很少滑入蘑菇地形，或者穿着硬度很低的雪鞋，那么即使前倾角度达不到这个测试建议的标准，对于其滑行也没什么太大影响。对于那些喜欢深蘑菇地形，或者穿着硬度很高的雪鞋的滑雪者，很可能希望得到比测试建议更大幅度的前倾角度。顶级运动员的上身躯干通常发育得更好，具有更大的重量，因此，通常可以下蹲到图10.8的（c）中所示的姿态，甚至更低。

一旦确定了所需要的前倾角度之后，可以找一个雪鞋技师，让他帮你制作一个专门用于调整前倾的垫片，或者调整雪靴的角度，或者在雪鞋脚尖/脚后跟增加垫片（图10.10）。在雪鞋内部夹入一个后跟提升垫片不会获得相同的效果，那是为了解决另外一个问题的，稍后将会讨论。

最后要注意的是，雪鞋厂商发布的前倾角度，在与其他品牌和款型相比的时候，不具备实际意义。不同厂商测量角度的方式不同，即便在同一品牌下，不同款型雪鞋的靴筒高度可能也会不同，因此，比较它们的前倾角度是没什么意义的。

女性的特别注意事项

相比男性，女性的髋部和大腿上半部的重量占有更大一些的比例，因此，在屈曲的时候，女性的重心就更趋向后方。这表明，女性比男性需要更大前倾的雪鞋。但是，还有其他一些因素，令事情显得不那么简单。比如，小腿较短，或者粗壮的小腿后部肌肉，都会令小腿前倾得多一些。

如果小腿后部肌肉令小腿前倾得过多，或者在这部分肌肉附近的雪鞋太紧，那么尝试把任何加强前倾的垫片或者其他部件都拆掉。如果还有问题，那么尝试在每只雪鞋中各填放一个6到12毫米的垫片。在测试的时候，可以用折叠起来的餐巾纸或者裁好的地图垫在雪鞋内靴外的后跟部位上。这样就可以让小腿后部肌肉提高到靴筒外边，从而有效地降低雪鞋前倾，同时可以增加脚踝的活动范围。当你觉得小腿在雪鞋内比较舒适后，就可以用之前讲过的方法来测试雪鞋前倾的幅度了。所有的厂商都有专门为女性设计的雪鞋，有些从功能上讲非常棒，有些则更关注在美观上，而不是生理学上。从这个角度讲，在挑选雪鞋的时候得到靠谱雪鞋技师的指导和帮助是非常有益的。

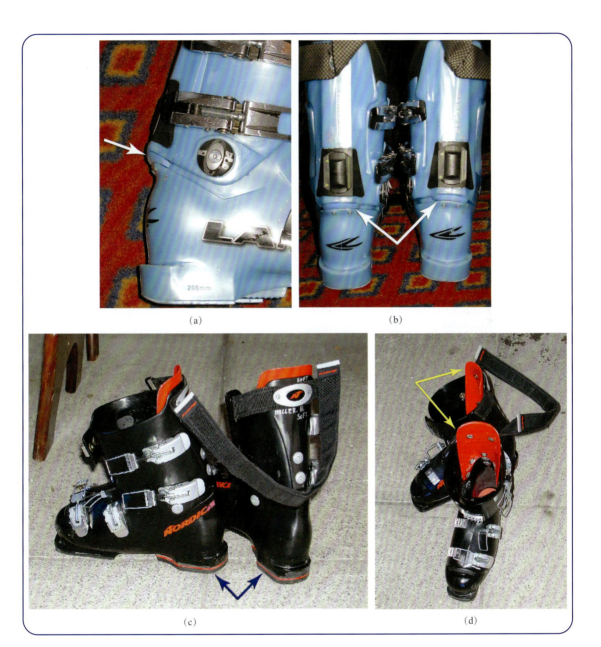

图 10.10 定制的前倾调校。（a）和（b）是美国奥运金牌得主朱莉娅·曼库索（Julia Mancuso）在 2007 赛季使用的雪鞋，在靴筒和外靴下半部之间增加了垫块，强化了前倾。这也提高了雪鞋的硬度，除非在某个其他地方进行调整，才会抵消这种效果。（c）是伯德·米勒（Bode Miller）在 2002 赛季使用的雪鞋，在后跟的位置有比脚尖处更厚一些的垫板，用以提高雪鞋的前倾。（d）靴筒后侧增加了扩展垫板，除了在施加压力于板尾的时候可以提供更多的支撑之外，由于米勒小腿肌肉形状的原因，这还会大幅度提高雪鞋前倾。

10.6 侧偏

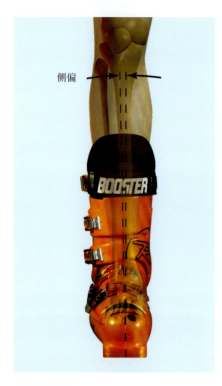

图 10.11 雪鞋的侧偏是指在冠状平面上观看的时候，靴筒中线与垂直方向之间的夹角。

从冠状平面上看，雪鞋靴筒中线与垂直地面的直线之间的夹角，被称为雪鞋侧偏，如图10.11所示。如果这个参数设置不正确，那么即使反弓和反转动作的质量很高，你的整体滑行效果也会大打折扣。

如果靴筒是向外侧偏斜的，那么角度就被认为是正值。侧偏为+1到+3度之间的时候，大多数滑雪者的表现还不错。但是，许多人都需要更大的侧偏角度。很少有雪鞋需要负值的侧偏。每次你拿到一双新的雪鞋，检查这个参数并进行正确设置，都应该是雪鞋调校的工作内容。

回想一下第4章中的内容，如第69页图4.20所示，当你在转弯的时候身体内倾，从冠状平面上看是正确对齐的，那么从你重心到外板内刃之间的连线应该会穿越股骨头和膝盖。有时候，为了调整立刃角度和平台角度，可以将膝盖轻微地移开这条直线，但不能偏离得太远。正确的侧偏为这种对齐增加了一个元素：雪板中央应该处在90度的平台角度下，这个数值的平台角度确保了雪板能够被踩稳。此时，如果加强膝部反弓，那将会令雪板转向得更加急促。相反，如果将膝部移向身体外侧，则会令雪板产生侧滑。这些都是指导性的参数设置，某些滑雪者会希望少一点侧偏，而其他人则可能会要求更多一点。

总体来看，人类的腿型从脚踝向上看并不是绝对直线的，大多数是向外的一个弧线形状。可以想象得到，你的腿型是这样向外侧偏一些的，但如果雪鞋却是完全垂直的，那么你的膝盖就被迫偏向了身体内侧，在滑行中立刃的时候，膝盖就会偏离重心与外板内刃的连线。因此，雪鞋侧偏的目的就是令膝盖位于这条连线上。

如果你做的动作已经达到自身的生理极限，而外板的平台角度仍然大于90度，此时，你不可能在硬雪上踩稳雪板。这就是某些侧偏明显不足的滑雪者的麻烦，无论怎么尝试，雪板的平台角度都不可能到达90度或者更小一点。某些侧偏仅差一点的滑雪者也有问题，即他们的反弓动作大多用于踩稳雪板，因为反弓已接近极限，就很难再加大幅度以便滑出半径更小的弯。同时，在雪板刻雪的时候，膝部和髋部附近的屈曲也显得不够顺畅。在转弯结束的时候，雪板的板尾经常出现侧滑。过度的膝部反弓也令他们经常是面对着板头方向，而不是在转弯的时候做出反转的动作。大多数滑雪者在向内侧旋转膝盖的时候，都会将膝部向前推送，所以，侧偏不足的滑雪者经常会因为过度的膝部反弓，而在转弯结束的时候施加了过多的向前的压力。这样的滑雪者在滑行的时候经常会出现A腿，最常见于一个转弯的底部，或者是雪板平放沿直线滑行的时候（图10.12）。

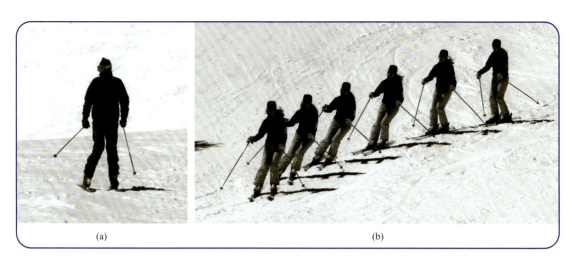

图10.12 侧偏不足的滑雪者：(a)沿直线滑行，(b)在转弯中。

侧偏过多的滑雪者则面临着不同的问题（图10.13）。照片中这个滑雪者无法令外板侧滑，除非做出O形腿的站姿，或者是将髋部向弯外推送。在转弯的控制阶段，即便滑雪者没有大幅度反弓，保持高立刃角度、90度或更小的平台角度，雪板也可能会不受控制地移动。如果侧偏严重，滑雪者的膝盖和脚踝会处在雪板受力作用线的外侧，给脚踝带来很大的扭矩，使得滑雪者感觉雪板总是在震颤。侧偏过多的滑雪者看上去很像O形腿，脚下的雪板也会靠得很近。在受力比较大的转弯中，他们的膝盖可能会不稳定地摆动。与侧偏不足相比，在直线滑行的时候很容易看出来侧偏过多的情况。在入弯的时候，滑雪者可能会将髋部推送向弯外的方向，以便雪板侧滑，或者是通过向外侧推送膝盖而减少反弓。在转弯过程中，由于内板立刃角度比外板相对要低，内板可能会承载过多的体重。

钟情于刻滑的滑雪者有时候会将雪鞋调校为过度侧偏，这样，在他们自身不改变任何动作的情况下，滑出来的轨迹看上去会更漂亮。但其副作用是：髋部反弓或者反转不足，站姿显得过正，身体中部比较僵硬，看上去像机器人一样，应对变化的地形和雪况的能力也稍显不足。

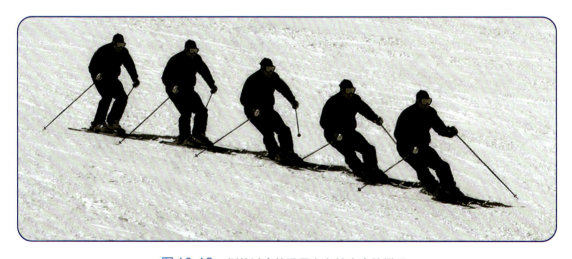

图10.13 侧偏过多的滑雪者在转弯中的样子。

通常，每双雪鞋都会具有不同的侧偏。即便雪鞋的侧偏数值非常相近，比如将某双雪鞋的侧偏调整1度到2度，踩着同样一对雪板的效果也会不同。在同样的反弓幅度下，向左转与向右转相比，雪板并不会在同一时刻立刃。某只雪板会踩得更稳一些，也能够更急促地转弯。

10.6.1　确定合适的侧偏数值

你是否需要调校雪鞋的侧偏呢？这个需要做了测试后才会知道。即使最终的答案是不需要调校，测试过程本身也是很值得的，因为通过它，你能够了解到板刃运作的很多知识。测试不需要专门的设备，只需要一些简单的、常见的工具，一条硬雪面的雪坡，在任何雪场都能找到的填充物（比如雪道地图），以及勇于实验的愿望。

雪道地图是一种非常合适的材料，裁剪好并叠放在一起，可以有效地填充在雪鞋内，而且，这样的地图很容易找到。据我所知，某些顶级的滑雪指导员特别喜欢这种材料。此外，裁剪为10厘米见方的橡胶、塑料或者软木的薄片也是很好的替代品。很多雪鞋本身就带有一些小配件，可以用于调校侧偏，但是，有些并不好用，还不如一张雪道地图来得方便而有效。

首先要做一些基本的测量，既可以让雪鞋技师来做，也可以自己完成，这只需要用几种简单工具，按照一定步骤即可完成，稍后会进行讲解。多年来，人们设计了多种测量系统来确定适合于滑雪者的侧偏，其中有一些系统被证明适合很多不同的个体，但是，没有一种是适合所有滑雪者的。对于某个特定的滑雪者，也可能无法适用于任何一种系统。了解一下这些系统的信息有助于后面的工作，有的系统可以令你获得不错的结果，有的则仅仅会令你更接近好的效果。

所有成功的测量系统都基于一个共同的思路：在冠状平面上观看滑雪者，从膝盖几何中心向下，拉一条垂直于雪鞋鞋底的直线，这条线会落在大脚趾与第二个脚趾之间的位置。在雪鞋外靴的脚尖处，通常会标记上一条线，标明这个位置（图10.14）。这适合于大多数滑雪者，但并非百分之百可靠。在雪具店有更加精确、并可重复使用的专业工具。如果自己进行测试，通过铅锤、木工用水平尺和直角尺这样的简单工具，也可以获得非常准确的测量结果，图10.15展示了使用这些工具的过程。通过重复多次测量，取得平均数值，可以提高测量的精确度。

一旦确定侧偏需要调整的幅度，调整的方法可以是：填塞靴筒、垫平鞋底、拧转雪鞋内置的侧偏旋钮等。

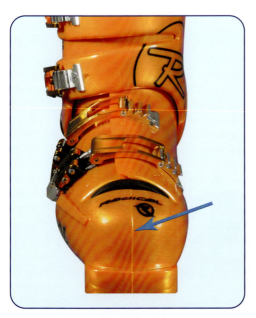

图10.14　雪鞋的中线标记。

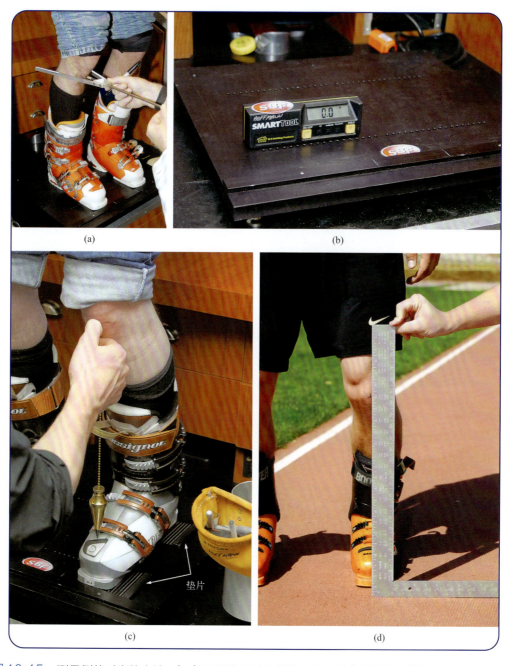

图 10.15　测量侧偏对齐的方法。(a) 无论使用什么样的工具,首先是要将雪鞋扣紧,标记好位于胫骨顶部的膝盖的几何中心(位于髌骨下方)。如果没有专门的工具,可以使用尺子找到这个位置。(b) 如果使用铅锤,那么要站在一个水平的平台上。可以使用调整倾斜度的板材,或者借助水平尺找到一块坚实而水平的地板。(c) 将铅锤悬挂在膝盖上标记的几何中心的位置上,接着将垫片放在雪鞋鞋底某一侧,直到铅锤与雪鞋中线平行。由这些垫片而造成的倾斜角度则对应于雪鞋需要进行调校的侧偏角度。(d) 木工用直角尺可以起到与铅锤相同的效果。你需要一块坚实平整的表面来放置这个直角尺,但这个表面不需要水平。接着,将垫片放在雪鞋底下,与(c)中所述的铅锤的方法一样,直到直角尺的垂直边与雪鞋的中线平行为止。

感谢科罗拉多州 Vail 镇的 Ski Boot Fitting 提供图(a)、(b)、(c)中的设备。

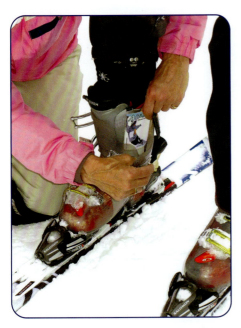

图 10.16 使用雪道地图来尝试调校雪鞋的侧偏。制作地图的纸张比较耐用，尺寸与厚度也适合制作垫片，而且，随处都可以找到。

无论你通过哪种系统获得了测量结果，假设需要调校的话，都有不同的方法制作垫片，其效果是没什么区别的。如果自己制作，最好的方法是将地图，或者某些类似尺寸和厚度的材料垫在雪鞋的内靴与外靴之间（图10.16）。每只雪鞋进行调校的幅度都可能不同，所需材料的尺寸与厚度也可能会不同。此外，如果雪鞋已经紧紧包裹住脚踝，那么可能需要调整一下中间两个硬质靴扣的松紧程度。

了解这些侧偏调校方法之后，接着，还需要进一步考虑与其他一些因素结合起来的效果。

膝部和髋部附近的双腿在屈曲和伸展的时候，膝盖的对齐是如何变化的？

腿部的Q角——从冠状平面上观看，股骨和胫骨之间的角度。

滑雪者的双腿是否天生的内旋或外旋（足内翻、足外翻、X形腿或者O形腿）。

也许最重要的是，在转弯中，滑雪者最关心的是对板刃的控制，大部分体重会施加在外板的内刃上，相对于平衡轴，骨盆也会向外侧倾斜一些，滑雪者多少会有一点反转，以便有效地站在雪鞋的边缘上，而不是整个鞋底上。

我之前说过，进行这些测试并且调整好雪鞋仅仅是一个好的开始。下一步就是要在雪坡上进行测试，从零开始，一直到合适的侧偏数值。找到一条硬雪面的平整雪道，进行一些横滑降（参考第5章），以不同速度进行不同转弯半径和弯型的滑行，也要尝试一下直线的滑行。在滑了几圈后，为每只雪鞋增加一些雪道地图制作的垫片，再重复相同的滑行测试。接着，取出部分垫片，继续滑行测试。然后，将所有垫片都从雪鞋的一侧取出来，再填充到另外一侧，令雪鞋侧偏呈现完全相反的效果，继续滑行测试。每只雪鞋也可以尝试不同幅度的侧偏。请记住，当你知道了什么感觉是太过分的时候，才会真正了解什么感觉是最合适的。

经过了一天的硬雪面测试，你应该对雪鞋侧偏有了一个完整的概念，对什么数值是最适合于你的调校也应该有了判断（如果在软雪面上滑行测试，你对不同侧偏数值带来的不同效果可能不会感觉那么明显）。如果两只雪鞋分别需要不同的侧偏数值，不要担心，这是很正常的。相比雪道地图来讲，橡胶、塑料或者软木的垫片更加耐用，如果与外靴材料不太匹配，它们也可以黏合在内靴上。如果雪鞋本身就有调整侧偏的旋钮，那么尝试使用这个小机关，但如果感觉效果很微弱，那也很正常。

当你确定需要多少侧偏的调整之后，可以回去找一下雪鞋技师，以便进行永久性的调校，要么对靴筒的某一侧进行调整，要么修整鞋底令整只鞋都产生侧偏。修整鞋底的最常见方法就是通过特殊的电工工具以一定的角度刨掉部分鞋底，然后在脚掌和后跟部分固定上垫片，恢复鞋底原有的厚度，确保与你的固定器匹配，再为鞋底增加一些花纹，防止走路的时候滑倒。此时，还可以在脚掌下或者脚后跟下，垫上不同厚度的垫片，增加或者减少雪鞋的前倾。这部分工作一定要具备足够多经验的人才能做好。

还有最后一点，如果新买来的雪鞋的侧偏就很合适，那么经过10到20天的滑雪之后，雪鞋的侧偏可能会不足，这主要是因为内靴厚度变化的原因。随着雪鞋的使用，内靴会被压缩得薄一些，之前有效的侧偏可能会降低。因此，新的雪鞋最好是在用过一段时间之后，再考虑进行永久性的调校。

那么到底是应该调校靴筒，还是调校鞋底呢？这个大家都会问的问题很难明确回答。这两种方法都会改变小腿与鞋底平面之间的角度以及侧向地移动膝盖的位置，其区别在于调校工作本身的难度，以及它是如何影响脚踝运动的。除了侧向的膝盖移动之外，对鞋底进行侧偏的调校也会令整个脚部发生倾斜，产生与第163页中所描述的同样的效果。对靴筒的调校则不会倾斜整个脚部或者移动脚踝，如前所述，通过在雪鞋中放入一个倾斜的鞋垫也可以达到同样的效果。

多大幅度的侧偏是最合适的呢？每个滑雪者的每只脚都会有不同的答案。毫无疑问的是，有经验的滑雪者在硬雪面上对每1度的侧偏调整都会感觉很敏锐。但如果考虑到滑雪者使用的雪板、滑行的雪况等各种差异，则很难说某个数值的侧偏会适合于所有的情况。有些出色的滑雪者直接穿上新鞋就滑，另外一些则总是在调整。据报道，世界知名滑雪运动员，也是双胞胎兄弟的菲尔·马里（Phil Mahre）和史蒂夫·马里（Steve Mahre）每年都在调整雪鞋的侧偏。

10.7　其他调整工作

雪鞋的三大调校工作——定制鞋垫、前倾和侧偏——使所有滑雪者都可以从中受益。此外，如果进行一些其他的细微调整，还可以进一步改善雪鞋。

10.7.1　后跟垫高

将一个后跟垫高装置（内增高）放在雪鞋内，可以解决几个有关雪鞋的问题。对于许多滑雪者来说，特别是那些在脚踝关节附近、胫骨底部和踝骨上方的范围内活动能力有限的，后跟垫高的主要作用是匹配踝关节屈曲的范围和雪鞋本身允许的屈曲范围（图10.17）。其直观的效果就是在弯曲脚踝的时候，能感觉到雪鞋前部与腿部匹配得更加舒适（实际上，是你腿部的移动试图匹配雪鞋的屈曲性能）。

在雪鞋内部垫高脚后跟之后，会令脚背部分的包裹更紧密，同时也改变了脚踝骨与内靴和外靴在脚踝位置的隆起轮廓的位置关系。如果你的脚背比较低，或者本来脚踝骨与雪鞋隆起的轮廓不太配合，这可能带来好的效果，如果垫高后觉得不太舒服，那么应该咨询一个可信赖的雪鞋技师，找到解决问题的方案。

在雪鞋内部垫高脚后跟也会提高鞋底的角度，但这与提高雪鞋的前倾角度不同。脚后跟垫高后也会将重心向前推送一点点，但幅度不是很大。一般来说，垫高脚后跟6毫米，鞋底的角度将会提高5度（从矢状平面上看，鞋底与水平线的夹角）。请注意，按照

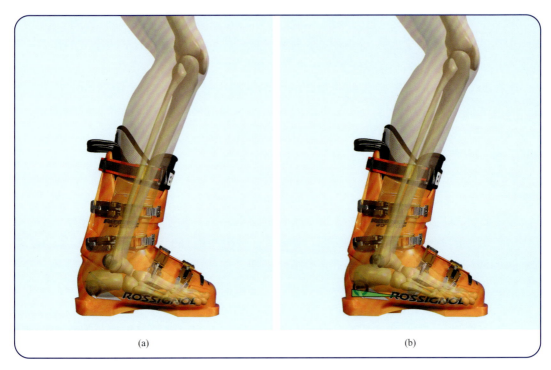

图 10.17　如图（b）所示，将一个后跟垫高装置（内增高）放在雪鞋内可以对雪鞋的舒适性和性能产生一些影响。

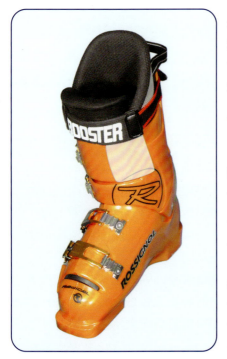

图 10.18　你可以在靴筒和内靴之间指定的位置下填充一些垫片，产生径向加压的效果。

这个推算，角度提高到 18 度，你的重心会前移大约 2.5 毫米。相比之下，如果将同样的雪鞋前倾角度提高 2 度，这也是一个很小的调整幅度，你的重心会前移大约 12 毫米，是垫高脚后跟的 5 倍之多。

10.7.2　径向加压

雪板实现刻滑的关键是在转弯中尽早令雪板前半部分抓雪，而雪板前半部分抓雪的关键就是对雪鞋靴筒的正确位置施压。如果从上向下观看雪鞋，也就是从横切平面上看，这个位置是在右脚雪鞋 10 点到 11 点的方向上，左脚雪鞋 1 点到 2 点的方向上。

菲尔·马里和史蒂夫·马里两兄弟曾经提出一种称为径向加压的方法来控制雪板反馈，这需要调整靴筒与外靴下半部相接的铆钉，并在横切平面上转动靴筒。这对于普通滑雪者来说很难做到，但是，有一个简单的方法可以达到类似的效果，就是在 10 点到 11 点方向，或者 1 点到 2 点方向上，在内靴与外靴之间填充一些垫片（使用雪道地图可以制作这种垫片），如图 10.18 所示。与侧偏一样，如果左右脚的雪鞋所需要填充的厚度不同，那是一种正常的情况。

10.7.3 脚趾向外

近年来，一些厂商推出了几款令脚趾部分轻微地向外一些的雪鞋，其主要目的是改变脚踝铰链轴的对齐。与径向加压的效果类似，就是可以在转弯中尽早对雪板前部加压，提高刻滑能力。

在顶级竞赛运动员中，这个创新被接受的程度不太一致。有些人觉得还不错，另外一些人则觉得完全不需要，这与侧偏和前倾类似，不是每个人都适合做出这样的调整。大多数雪鞋都无法简单地调整脚趾部分的形状，也许在将来，会有厂商设计出可以更换脚掌部分具有不同角度的鞋底的雪鞋。

10.7.4 定制鞋舌

雪鞋与你脚背（就是楔状骨附近的位置）的贴合程度极为重要（图10.19）。如果太松，将失去在滑行中的精确控制能力。如果太紧，不仅导致疼痛，还会限制脚趾部分的血液流通。

收紧这个位置的好方法是在鞋舌下方粘贴一层薄薄的胶布，比如 Dr. Scholl's 牌的。但要注意，不要令脚背，尤其是楔状骨附近感觉到的压力太大。另一个更好的解决方案是使用泡沫注射的鞋舌，有些厂商销售这种完全可定制的鞋舌，比如 ConForm'able。有经验的雪鞋技师会将泡沫注射到鞋舌中，鞋舌的最终形状将会完全贴合你的脚型和雪鞋外靴，扣紧靴扣的时候，感觉它们完全就是一体的。

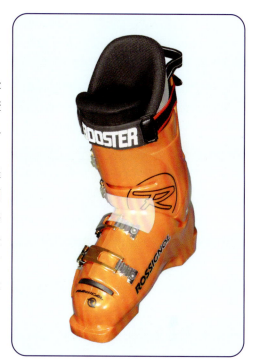

图 10.19　雪鞋在这个区域的贴合度至关重要。你可以定制贴合良好的鞋舌，或者使用定制的泡沫材料替换原有的，这将会显著提高雪鞋的舒适度和性能。

10.8　掌控雪鞋的调校

对于优化雪鞋的舒适度和性能这件事情，大家的观念总是在执着的推崇与轻蔑的忽视之间摇摆。理论上，完美精确的调校永远不可能实现，但从实践中看，如果付出一些努力进行调校，那么雪鞋在整天的滑雪中都能获得最佳的性能，而且不用时不时地松开靴扣，也不需要在寒冷的天气中总是想着去暖脚。

一旦新的雪鞋调校得恰到好处，不要觉得再也不需要这个工作了。你的脚会随着时间的推移而改变，每个雪季都会改变一些，甚至每天都不同。雪鞋，尤其是内靴，也会随着时间而改变。因此，如果不再做任何调校，雪鞋却越穿越舒服，那么这是在提示你，雪鞋变得松垮了，正在损失性能。每当有人对我说，他的雪鞋穿了很长时间，就像穿着日常的拖鞋那么舒适，那我就在想，他滑雪的效果也像是在穿着拖鞋滑雪。

别人的建议永远是建议，真正的判断和决定还是要靠你自己。不同滑雪者通过不同的雪鞋设置都能够滑得很好，比如，某些世界顶级滑雪者的侧偏看上去太过了，而另一些人可能会喜欢不那么激进的雪鞋。

对于雪鞋技师或者侧偏测量系统来讲，一个潜在危险是，请他们调校雪鞋的滑雪者认为，自己滑雪滑得好不好，就全靠这些负责调校工作的雪鞋技师和测量系统。如果自己没有真实地感受到雪鞋调校前后的不同，就不要假定它没有问题了。无论是谁，也无论他多有名气，在调校雪鞋之前与之后，如果没有看到你在雪坡上滑行的姿态，而仅仅是在室内观看了你的动作，都不能轻易下结论。对于滑雪，没有任何一种测量系统比你自己的感觉更有用，无论它看上去是多么高级、多么精确。

因此，从现在开始，花点时间研究雪鞋，并坚持这样做下去。但也要适可而止，不要走极端，不能把雪鞋技师逼疯了，重要的是去滑雪！

第三篇

在实际滑雪中的战术与技术

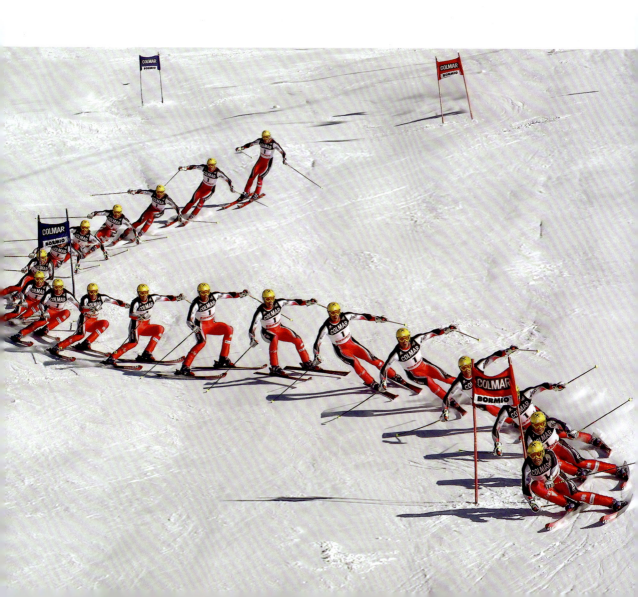

随着滑雪这项运动的发展，它的技术性越来越多地被我们所关注。我们分析各种作用力、各种简单移动，或者各种连串动作，并从各个角度深入探讨某项技术的细节。经常是不知不觉地，我们假设是在完美的平整雪道上滑雪，而且所有地形坡度等条件都与我们想滑出来的动作完美匹配。我将这种情况称为"温室滑雪"（练功），意思是先选择你想滑的弯型和想使用的技术，然后再找到适合于此的坡度、山形和雪况，这让我想起小时候在学校中花样滑冰比赛的情景。就像高尔夫球爱好者会在练习场上进行大量练习一样，温室滑雪对滑雪者也是件好事，我自己也喜欢时不时练习一下。

但是，如果这是滑雪的全部，那就太无聊了。让自己身处在大山之中，在大自然中滑行，随时根据你面前的雪况和地形来做出战术决断，这才是富有活力的滑雪。在沟槽地形的边缘上做一个什么样的转弯动作才最有意思？在前方盲点的位置应该滑多快？最终，你选择的动作，或者从自己的锦囊中拿出来的妙招，都是依据这样的战术决断做出的。这种类型的滑雪与温室滑雪是完全不同的另一个极端，也正是滑雪真正的乐趣与激情所在。当地形和雪况催动了你的战术，你的战术决定了所用的技术时，你才是在滑雪。

本书最后的这个部分介绍了四种类型的滑雪条件：冰面、蘑菇、粉雪和陡坡，每种都有其独特的挑战和乐趣。滑好这每一种类型都需要你采取特定的战术，选择合适的装备，执行与之匹配的技术。每种类型的条件都分别在不同章节中讲述，每章着重罗列了所对应的最佳战术和技术。

如果想称自己为有经验的滑雪者，那么就应该能够胜任在所有这些条件下的滑行要求。如果想成为真正的高手，那么你应该能够充满自信地应对这些情况。现在，能够胜任所有这些类型的滑雪者数量比以往多了很多，这几乎完全得益于雪板设计的改进。在现代大头板面世之前，雪板的设计是对应于单一维度上的用户的，一头是初学者，另一头就是竞赛运动员，在这中间的雪板就是最高级的雪板经过简化后适应于不同水平用户的产品，你只需要根据自己的滑雪水平选择一款雪板即可。

而现在，雪板设计要考虑的因素增加了一个新的维度，不仅要考虑到滑雪者的能力，还要考虑到在这样的滑雪水平下所滑行的地形和雪况。因此，除了有面向专家的竞技雪板之外，又有了全地域雪板、野雪板、前山板、蘑菇板、公园板等多种多样的新式雪板。事实上，竞技板在高性能雪板市场中只占很少的份额，大多数专家经常使用的都是其他类型的雪板。多种多样的雪板不仅仅适用于高端市场，那些被滑雪学校划定为中高级的滑雪者（多数时间进行平行式转弯的滑雪者）也都可以使用这些雪板。

雪板设计样式的扩大化对我们如何滑雪产生了一种有意义的影响：无论是在什么地形或者雪况下滑行，对良好技术的定义变得更加统一和一致了。曾几何时，我们认为针对蘑菇、粉雪和硬雪的有效技术是不同的，而现在，我们发现滑雪者的动作更趋向一致，而不是呈现更大的差异。可以肯定的是，区别仍然是存在的，但毫无疑问，好技术就是好技术，其本身超出了雪坡和雪况的限定。而且，对某一个环境的适应将会帮助你提高在其他环境中的滑行能力。

因此，即使你真的讨厌看到蘑菇地形，也不妨找机会尝试一下，这对你在粉雪中的滑行会有帮助，兴许还会令你喜欢上它。同样的，对于冰面也是如此。花点时间适应它，接着改善在硬雪面上的技术，随后，你可能发现这些努力在陡坡上得到了非常好的回报。请记住，真正的高手可以顺滑所有地形、所有雪况。当然，在逐渐成为真正的全能滑雪者的道路上，首先应更关注自己喜欢的地形和雪况，这样才有更好的机会领悟它们，才能享受到更多的滑雪乐趣。

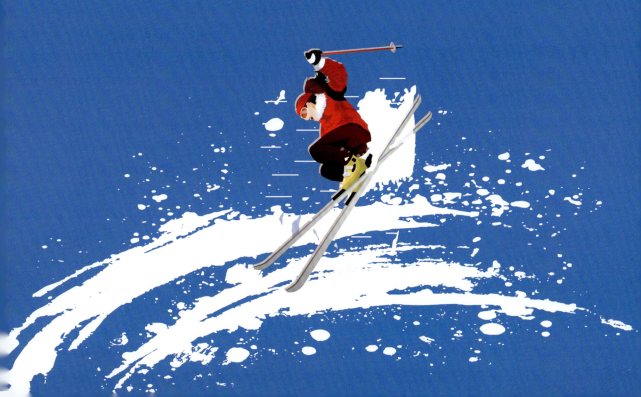

第 11 章

冰面

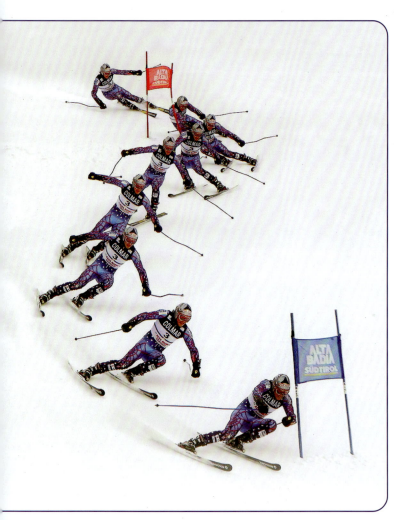

图11.1 伯德·米勒（Bode Miller）在意大利的 Alta Badia 赢得了大回转冠军。该场地是公认的世界杯中最具挑战的大回转赛道，它不仅陡峭，布满了急弯，而且雪面经常是极度坚硬而光滑。米勒在这里的滑行堪称是征服这种雪况的教科书。

冰面是对滑雪技术要求最高的雪况，可以准确地考验你的滑雪能力，评估你的水平。在冰面上，一个小小的错误可能就是重大失误，在普通硬雪上，你也许能够挣扎着滑过去，但在冰面上则绝无可能。如果你的滑行正确，冰面能给你提供最有力的证明。抓刃，是在冰面上最大的问题，否则速度和方向的控制都无从谈起。反之，解决了这个问题，一切就都会迎刃而解，当然，这需要正确的战术、装备和技术（图11.1）。因此，下次再观看奥运会或者世界杯滑雪比赛的时候，除了注意那些最优秀运动员征服的艰难赛道、最极限的刻滑线条之外，还请留意一下他们雪板下面硬得像冰球比赛场地一样的雪面。

这些滑雪运动员所完成的任务极度困难，如同橄榄球一次后场接球长途奔袭并触地得分，或者是高尔夫球的超长距离推杆入洞，或者是在美国棒球大联盟比赛中击中一个快球，它们都是令人印象深刻的成功。

11.1 装备

世界杯竞技板的板腰非常窄，如在第 8 章有关板刃控制的内容所述，这提供了非常好的抓雪能力。如果你将要花很多时间在非常硬而光滑的雪面上滑行，那么应该使用腰宽在 70 毫米以下的雪板，而不是全地域的中等腰宽的雪板。此外，还要将固定器垫高至少 10 毫米。

雪板的板刃必须足够锋利。在近乎冰面的雪道上滑行一整天后，板刃就会钝了。（世界杯运动员通常在回转赛中使用 4 度到 5 度的侧刃角度，超级大回转则使用 3 度的侧刃角度。这需要高超的修刃技术，而且板刃会非常快地被磨钝。）雪鞋与锋利的雪板一样，也是至关重要的装备。相比雪鞋硬度，更重要的是雪鞋的贴合度与正确的侧偏调校（请参考第 10 章的关于侧偏的内容）。

11.2 战术

如果发现自己正位于比较棘手的冰面上，首先可以进行几次短距离的横滑降，测试一下雪况，找找感觉。然后做几个保守的转弯，身体居中，保持弯曲的运动站姿。注意控制速度，如果雪面超硬，要接受这个事实：即你可以做一些受控的侧滑，但无须强迫自己刻滑出清晰的轨迹。

当你能够有效地控制速度和方向后，也感觉自己能够控制好当前的雪况了，就可以考虑如何滑出更积极的转弯。这里有两个因素必须要考虑到：一是，在大的转向角度下比在小的转向角度下更难以抓刃；二是，一旦雪板开始侧滑，很难将其救回来重新开始刻滑。其结论是，如果可以的话，在转弯中尽早令雪板刻滑，因为那个时刻更加容易抓刃，然后刻滑直到完成阶段，在完成阶段的抓刃相对更难一些。与其是简单地侧摆雪板，强行立刃，试图抓雪，还不如在雪板穿越滚落线的时候，或者稍晚一点点，开始逐渐地立刃，给板刃一点时间，让其逐渐切入雪面，然后再加压实现刻滑。

保持向前看，注意观察和判断雪况的变化。如果雪面并不整洁，在硬雪中夹杂着冰面，那么选择质地较软的地方进行刻滑转弯，在最硬的位置进行转弯的过渡。如果正在转弯的中间你突然看到前面马上就是一块大冰面，那么稍微放松一下，不要继续发力，瞄准下一个较软的区域，在那里将节奏找回来。不要忘记，通常雪道边上的雪质要比中间的软一些。

11.3 技术

这里最需要的就是立刃，并将力量施加在外板上。有时候，内板承载一点体重会有助于保持平衡和稳定，但是在很硬的雪面和冰面上刻滑一条弧线的时候，要坚定地利用外板（图 11.2）。

人们常说："立刃！立刃！"这不仅指雪板板刃要立起来，还表示同时要保证小于或等于 90 度的平台角度（请参考第 2 章中的关于雪板平台角度的内容）。高立刃，雪板才能

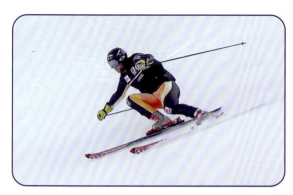

图 11.2 挪威的拉斯·休斯（Lasse Kjus）是最优秀的全能滑雪运动员之一，他是在硬雪上具有超高稳定性和可控性的典范。他在内板上给予了恰到好处的压力，帮助其控制姿态，并在外板上实现刻滑。他的双臂均衡地伸开，保持着一种平衡的姿态。

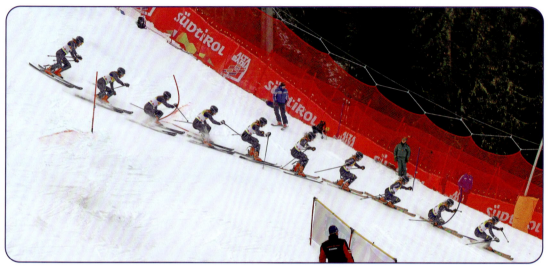

图 11.3 在这些回转赛的转弯中，泰德·里格蒂（Ted Ligety）上身前倾，在转弯结束的时候压力落在脚后跟附近。体会向前移动上身的最好的窍门就是向前移动髋部。体会向后移动的最好的窍门就是伸展脚踝，或者将外脚向前移动。注意，躯干部分始终是向前的，前与后的移动的调整都是依靠脚踝完成的。

反曲，近乎锐角的平台角度则可以确保踩稳雪板。立刃角度是由身体内倾所决定的，因此，如果想要早立刃，那么上半身就要早一些向新弯移动。（但是也不能做得过分，否则要么内板会承重过多，要么你不得不枢转雪板以防止内板承重过多。）与此同时，使用髋部和膝部反弓保持住雪板的平台角度。需要特别说明的是，早一点启用膝部反弓，对于在转弯时早一些开始刻滑非常重要。

在这些转弯中，提早为外板的前部加压也是重要环节。这需要在过渡阶段，当上半身越过双脚上方后，继续向前移动上半身。做好这个动作有一个窍门，你可以想着把髋部前移向新弯，保持上身躯干从腰部向上沿着脊柱微微向前弯曲。经过刻滑的控制阶段，在进入转弯的完成阶段时，慢慢伸展脚踝，逐渐将压力移向雪板的中部。在某些情况下，当转弯结束的时候，压力可能会落在雪鞋脚弓的后部，同时给靴筒后部一些压力。但无论如何，必须保持躯干向前弯曲。是否需要将压力回撤，回撤多少，这主要取决于转弯的半径和形状，以及雪板的长度和三围尺寸。一般来说，更急促的转弯、较长的雪板以及较大的雪板转弯半径，都需要在转弯中保持更大幅度的前倾（图 11.3）。

相比软雪，硬雪对板刃的支撑面更加脆弱，控制好前与后的平衡以及沿着外板的压力分布也就更为关键。压力太靠前，板尾侧滑，压力太靠后，雪板飘向弯外，后坐在内板上。如果你在一边转弯上出现错误，或者两边转弯都是这样，那么宁可更多地向前倾，也不要向后。如我之前说的，如果外板的板尾侧滑，特别是在转弯的后三分之一处，你肯定是过于前倾了。修正的方法，再说一遍，就是伸展脚踝，令脚部前移一点点，但同时，你必须要保持膝部反弓。这种技术——通过膝部反弓单独控制外脚的前后滑动——是一种很有用的微调动作。在第5章中讲述了有关这个动作的一个很好的训练方法，就是团身滑行，并在转弯中双脚前后移动。在这个动作中，注意在转弯的后三分之一处，伸展脚踝、脚部前移的同时，保持强有力的膝部反弓（图11.4）。

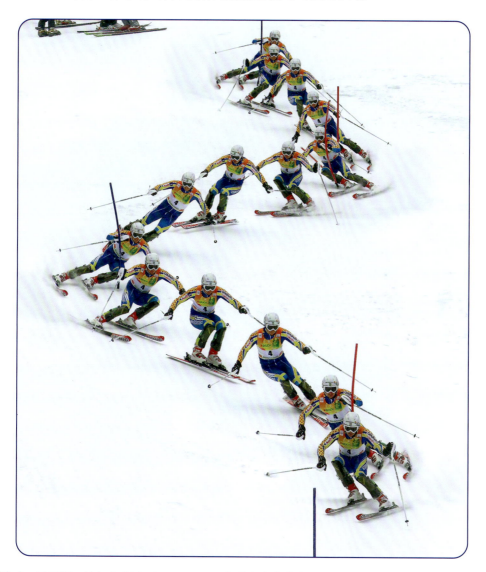

图11.4　马库斯·拉尔森（Markus Larsson）的上半身非常稳定，积极地调用腿部和脚部的动作，使得其滑过冰面的时候显得很轻松飘逸。他的躯干和手臂保持放松，除了躲过旗门或者点杖，几乎不太移动。在过渡阶段，髋部的对角线的移动也同样稳定和可控。在上半身的稳定状态下，脚部和腿部控制着立刃以及雪板前后的压力。注意，在屈曲和伸展脚踝的时候，他一直保持着膝部反弓的姿态。

滑雪者在冰面上最常见的错误就是在控制不住的时候伸展山下腿，使山下腿变得僵硬。这时通常会伴随着髋部向外移动到山下板的上方，上身朝向山上的方向。这些反应是人类的本能，也是心理上躲避危险的自然行为，但是对解决问题却没有什么帮助。当山下腿是伸直的、僵硬的时候，膝部或者髋部的反弓就几乎是不可能的了。髋部向外移动会放平雪板，加大平台角度，于是雪板产生侧滑。上身朝向山上会减少对外板的压力，而此时你恰好需要将尽可能多的力量压在外板板刃上，以便板刃刻入雪面。如果发现自己面朝山上，那么将身体屈曲成更低的运动员姿态，将上半身转向雪板侧滑的方向，并控制住这一刻的姿态。再将体重放在外板上，借助膝部和髋部反弓保持住接近锐角的平台角度。

第 12 章

蘑菇

蘑菇为滑雪世界增添了令人兴奋的多样性。与在赛道上过旗门、在树林中穿行相同，滑行于蘑菇中的时候要遵从蘑菇本身的要求，在一定的位置和时间点上进行转弯。这时，需要将注意力同时集中在几件事情上，让自己的滑行与蘑菇的起伏同步，保持在自己计划中的滑行路线上，你会感觉到自己与雪保持着一种难以名状的特殊关系，那也正是每一位优秀蘑菇滑雪者都会感觉到的美妙滑行。

为此，你需要先了解和熟悉蘑菇地形的样子（图12.1展示了一些我们要使用的术语），学习如何制定最适合的滑行路线，理解滑行所需的关键技术动作。

12.1 装备

抓雪能力和刻滑，都不是滑蘑菇所必需的，因此，硬度高的雪鞋、锋利的板刃、三维尺寸差异大的雪板就都不是必要的了。虽然大多数滑雪者使用通用的雪板就可以滑蘑菇，但是那些蘑菇竞赛选手则更偏爱硬度低的雪鞋（有时你可以松开雪鞋上面的靴扣，模仿这种效果），相对较窄的、传统腰线形状的雪板。另外，由于在每个转弯中都会在深度屈曲收缩的姿态下点杖，蘑菇竞赛运动员使用的雪杖比普通的要短很多。

12.2 战术

在每一片蘑菇地形中都能找到走出迷宫的通路，如果了解并正确运用一些策略和战术，很容易就能够找到适合自己的最佳路线。实际上，滑蘑菇首先就要找到这条可行的路线，以便穿越这颠簸不平的地形。没有这条路线，无论如何磨炼你的技术，也都是枉然。

挑选路线的最佳原则是速度可控、舒适平稳。在哪里转弯，转弯的幅度多大，在哪里需要控制速度，这些都是找到解决方案的具体战术安排。在蘑菇中寻找路线和控速位置的方法有两个步骤，每一个步骤都是基于蘑菇地形本身的一个事实。

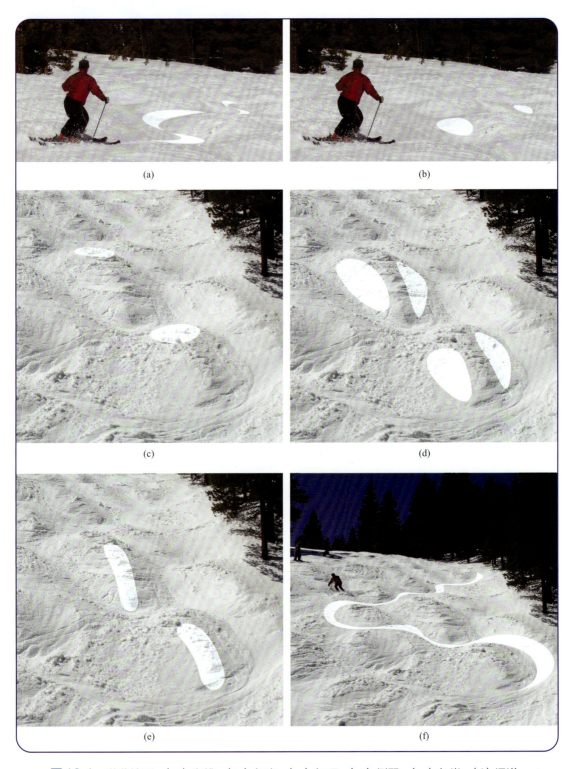

图12.1 蘑菇地形：(a) 沟槽，(b) 包肩，(c) 包顶，(d) 侧翼，(e) 包脊，(f) 通道。

事实一：最可靠的控速位置是包肩［图12.1（b）］。这里的雪是最软的，经常会累积一些从上面滑下来的雪。而且这个位置是最平整的，最容易在这个地方立刃刹车。这个地方的空间也最大，很少会在旁边出现另外一个大包，卡住你的板尾。

事实二：顺着沟槽滑，途中翻越一个接一个的最容易控速的包肩，通常这是最舒适平稳的路线。相比其他会严重影响身体稳定的地方，沟槽算是最平顺的［图12.1（a）］。

现在，基于两个事实，我们通过以下两个步骤来找到路线。

步骤一：找到控速位置。在开始转弯之前，就应该确定好在哪里结束这次转弯。向山下看，找到需要时可以刹车控速的包肩。这个位置通常就在你当前站立的雪包下面的一个雪包上（图12.2）。

步骤二：找出从现在的位置滑到步骤一中所确定的控速点的、自己能够滑出的最平顺的路线。多数情况下，顺着雪包之间的沟槽滑行即可。某些时候，则需要对着沟槽旁边雪包的侧面滑上去，或者沿着包背的侧翼滑下去［图12.1（d）］。选择滑哪里，取决于雪包地形的形状以及你想滑的速度。但是，在任何情况下，雪板都应该指向沟槽延展的方向。如果你试图将雪板横摆侧滑，就会很容易卡在沟槽更下面一点的两个雪包之间。

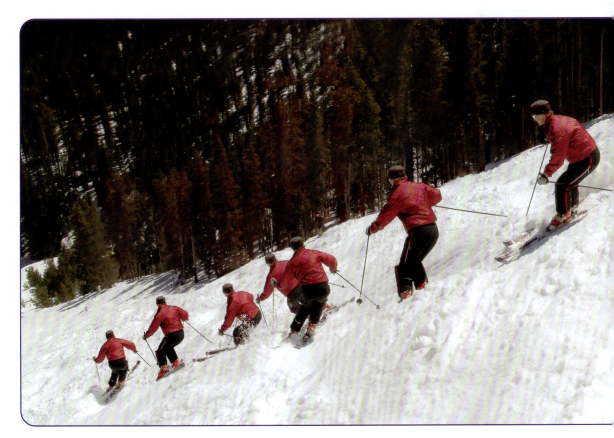

图12.2　找到控速位置。这是一段很难滑的蘑菇地形，滑雪者一直目视山下方向，随时在蘑菇的包肩附近寻找最佳的控速位置。这样她能预先知道在哪里结束上一个弯，在哪里开始下一个弯。这段蘑菇是在科罗拉多州的Breckenridge雪场的双黑雪道Mach 1上，这里曾经是多次世界杯蘑菇比赛的场地，以大坡度和深蘑菇而闻名于滑雪圈。照片上，可能看不出雪道有那么的陡峭。滑雪者：詹恩·梅茨（Jenn Metz）。

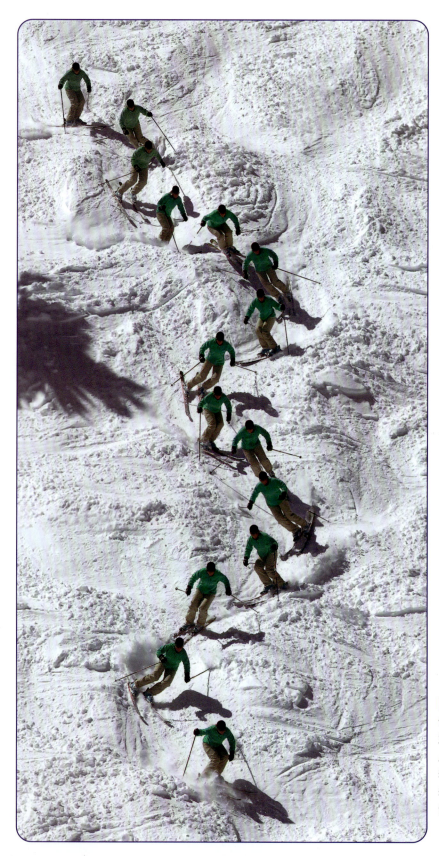

图12.3 从一个控速位置到下一个控速位置的最平顺路线就是从开始地方下去，沿着沟槽滑行，然后绕着雪包滑，不要滑到雪包包背的侧翼上。

你必须能够承受这个现实，在沟槽中滑行的时候，速度肯定会稍快一些。但如果你知道即将到来的控速位置在哪里，那就不用担心了。此时，你可以集中精力沿着沟槽的形状滑下去，顺利滑出一个接一个的转弯（图12.3）。

大多数滑雪者都害怕在蘑菇上起速，就是速度稍快一些，或者速度越来越快。于是他们在转弯的过程中处处都试图降低滑行速度。他们经常滑到雪包的侧翼上方，在包顶或者包脊的位置枢转雪板［第186页图12.1的（c）和（e）］，因为在这个位置很容易旋转雪板的方向。但是，包背侧翼经常很陡峭，雪面很冰，在这个区域横滑降是很不舒服的。在侧滑过这里后，雪板就会掉落在沟槽内，此时，由于雪板是横着的，板尾又很容易被雪包的其他部分挡住。

相比之下，富有经验的蘑菇滑雪者则会在开始转弯的时候，让雪板直着滑上雪包的包肩，接着轻轻摆动雪板，滑入下一个雪包前的沟槽，继续轻轻摆动雪板，沿着沟槽前进。如果雪板横摆过多，那么板尾就会被卡住。在转弯中，速度可能会高一点，但这是最平顺、最稳定的路线，只要知道在下一个可以控速的位置上速度能够降下来，那就没有必要担心了。

围绕着一个雪包转一个弯，仅仅是第一步。接下来，需要不断地关注下一个控速点，如果水平提高了，还会一下子找到按顺序滑下去的多个控速点的位置。不要死盯着眼前的雪包，这就像在车流密度很大的高速路上死盯着自己车的引擎盖开车一样不自然。随着滑行的节奏，目光看向山下方向，选择下一个转弯的结束位置。接着，再回来看当前转弯的控速点。滑上这个位置后，继续向前扫过下一个雪包的包肩，确认下一个转弯的路线。按照这个顺序，循环重复下去。偶尔也会向更远处瞭望一下，了解更远处的地形情况。

当你熟悉了寻找路线的基本方法后，就需要了解几个在蘑菇地形中滑行的重要战术，以便应对各种各样的情况。

（1）在侧坡上的蘑菇　　在山的侧坡上很难找到一条形状不错的、长长的、连续的蘑菇雪道。比如，在向左边斜下去的侧坡上，如果从左边向右边转，通常都能找到舒服的路线。但是如果从右边向左边转，则会经常顶到坡上。此时，可以选择在雪道的边缘上滑行，那里的路线更简单一些，而且，山上一侧的蘑菇通常也会更浅一些。侧坡上的蘑菇通常横向地排列在山坡上，在横排与横排之间可以找到很舒服的滑行路线。你可以沿着横排之间的通道转几个弯，同时找到一个好的位置再转一个或者两个弯，接着反方向继续滑过横排之间的通道［图12.1（f）］。

（2）拉链路线　　拉链路线是蘑菇地形中最具速度和视觉冲击力的滑行路线，你会看到世界杯蘑菇竞赛选手，或者一些狂热的爱好者以这样的路线奔袭下山。通过正确的方式，在合适的蘑菇地形中，你可以自学滑行拉链路线，没准就能顿悟成大师。

首先，找到一片合适的蘑菇地形。雪包的大小形状比较一致，每一段距离都是沿着滚落线均匀分布的。起初，从雪道最底部往上倒数5到6个雪包，从那里开始练习滑行。这样，一旦控制不住，比较容易逃到雪道底部的平缓地带。先是慢慢地横滑过雪坡，仔细向山下观察，找出一段地形有节奏的变化、雪包形状又对称的地方。这里就是你要滑的路线，相当于世界杯蘑菇赛道上人造的雪包，能够沿着滚落线滑出最快的速度。

第一次滑下来的时候，滑一些大圈的转弯，以便控制速度。沿着同样的路线多滑几次，直到感觉滑得很舒服了，就可以尝试将弯型拉直一些了。先是从一个雪包边上的沟槽滑进去，绕着雪包滑。然后更多地直向山下滑，翻越一个又一个的雪包。最后，完全以接近直线的方式向下滑，直到滑到某个位置觉得控制不住了为止。当你知道了在什么样的速度下觉得是舒服的，以及能够控制住这样的速度后，就可以从山上更高的位置向下多滑几个雪包了。

（3）**在包脊上以小弯滑降**　如果觉得在雪包之间的沟槽中滑行时速度过快，那么可以沿着一个大雪包的包脊进行几次快速的点刹。在包脊上的时候，板头和板尾都不会陷于沟槽内，非常容易枢转雪板。包脊上的雪质也相对软一点，便于立刃刹车。

12.3　技术

要想滑好蘑菇，除了你选择的路线必须匹配于雪包的形状之外，你的身体更是要配合地形的变化。可以想象一下一辆越野车行驶在布满大坑和巨石的土路上，沿着沟槽和大鼓包进进出出，车辆的悬挂系统需要不断配合道路起伏的形状，这样乘客才能觉得不那么颠簸。在你滑雪的时候，自己的身体就相当于车辆的悬挂系统。但比悬挂系统更好的是，你可以自觉地、主动地移动身体来适应前方的大鼓包和大深坑。这就是蘑菇滑雪专家的秘诀之一：主动地滑，而不是被动地适应。

12.3.1　上和下的移动

针对蘑菇地形，你必须屈曲和伸展整个身体，获得尽量大的活动范围，才能精确地控制雪面施加给你的力量。大幅度的屈曲收缩可以避免重心被蘑菇抛向空中，大幅度的伸展则用于保持雪板与雪面的接触，在做出这些动作的同时，还要保证身体的平衡不会被任何其他因素所打乱。意思就是说，当你在适应地形变化的时候，会从一个非常高的站姿变为一个非常低的站姿，循环进行，此时，不能前后和左右乱动，影响身体平衡。你的重心必须严格保持上下的直线移动，就是沿着平衡轴的方向移动，这也是滑行蘑菇的最重要的技术能力。在第 6 章中我们讲解过训练这种能力的练习。

大多数滑雪者都知道在滑上雪包的时候要屈曲身体，吸收地形给予的向上的作用力，但是并没有留意在滑入沟槽的时候还要伸展身体。在整个转弯过程中都保持低站姿是一种常见的技术错误。在弯中的高站姿可以确保在必要时身体有最大的活动距离，以便在撞包的时候（滑上包肩或者包顶）做出有效的吸收（图 12.4）。在沟槽中站得高一点，还有另外一个好处，就是可以观看到下方的地形，便于规划接下来的路线，当然，也可以借机让肌肉放松一下。

12.3.2　控制立刃

如果雪板总是能贴合雪包的形状，那么蘑菇滑行就立刻能提高一个等级，为此，在弯与弯之间，或者一次转弯中，你都必须能够实时地调整滑行路线。通常，你在深沟中的时候不可能看到地形的全貌，直到滑到一大块松雪或者岩石前面的时候，你才有可能意识到原先计划好的路线有问题。在蘑菇地形中，类似的小惊吓总是经常冒出来的，熟练的蘑菇滑雪者能够快速地调整路线，应对这些变化。

这种战术的及时调整需要快速而精准的板刃控制。立刃高一点可以收紧弯型，平放一些、多一些搓雪则可以扩大弯型。因为伴随着垂直的轴向移动，所以这些持续的立刃调整必须在不影响平衡的前提下完成。小幅度的调整可以通过双腿同时进行的膝部反弓来实现，大幅度的调整则可能需要调用髋部反弓或者消除髋部反弓，将髋部压向弯内用以提高立刃角度，或者将髋部向外推出来放平雪板。

12.3.3 点刹和点杖

如前所述，转弯的结束位置是蘑菇中最主要的控速位置。在下一个转弯之前要先选择好这个控速的位置，接着沿着既定的路线滑到该位置。如果中途速度加快了，那么在控速点将不得不应对来自雪面的非常大的作用力。为了在控速点附近有效地使用板刃，反弓的幅度必须精确，尤其是髋部反弓。如果需要急剧减速，过程中还要避免内板卡刃，那么就需要姿态低一些，并引入更多一些的髋部反弓。为了在控速点改善侧向的稳定，则必须在弯末点杖，而不是在下一个弯的开始点杖。应提早准备好雪杖，优秀蘑菇滑雪者在滑到一个弯的一半的时候就已经为点杖做好准备了。点杖的正确动作是，将手臂离开身体一点距离，令杖尖点在比手更靠前面一点的雪中（见图12.4和图12.5）。

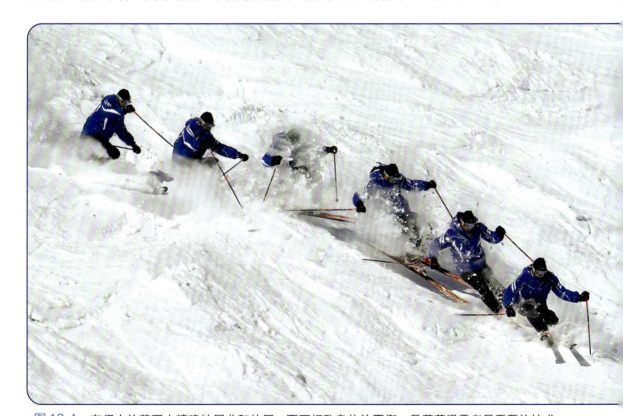

图12.4　在很大的范围内精确地屈曲和伸展，而不打乱身体的平衡，是蘑菇滑雪者最重要的技术能力。在弯中要记得伸展，否则，在弯末就不能大幅地吸收。其他非常好的范例请参考图5.2（第78页）、图6.2（第89页）和图6.15（第98页）。

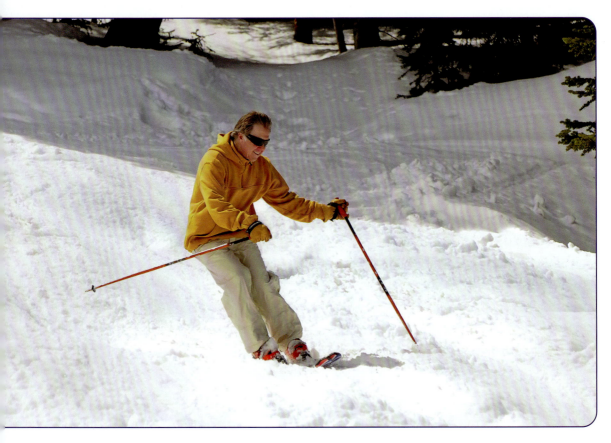

图12.5　反弓和坚实准确的点杖是滑蘑菇的重点技术。在点杖之前要早早做好准备。滑雪者：杰里·伯格（Jerry Berg）。

第13章

粉雪、烂雪和雪泥

我将粉雪、烂雪和雪泥都称为松雪，因为雪板不是在雪面上滑，而是在雪的中间穿行。一般来说，从来没有被人滑过的，也没有被挤压过的雪，都是非常软的，雪板很容易就陷入其中。当然，春雪是一个例外，春雪太软了，即使被滑过的春雪感觉也像是没被滑过一样。当今，雪场都是工业化管理的，很多雪道都是经过大型机械设备平整过的，这样的雪道被称为机压雪道。在这样的雪场中，如果能有一片雪质松软、没有人动过的雪坡，那绝对是值得享受的机会。另外，你也可以直接在大山中滑雪，那里是一片没有雪场管理的区域。每一个弯的雪况都可能不同，多种多样的天然雪质令你感觉到自己与大自然连在一起，成了大自然的一部分（图13.1）。

13.1 装备

腰宽在80毫米或者更宽的、长度方向上更软一些的雪板更适合在没有被挤压过的软雪中滑行。大多数现代雪板都比20年前的传统雪板更好用，但肯定比不上那些专门为了粉雪而设计的雪板。

对于这样的雪况，肯定是不需要硬度太高的雪鞋的，但如果愿意，也没什么不可以。如果觉得硬度高的雪鞋的反馈过于强烈，只需将顶部的靴扣松开一点，然后通过绑带的松紧来调节雪鞋前倾的硬度。

有个安装在雪杖上的小装置是非常有用的，尤其是在粉雪中，那就是大尺寸的粉雪雪托（雪轮）。很多情况下，你都会希望雪杖能够提供很大的支撑力，比如在拦截式点杖或者在猝不及防的时候利用足够的侧向支撑阻止身体过度前冲，在陡坡上支撑身体重量，以便将雪板脱离雪面进行跳转；或者就是简单地需要登坡

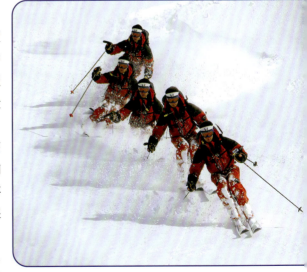

图13.1 滑行于从没有被人动过的粉雪上时，我们很多人都会获得最佳的滑雪体验。借助现在的装备、良好的战术和技术，优化组合这些条件，无论是在粉雪、烂雪还是雪泥上，都能得到不错的享受。滑雪者：戴瑞克·弗雷凯特（Derek Frechette）。

向上，在长长的缓坡上用雪杖帮助加速。很多雪杖原装的小雪托会连同杖尖一起直接陷入松雪中，不足以快速提供足够的支撑力。

13.2 战术

如前所述，对于挤压过的雪，你是在雪面上滑行，对于粉雪、烂雪和雪泥，你是在雪中穿行，这是理解下面要讨论的战术和技术的关键。因为雪板是陷在雪中的，所以雪板不太容易侧向滑动。在转弯开始的时候，枢转雪板，身体重量交换到新外板上，这些都有些困难。除非你对雪板施加非常大的扭矩，或者将雪板提升到雪面上，否则很难滑出非常小的弯型。虽然在某些时候，你的确可以这样做，但通常来说，与挤压过的雪不同，在松雪中，滑一些弯型更大的弯是更好的战术。需要注意，在弯的前半段不能着急，你必须容许花更长一点的时间来完成转弯前的准备动作。并且，还要意识到并接受这个事实：你需要更快一点的速度，以获得比挤压过的雪上更大的动量。

在开始第一个转弯之前，先滑起一定的速度。让雪板直接指向山下的方向，这样就可以很快地获得应有的速度，而且，这样做使第一个弯只需要滑半圈，更容易做到（图 13.2）。如果可能，应避免从一次横切的滑行开始新的转弯。但如果不得不先横切，那么可以使用山上板外推的动作，转弯开始后，就保持住弧线的运动轨迹，并将当前弯的结束与新弯的开始衔接起来。找到节奏感后，就这样一个弯一个弯地滑下去。无论在什么情况下，都尽量不要在转弯结束的时候进入横切，并将速度降到很低。从横切的位置开始转弯比衔接在一起的转弯要困难得多。

最重要的战术当然是你要找到最好的雪来滑。没有被风吹过的、没人动过的雪，其内部是均匀一致的，是松雪中最好的一种。被滑过的粉雪、烂雪和雪泥则一个比一个难对付，雪板在其中会忽快忽慢。雪的密度不均，不断顶撞雪板的板头，还会卡住板刃。最麻烦的就是本来是松雪，但是表面却结成了一层很脆的硬壳雪，它会卡住雪板的外刃，只有那些最优秀的滑雪者才能滑好这种雪。

阳光的暴晒和风的吹扫是影响松雪雪质的最重要因素。通常，在朝北的雪坡上，处在阴影笼罩中的雪是最轻、最松软的。如果刮过风，那么顺风坡会好一些。如果一时之间看不到上面这两种，那么在雪坡中迎风面的树林附近经常会有好雪。在春季，日照对雪质影响极大。可以想象一下桃子，如果没有足够的阳光和温度，桃子吃起来就会很硬。春雪，也是这个道理，需要让太阳把雪照软一点再滑。但是，如果你等得太久，雪就会变得湿漉漉的，松松垮垮的。面对雪泥这种

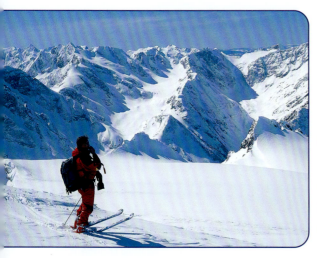

图 13.2 将板尾的大部分插入到雪中，这样可以很方便地启动向前的滑行，因为第一个转弯只需要做全部转弯一半的动作，这比先进行横滑，然后开始转弯要容易得多。滑雪者：鲍勃·兰金（Bob Rankin）。

雪况，找到最适合滑行的区域的技巧是计算每天的日照情况，（北半球）早上可以从面向东方的雪坡开始，然后逐渐向南方转移，最后是面向西方的雪坡。

有几种方法可以帮你找到滑行痕迹最少的雪坡，也可以帮助你处理那些无法躲开的滑行痕迹。首先，在缆车上能看到的可以滑行的区域总是被人滑得最多的地方，因此，要看看能否躲开这样的雪坡。关注一下那种中间有个小树林和雪坡突然变宽的区域。由于滑雪者总是倾向于沿着滚落线向下滑，所以，树林正下方的雪坡经常是被滑雪者所忽略的，滑的人会很少。那么，紧靠着树林边缘回切到其下方，就有机会在一大堆滑行痕迹中找到仅剩的一片粉雪。如果雪坡是面向北方的，那么树林边上的雪经常不会被晒到，在这里找到粉雪的可能性就极大。如果雪已经被滑过了，那么沿着与别人的路线成一定角度的方向滑，滑到好雪的概率也大一些。特别是在雪道上有一处反向坡的时候，因为大多数人都习惯性地沿着雪道向山下的方向滑行。因此，你可以横切到反向坡的高点后，从雪坡的另外一侧沿着当时的滚落线向下滑，到底后，再切到下一个反向坡的高点，继续。沿着这种路线，很可能滑到超级棒的雪。

还有一点很重要，为了找到好的粉雪，永远不要滑到雪场设定的禁止滑行区域里边，那不是一件值得炫耀的事情，而是愚蠢。雪场经常会因为这样或者那样的原因而关闭某一片滑雪区域，或者是拉上一条禁止进入的隔离线，这几乎都是涉及安全问题。雪场的管理者和巡逻员比其他任何人，也比你自己，都更了解在哪里滑雪是安全的，在哪里是不安全的。

13.3 技术

雪板的每一次平行式转弯都要始于重心与双脚之间的倾斜关系的建立，既可以将双脚移动到新弯的弯外，也可以将重心移动到新弯的弯内，或者两个方法结合起来。但大多数滑雪者，不管他们自己是否意识到，都会在大部分转弯开始的时候，将雪板横向侧滑到弯外，一旦雪板离身体足够远了，也就有了足够的立刃角度，于是建立了对雪板的压力，就可以开始沿着弧线滑行了。

这种方法在挤压过的雪上（比如机压雪道）滑是可行的，但在松雪中，雪板不太容易侧向移动，其效果就大打折扣。为了能横向摆动雪板，缺乏粉雪和烂雪滑行经验的滑雪者会向上蹦起来，令雪板从雪中脱出来，转动他们自己的身体，给雪板施加足够的扭矩和力量，将雪板的侧面推向新弯的外侧。这种滑雪方法非常容易疲劳，效率很差。从本质上讲，这种姿态也不稳定，因为雪板侧面撞雪，很容易卡住外刃。

建立侧倾的最好方法就是让重心向新弯的弯内移动，而不是将雪板向外推。在第9章关于侧向平衡的内容中讲述过一些有用的技术。但这是一种理想化的状态，其前提条件是滑行路线有足够的长度，在转弯的时候有足够的动量和转弯空间，而且，在转弯过渡的阶段，重心精确地越过双脚上方。在实际滑行中，面对这样的雪况，很多转弯都多少会有一些旋转动作，无论是髋部还是肩膀，这都是为了获得足够的扭矩和力量（在第7章中讲述过这些技术）。

很多时候，即便你进行了一些旋转，还是不行，因为你滑得太慢了，或者雪太沉了，或者是在树林中你必须来一个急转弯，此时，你只能全力地跳出雪面，尽量旋转髋部和

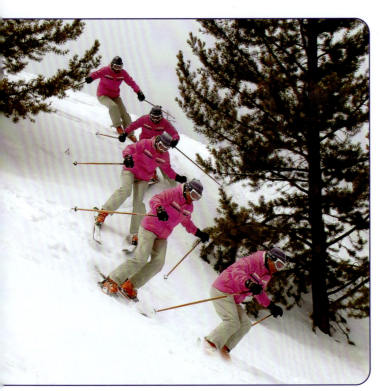

图13.3 山上板外推的动作便于新外板的立刃，便于在空间狭小，速度又很慢的场合建立起侧倾。滑雪者：卡罗尔·莱文（Carol Levine）。

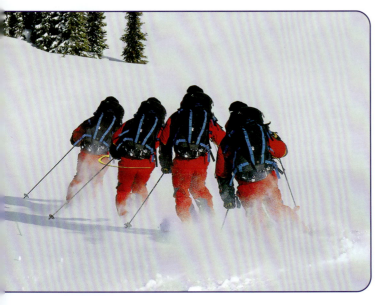

图13.4 当雪坡比较平缓，雪比较沉的时候，如果需要额外的力量帮助启动转弯，那么可以使用髋部旋转的动作。但要注意的是，在雪板开始转向后，髋部不要再继续旋转，而是返回来面向弯内。滑雪者：戴瑞克·弗雷凯特（Derek Frechette）。

上半身，以使雪板摆动一个非常大的角度。这样的技术是值得你练习一下的，以便在需要的时候能用得上（见第116页的图7.16）。另外还有一个方法就是简单地将山上板外推，实现转弯，这适合于空间很狭小、滑行速度又很慢的场合，或者是在横切一段距离后要开始转第一个弯的时候（图13.3）。

如果滑行路线的坡度比较平缓，或者坡度不大，而积雪厚度超过了5厘米，节奏、反弹和伸展轻身（上轻身）对转弯的启动会有很大帮助，髋关节的旋转，加上伸展轻身（上轻身）的动作，可能是令雪板旋转，并将雪板推向弯外的主要方法（图13.4）。但随着坡度变陡，滑行速度变快，腿部旋转就变成令雪板产生转向的主要方法（图13.5），髋部旋转则退化为辅助技术，只有需要额外的帮助的时候才会使用。如果你真的旋转了髋部，那么不要让肩膀也跟着转过去，要在冠状平面上保持它们的对齐，髋部和躯干应该尽量仅仅在横切平面上产生旋转的动作。

无论如何，旋转的幅度仅仅够启动转弯就可以了，在转弯的控制阶段更不要继续进行旋转。在雪板弯曲后，滑行在弧线上的时候，你需要将髋部放回到平衡轴，或者平衡轴内侧。

雪层下方的雪质越松软，就需要内板承载更多的体重。真正的无底深粉，更会趋向于50%对50%的比例分配。如果在挤压过的雪面上喜欢宽站姿，那么在松雪上需要采取窄一点的站姿，避免板头滑到一起交叉打架的问题。如果在挤压过的雪层上有15厘米或者少一点的粉雪，那么可以使用与髋部同宽的站姿，并将大部分体重施加在外板上，同滑行于挤压过的雪上的方法一致。

保持肩膀靠前，前与后平衡落在脚的中央（图13.6）。在入弯的时候偏向脚掌一些，在接近弯底的时候，由于雪板更深地陷入积雪，雪板移动速度会减慢，于是将双脚向前推送一点点。

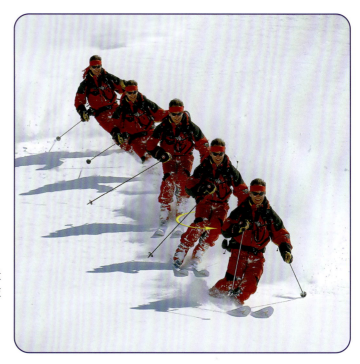

图13.5　当具备足够的速度和动量的时候，腿部旋转是转弯的首选技术。滑雪者：Bob Rankin。

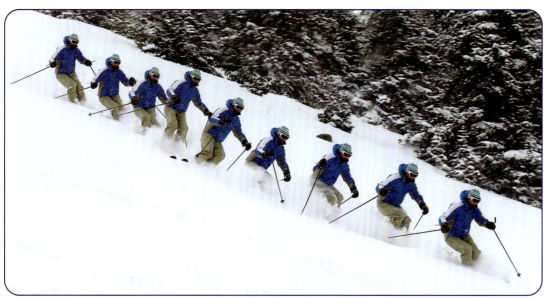

图13.6　在粉雪中的前与后的平衡与在挤压过的雪上是没有什么区别的。在照片中，滑雪者在入弯的时候向前倾一些，在转弯的后三分之一处，由于雪板更深地陷入雪中，速度减慢，滑雪者略微地向后倒了一点。滑雪者：迪·拜恩（Dee Byrne）。

千万不要后坐！但滑粉雪、烂雪和雪泥，需要后坐一点点，这是滑雪技术中最大的神话。面对这些雪况，缺乏经验的滑雪者在看不到雪板的时候会感觉到不自在，或者害怕雪板会突然扎入雪中，被卡住停下来。实际上，除非你前倾得太过分，否则，雪板反向弯曲的弧线，以及板头向上翘起的设计，都会防止发生这样的事情。

雪泥是非常特别的一种雪况，我认识的很多高手都很喜欢这种雪况，也包括我自己。在我看来，滑雪泥的能力是衡量滑雪者粉雪技术的标尺。相比其他松雪的雪况，雪泥最大程度地限制了雪板侧滑，在立刃正确的前提下，又能为刻滑提供最大的支撑力。在厚厚的雪泥中将雪板向侧面推送是非常困难，非常累人的，而且，雪板外刃特别容易被卡住。这就是为什么不懂滑雪泥技巧的人特别不喜欢雪泥的原因。正确的转弯方法是，让身体越过雪板移向新弯弯内，然后平衡在雪板上滑行，直到弯底，信任湿雪在脚下会提供足够的支撑力（图13.7）。

如果没有被挤压过的雪的表层结起了一层硬壳，或者表面质地不一致，那么滑起来就更加困难了。此时，卡住雪板外刃的概率非常高，最好避免侧向移动雪板。在这种雪况下，可以在转弯过渡的阶段将雪板从雪中脱离开来，进行换刃，确保雪板重新压入雪层后已经使用上了新外板的内刃（图13.8）。否则，就很可能碰到各种麻烦。

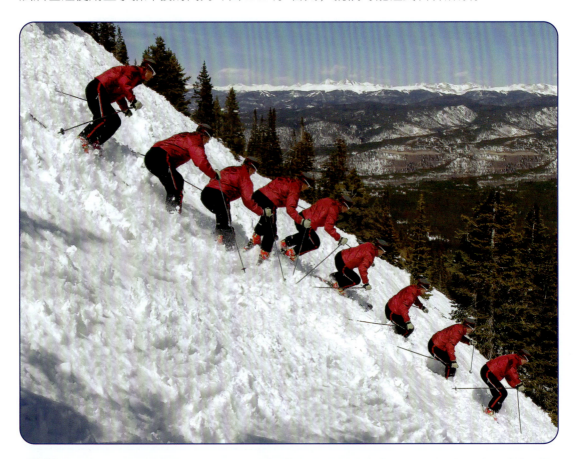

图13.7 软化到合适程度的深深的雪泥，是很多高手特别喜欢的雪况。滑雪泥的要点与粉雪和烂雪相同，身体越过雪板上方后开始转弯，保持顺着雪板方向进行滑行，不要侧推雪板。滑雪者：詹恩·梅茨（Jenn Metz）。

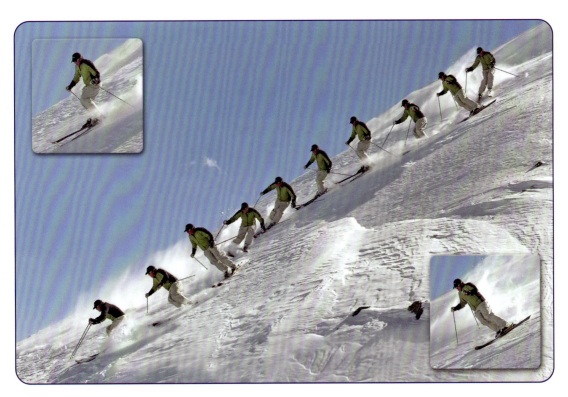

图 13.8 松雪在经过风吹和温度上升再下降的循环后,雪层表面的质地会变得不一致,或者结上一层硬壳。滑行的技巧是,在转弯的过渡阶段将雪板从雪中提出来,换刃,再切入雪中。滑雪者:丹·埃根(Dan Egan)。

在所有类型的松雪中滑行的技术基本相同,针对某种雪况,某种技术可能会显得更重要一些。比如烂雪更加不平整,粉雪很容易被风吹过,雪泥更黏,这是在滑行中要加以更多关注的基础条件。谨慎地控制前与后的平衡,保持脚部屈曲、运动员站姿、手平伸在身前。在转弯过渡时,将身体按照对角线方向交叉着越过雪板上方,而不要试图在雪中向侧面推雪板。双腿各自独立地运动,根据情况调节体重在两只雪板上的分配比例。高手会告诉你,好的技术在各种雪况条件下都是一样的,在简单的雪况和地形下对技术的要求则没有那么高。

第 14 章

陡坡

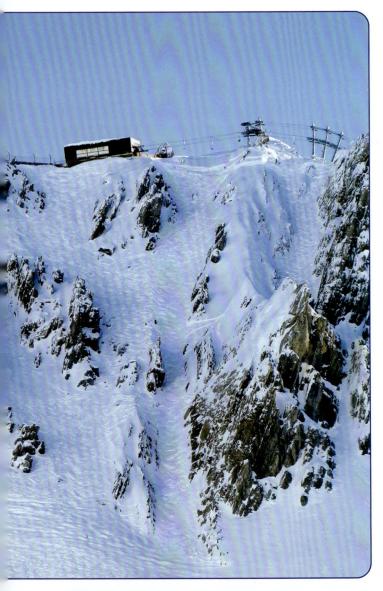

图 14.1 很陡吗？当然。滑起来一定很爽？是的，只要你能滑下来。

在滑雪者看来，陡坡的陡并不一定取决于坡度数值，它更关乎于滑雪的技能、经验和气质。陡坡通常表示在滑一条路线的时候："你最好能滑下去，而不是滚下去。"这就是意味着，你必须摆脱恐惧的心理，有意识地、谨慎地控制你的动作。同样角度的山坡给不同滑雪者带来对"陡峭"的感觉不同，大多数休闲滑雪者都会止步于35度角度的山坡，而顶级的滑雪者在40~45度角度的山坡上才会感觉极度兴奋。当然，如果比这再陡，那么你最好知道自己在做什么（图14.1）。

14.1 装备

适合于滑陡坡的装备主要受到的限制是雪况。如果雪很硬，那么你会希望使用在超硬雪面或者冰面上滑行的装备。如果是覆盖了松雪或者多种雪质的开阔陡坡，那么宽腰的雪板就很好，而且不需要雪板抓刃的能力太强。大尺寸的雪托也是很有用的小装置，它利于从点杖中获取最大的扭矩和侧向支撑，这可以满足在陡坡上经常需要快速地旋转一下雪板的需求。

14.2 战术

陡坡地形具有一定的危险性，所以，滑行中的头等大事就是保持稳定。此外，还有五个关键点要特别注意：对速度严格控制；始终保持弯曲的运动员站姿；使用相对保守的动作；始终将前与后的平衡保持在双脚上方；最后一个，但重要性绝不亚于前面的任何一点，就是保持外板承重。最后一点涉及两个重要因素，首先，外板承重的姿态更稳定，能得到雪面更坚实的支撑；其次，帮你克服滑陡坡时候倒向山上的动作，这种动作是由心理恐惧所导致的，它比任何其他错误的后果都更严重。

大多数转弯能够部分地刻滑（但除非路线比较宽阔，而且你真的喜欢特别快的速度，才有可能像硬雪面那样全程刻滑），初始转向角度会比较大，刻雪的阶段也很短暂。某些情况下，刻滑则完全没有可能，最好的方案就是在每个弯都横推雪板，依靠快速的搓雪完成转弯。

因为坡度陡峭，滑过每一个弯的时候都很容易起速，所以，对速度的控制就是仅次于保持稳定的要点之一。控制速度的第一个准则是每个转弯都完整地滑过滚落线，这样，无论在弯的上半段的速度快到什么程度，都可以在启动下一个弯之前处在一个可控的速度范围内。先从滑小弯开始，直到你觉得地形和雪况完全可控，滑行得也比较舒适，再尝试滑更大的弯型。第二个准则是站姿低一些，要靠近雪面。由于雪坡向下倾斜的坡度很大，所以地形就可以帮你做好大部分的轻身的工作。在转弯开始的时候，如果伸展和轻身的幅度过大，那将带来非常高的移动速度，令你根本无暇做出控制动作。

在开始滑的时候，可以先做一些测试性的滑行，感觉一下，以防止在不熟悉的雪道上出现严重的失误。比如横滑降下去几米，以一次有力的点杖配合立刃刹车停下来。接着（如果雪况不允许你做横滑降，那么就直接做这个测试），跳转几十厘米的距离，落地的时候注意立刃和点杖，如图14.2所示。

如果雪况实在令你没有信心，或者前方雪坡的坡度突然加大，令你无法看到雪面的状况，或者路线太窄，太陡，或者你就是特别紧张，无法镇定下来，那么还是安全第一：你可以一步一步切下来，或者一点点横滑降下来，直到移动到感觉舒适的区域为止。

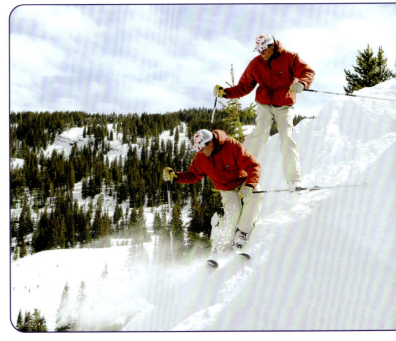

图14.2 做几个跳转，体会一下雪况，用身体姿态测试一下对坡度的适应度，并获得信心。滑雪者：大卫·奥利弗（David N. Oliver）。

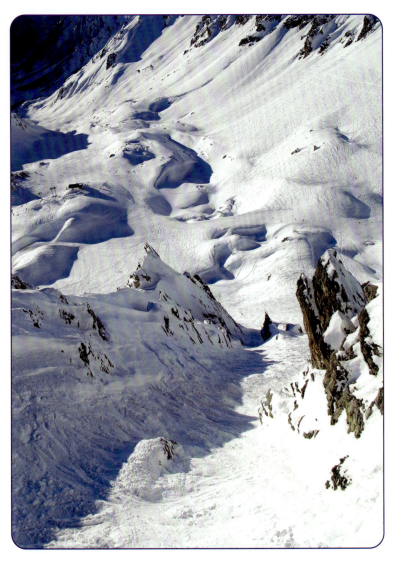

图14.3 面对陡坡,滑雪者经常会琢磨,左边的雪好?还是右边的雪好?这要分析很多因素,包括一年中的时间、一天中的时间、昨天气温如何、距最近一次下雪过去了多长时间等。很可能是从左边滑下去美妙无比,但从右边滑的时候只能咬牙坚持,或者是反过来的情况。照片中是从一个窄道的顶部向下看的情景,它就是图14.1的山坡中部的窄道。

雪质可以为一条路线带来乐趣,也可以带来恐惧。如果你觉得脚下的雪况完全不可预测,那么干脆横切到一个看上去更可靠的地方再说。陡峭的山坡从来不会被机压平整,因此,在一个很小的区域内,雪况的差异也会很大(图14.3)。

14.3 技术

作为所有战术和技术的基础,你必须学会将重心前压于雪板上,并以外板主导转弯的全过程。在具有一点速度后,身体向前移动进入转弯,腿部旋转,拦截式点杖,有时候需要一点预转为旋转雪板提供足够的扭矩,参考图14.4中的画面。如果你的承重点在脚后跟上,那么就需要额外的一些髋部旋转,但由于髋部旋转导致了更多体重的移动,稳定性会打折扣,因此,应谨慎使用这种动作。

如果每次转弯都出现起速的问题,原因可能是入弯的时候平衡太靠后了,或者在是雪板还没有完全穿越过滚落线的时候就结束了转弯,或者两个因素兼而有之。

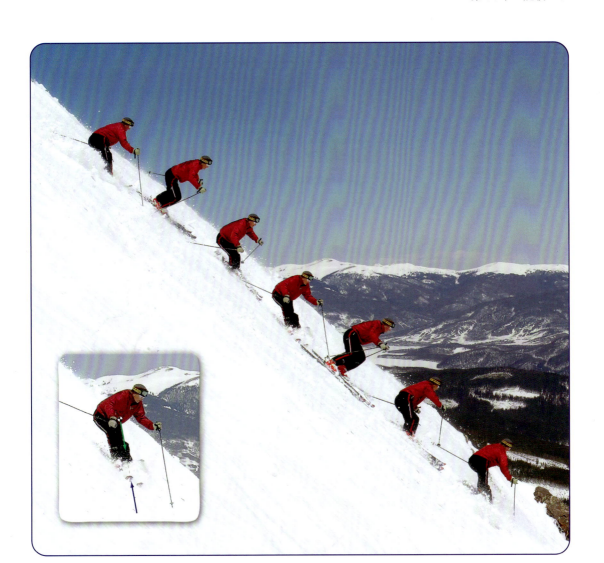

图 14.4　这个陡坡的角度是 40 度。在照片中看上去没什么难度,但真实场景是非常陡峭的。滑雪者身体向前进入转弯,注意力放在山下板上,点杖,自信地完成转弯。这些教科书般标准的技术动作令陡坡的滑行充满了乐趣。滑雪者:詹恩·梅茨(Jenn Metz)。

　　与蘑菇类似,重点是在结束转弯的时候点杖。因为在转弯过渡阶段需要获得旋转雪板的扭矩和对身体的侧向支撑,如果在启动一次转弯的时候再点杖,那就有点晚了。此外,在滚落线上的时候就准备好雪杖,以便随时能够点杖,如果等到弯底再做准备,那么点杖也会被延误。

　　在非常陡峭的地形上转弯的传统技术是蹬踏式跳转,如图 14.5 所示。首先是以一定角度坚实地点杖,最大程度地获得侧向、垂直和旋转的支撑。伸展山上腿向上蹬,同时提起山下板离开雪面,旋转山下板,令板头指向山下。这个动作的思路是令雪板转动 180 度,但是尽量不让它向滚落线的左右两侧滑动。在做这样的转向的时候,大部分的扭矩是来自雪板的旋转,而不是来自上身的旋转,后者会导致髋部和躯干过分的移动。一旦能够将这样的超短程的转弯一个一个衔接起来后,就可以尝试早一点落下雪板,让它滑动一点点,再结束转弯。

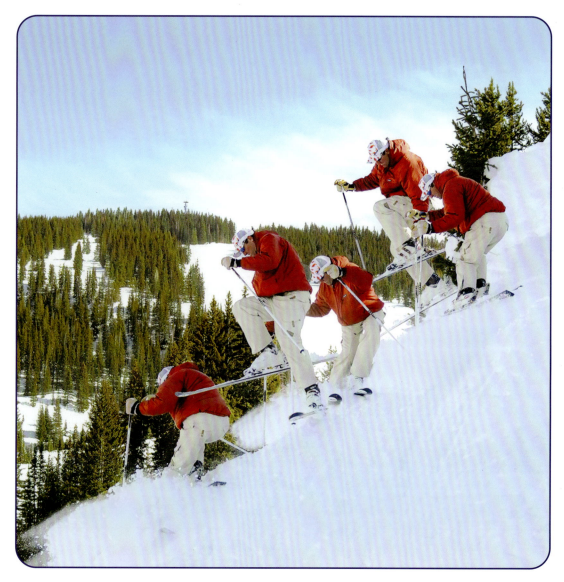

图14.5 蹬踏式跳转。山上腿蹬起来，旋转山下板掉头，通过一次坚实的拦截式点杖提供支撑，完成一次超短程的转弯，上半身几乎没有任何过多动作，然后这样一个接一个从陡坡上滑下。滑雪者：大卫·奥利弗（David N. Oliver）。

经常会看到有些人在表面平整的陡坡上刻滑，但远远超过了他自己想要的速度。为了避免超速，如果雪况允许，在转弯的后半段，你可以将髋部向弯外推送一点，放平一点雪板，搓雪，令雪板过度转向并侧滑。转弯结束后，将髋部收回来，落向弯内，提高雪板的抓雪性能。

在陡峭的地形上面临的最大麻烦往往是情绪不受控制，这会严重影响你的技术水平。焦虑通常会令你站在脚后跟上，靠在山上板上，收紧肌肉，身体变得坚硬和挺直。克服这样的情绪并不意味着要消除它们，而是要接受它们，但不让它们影响你的动作。将这些情绪揣在兜里，做出干净利落而高效的动作，你就会享受到一种特殊的、通过行动战胜恐惧后的兴奋。

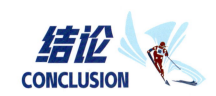

结论

至此,我们已经谈了很多细节,也许有点太多了,是时候穿上装备在大山中滑雪了。因此,让我们把这么多的信息归结为一些简单的指导方针:

- 感知来自雪面的作用力,体会你做动作时候的感觉,体会平衡点的位置以及雪板接触雪的感觉。
- 用脚滑,用身体做平衡。脚和腿要保持积极运动,而上半身则保持安定。
- 专注于功能,而不是形式。满足了第一个,第二个自然就像样了。
- 两条腿走路。通过演练和练习来发展技术的一致性和准确性。在真实的地形和雪况中挑战自己,提高自觉运用技术、但又不束缚于技术的能力。
- 当你想模仿更棒的滑雪者的滑行动作时,选择风格简洁的,避免模仿那些手舞足蹈的,无论是谁表演的,也无论看上去有多酷。

当其他人给予你关于滑雪的建议的时候,请考虑以下事项:

- 以开放的心态聆听他人的建议与意见。至少有一半的时候,你可能认为他们错了,这其中还可能有一半你是对的。这代表大多数时候你都能学习到有价值的东西。
- 如果你觉得教练、滑雪指导员或者某人告诉你的信息不合理,那么不要点头表示自己接受了,而是要求对方用另一种方法来解释。逐句逐条地讨论其中的含义。如果最终还是觉得不合理,那么请在合适的时间,礼貌地结束这个话题。
- 没有任何其他人可以让你成为更好的滑雪者。世界上最棒的教练、最高明的滑雪指导员和先进的装备都可以为你提供帮助,但最终还是取决于你自己。

以上这些话可能是30年前写的,但至今,仍然显得现实无比。另一句话则是流传于世的关于滑雪的最持久的真理:我们身处在绚丽无比的大山之中,如果不滑雪,可能就永远不会触碰这一美妙的世界。人们可以在学会骑自行车之前就学习滑雪,当人们老得不能在马路上再骑车的时候,他们还是能滑雪。我们因为滑雪与亲人和好友聚在一起,这是一种健康和快乐的生活。

因此,不要忘记我们去滑雪的最重要理由就是因为我们喜欢滑雪,提高和改进滑雪水平的最重要的原因就是能更好地去享受滑雪。如果你在滑雪的时候感觉到快乐,那你一定是做对了!

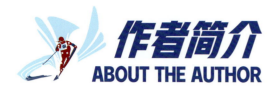

作者简介
ABOUT THE AUTHOR

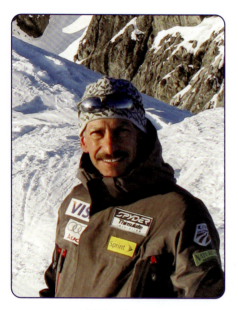

　　罗恩·勒马斯特（Ron LeMaster）具有三十多年的滑雪指导员与竞赛教练的经验，他也是美国职业滑雪指导员（Professional Ski Instructors of America，简称PSIA）的认证教练。勒马斯特担任了多年美国国家滑雪队和Vail滑雪学校的技术顾问，经常在北美洲、南美洲和欧洲为滑雪学校和国家队做有关滑雪技术和生物力学的演讲。

　　勒马斯特不仅经常在滑雪杂志上发表文章，还为PSIA撰写了技术指南，为全美教练协会的培训材料做出了很多贡献。他拥有机械工程和计算机科学学位。

　　勒马斯特生活在科罗拉多州的博尔德，这一地区正好满足了他滑雪和骑行的爱好。